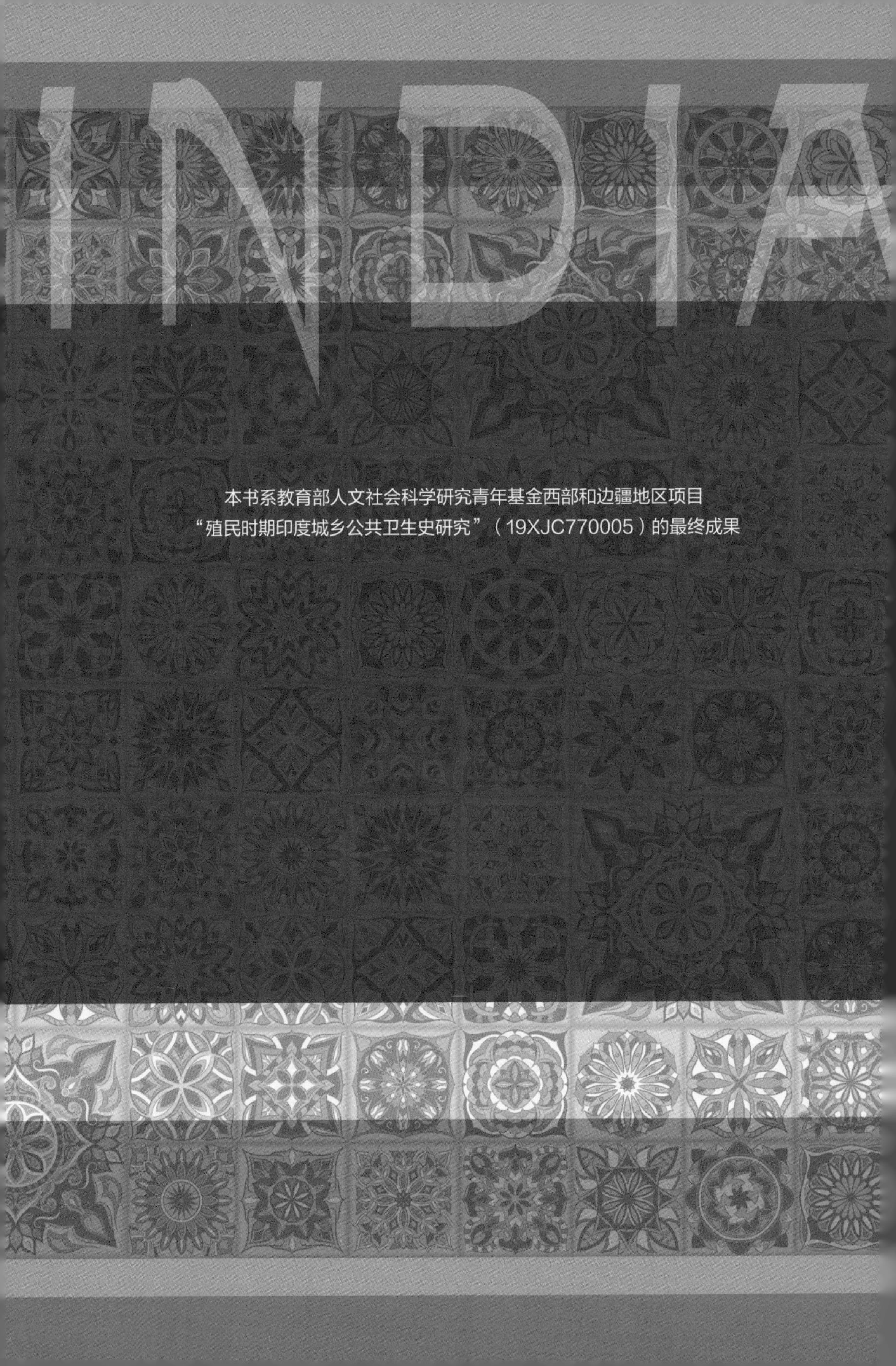

本书系教育部人文社会科学研究青年基金西部和边疆地区项目
“殖民时期印度城乡公共卫生史研究”（19XJC770005）的最终成果

重庆邮电大学出版基金资助

殖民统治时期印度公共卫生史（1835～1935）

HISTORY OF PUBLIC HEALTH IN COLONIAL INDIA (1835-1935)

刘旭 著

社会科学文献出版社
SOCIAL SCIENCES ACADEMIC PRESS (CHINA)

目　录

绪　论

一　选题意义与研究价值

2017 年，印度影片《厕所英雄》（*Toilet: Ek Prem Katha*）上映，并于次年被引进中国。片中对于当代印度农村如厕困难这一公共卫生困局进行了细致描绘，令中国观众印象深刻。而随着近年来抖音、快手等自媒体视频平台的逐步普及，广大中国民众也得以足不出户了解邻国印度，但由于缺乏对于印度公共卫生史的了解，对印度的印象往往浮于表面，难以理解其深层次成因。19 世纪中期之前，西方医学科学尚不发达，热带殖民地独特的气候是此时殖民医师眼中最为重要的致病因素："热度和太阳的暴晒、风与雨这些热带之物以特殊方式扰乱人体机能，引发以发热为特征持续几天或几周的疾病，或以内部器官功能的明显紊乱为标志。"[①] 殖民医师在面对热带殖民地各类疾病时手足无措。他们认为，印度等热带地区原住民已然适应的热带气候对于欧洲白人而言十分致命。譬如医师伍德拉夫（Woodruff）就认为白人，特别是金发碧眼的白人因其皮肤白皙而不适合热带环境。强烈的阳光会导致白人的皮肤甚至身体受到损害。无独有偶，医师阿伦（Aron）与吉布斯（Gihbs）也试图借助美属菲律宾地区的猴子实验来证明热带地区长时间的阳光照射会导致包括人类在内的各种动物死亡。在这一观念的影响下，印度的热带气候被视为欧洲白人身体疾病、死亡甚至人种退化的罪魁祸首。在印度的欧洲白人认为只有生活在高海拔寒冷地区才能使其家庭甚至种族延续。[②]

---

① William John Ritchie Simpson, "Tropical Hygiene," *The Journal of Tropical Medicine*, Vol. 6, 1903, London: John Bale Sons & Danielsson, Ltd., 1904, p. 118.

② *Fourth Report from the Select Committee on Colonization and Settlement (India); Together with the Proceedings of the Committee, Minutes of Evidence, and Appendix*, London: The House of Commons, 1858, p. 79.

不仅如此，欧洲殖民者与当地原住民生活习惯的不同也被当时的西方医学界视作两者存在热带环境适应性差异的原因之一："在那些炎热的国家中，动物数量较少或者更容易感染寄生虫病……而当地的水果蔬菜数量可观，居民主要以蔬果为食是其固定规则……在较为寒冷的国家中，虽有特例，但居民主要为肉食者。气候越寒冷，饮食中的油脂越多。"① 因此，将食肉白人置于热带地区的结果便是其身体健康受损、疾病缠身。正如可以被视为殖民统治时期印度公共卫生机构正式发端的印度军队卫生状况皇家委员会（Royal Commission on the Sanitary State of the Army in India）的报告所言："适应这一气候的原住民吃很少的动物性食物，特别是在炎热的天气中。这一本土习惯作为自然天性的结果，同样被生理学法则严格确认。"② 换言之，因长期接触热带致病环境，印度原住民不仅形成了独特的身体抗性，也养成了一套适应热带气候的特定生活习惯。这意味着来自较为寒冷的欧洲，不具备对热带炎热气候身体适应性的白人必须学习借鉴当地人的生活经验才可在当地立足。

然而随着西欧各国医学技术的进步及其国内公共卫生改革运动的陆续推行，热带居民身体适应性神话很快被打破。以热带医学为代表的"环境致病"医学观念与热带殖民地公共卫生改革思潮一道，深刻地改变了西方世界对于"热带"地区及此地流行之"热带病"的认识。热带气候不再被视为导致白人人种退化的自然因素，而是被化解为可以改造的不卫生环境与可以防治的热带病。借助应运而生的热带医学及热带卫生学，殖民者完全可以同原住民一样在热带地区繁衍发展。至此，曾流行一时的"印度人种热带气候适应性"论调被彻底推翻。印度原住民也由殖民医师学习借鉴的"老师"沦落为必须以新医学科学被规训的"学生"：不仅以往曾被西方医学大家赞誉的印度传统医学被嗤之以鼻，一度被西方视为模范的印度生活习惯也遭批判。如在食肉还是食素问题上，西方的食肉习俗最终战胜印度民众的食素习俗，成为印度地区的健康饮食习惯。肉食与牛奶也因此被视为可以增强热带殖民地民众体质，使其免患疾病的均衡饮食的核心要

① William John Ritchie Simpson, "Tropical Hygiene," *The Journal of Tropical Medicine*, Vol. 6, 1903, London: John Bale Sons & Danielsson, Ltd., 1904, p. 224.

② *Royal Commission on the Sanitary State of the Army in India, Vol. I, Report of the Commissioners*, London: George Eyre and William Spottiswoode, 1863, p. 57.

素。而几乎与此同时，长期作为印度等东方国家主要食物的大米则被视为导致“缺陷病”的罪魁而遭到批判。[①]

印度是英帝国中最早仿效宗主国模式推行公共卫生措施的殖民地。殖民当局在对于殖民统治至关重要的孟买等商港城市推行了包括城市供水、污水排放、贫民窟改造等在内的一系列公共卫生措施。其中一些工程甚至创造了世界之最（如在坦萨湖供水工程中修建了当时世界上最大的砌石坝）。而在1913年规划作为英属印度新首府的德里新城过程中，殖民当局的城市规划方案亦无不体现公共卫生理念。在对城市周边地形地貌、土壤、风向等信息进行充分调研的前提下，整个规划过程充分考虑了新城的公共卫生功能。在费罗斯·沙·克特拉城堡（Feroz Shah Kotla Fort）的人工湖规划过程中，除考虑其抗洪、水力发电、提供周边房屋建筑用土等用途之外，当局同样重视其公共卫生影响（如在选址过程中充分考察其与鼠疫、疟疾疫情的关联）。作为殖民地的印度在公共卫生领域取得的成就得到了英帝国的充分肯定。具体而言，英帝国对于这一殖民地公共卫生改革经验的肯定体现在以下几个方面。

其一，由于被英帝国视作“帝国知识”，印度的公共卫生经验得以借助英帝国的影响力传播至世界各地。在远东地区，印度经验不仅成为在英帝国殖民统治下的香港在城市供水、城市贫民窟改造过程中的重要参考，其甚至被传播到了中国内地。在英帝国及国际联盟卫生组织的直接牵头下，国民政府借助国际卫生专家交流等方式接触到了印度公共卫生改革。如1927年，在国际联盟牵头下，英帝国邀请比利时、中国、德国、意大利、瑞典、波兰、罗马尼亚、塞尔维亚等12国代表前往英国本土及印度考察其公共卫生事务。中国卫生司科长金子直代表中国政府细致考察了印度卫生机构、医学研究所、乡村公共卫生、自来水、预防与治疗医学、传染病预防、印度地方病研究、生命统计、军队卫生等方面的内容。回国后，他著成《国际联盟请政府派员赴英国及印度研究公共卫生报告》一书，对其见闻进行了简要记述。[②]

其二，印度在远东地区的重要地位及印度公共卫生措施的顺利推行，

---

① 详见刘旭《西方营养医学与印度国家食品政策——基于医疗疾病史的考察》，《自然辩证法通讯》2020年第8期，第53~61页。

② 《北宁铁路天津医院落成开幕典礼纪念册》，北宁铁路天津医院，1936，第22页。

使其自然成为英帝国力主构建的远东卫生防疫体系的重要推手。事实上，国际联盟卫生组织成立后不久，作为印度公共卫生部门“第二席”的卫生专员（Sanitary Commissioner）便与其长官卫生署长一道被赋予了长期出席国际联盟卫生组织会议的权利。印度不仅借助国际联盟卫生组织积极参与国际卫生防疫及传染病科学研究交流活动，更直接促成了1925年新加坡流行病学情报局（Epidemiological Intelligence Bureau of Singapore）的成立。总而言之，在20世纪前半叶，印度在公共卫生领域取得了积极进展，其在国际公共卫生事务中扮演了积极角色。①

其三，如果我们放眼整个英帝国，便会发现印度在英帝国医学知识情报体系中扮演了关键角色。印度在英帝国中的重要地位及其作为远东国家与欧洲疾病中转站的地理位置，使它自然而然地成了英帝国热带医学学派的重要实践基地。如发现疟疾按蚊传播机制的罗纳德·罗斯（Ronald Ross）就曾长期在印度研究疟疾。而哈夫金霍乱疫苗（Haffkine Vaccine）的发明者、俄国医学家瓦尔德马尔·莫德查·沃尔夫·哈夫金（Waldemar Mordechai Wolff Haffkine）的研究也基于其在印度的实践经验。对于维生素及“缺陷病”有着重要贡献的营养医学家罗伯特·麦卡里森（Robert Mc-Carrison）也是主要通过其在印度建立的库努尔营养研究实验室［Nutrition Research Laboratories，Coonoor，为现海得拉巴国家营养机构（National Institute of Nutrition，NIN）的前身］进行相关研究工作的。换言之，印度丰富的热带医学样本、相对完善的卫生部门及实验机构使之成为英帝国殖民医官，特别是军医的最佳实习与进修基地。事实上，相较热带非洲地区落后的公共卫生状况及更加严重的传染病威胁，印度显然更容易得到初出茅庐的热带医学医师青睐。而除了作为帝国医学知识（热带医学、流行病学、免疫医学、营养医学等）的滋养地及相关人才的进修实践基地外，印度同样是英帝国主导的远东地区卫生防疫秩序中的重要节点。在新加坡流行病学情报局主导的远东卫生疾病情报电报网络中，在马德拉斯（现为金奈）的电报站正是作为相关信息得以继续传播的二级基站而设立的。

尽管殖民统治时期印度公共卫生史在英帝国史甚至全球史中都占有一

① F. S. Marvin, *India and the West: A Study in Co-operation*, London: Longmans, Green and Co., 1927, p. 161.

席之地，但在这段历史中，我们鲜见印度本土医师群体的身影。在公共卫生改革运动兴起之前，西方医学与印度本土医学处于“蜜月期”。此时的西方医师不仅对于印度本土医学智慧及印度人的生活习惯充满敬畏，甚至努力尝试将其嫁接到西方医学体系之中。然而随着西方医学的不断进步，尤其是以热带医学为代表的“环境致病”学说逐渐为主流所接受后，以阿育吠陀（Ayurveda）医学为代表的印度本土医学最终遭到抛弃。不仅印度本土医学知识被逐出医学教育体系，印度本土医学医师也被边缘化。因此殖民统治时期印度公共卫生史，首先必然是英属印度殖民史的组成部分。对这段历史的考察也无法真正脱离英帝国整体历史框架。

基于殖民统治时期印度在英帝国史，特别是英帝国医学社会史中的特殊地位，这样一部关注殖民统治时期印度公共卫生史的著作或将在以下方面有所助益。其一，就殖民统治时期印度历史而言，研究其公共卫生史对于理解英国殖民主义的发展脉络、行为模式及内在逻辑具有借鉴意义。究其本质，公共卫生也好，热带医学也罢，无一例外都在殖民统治过程中发挥着工具作用。这无疑决定了殖民统治时期印度公共卫生医学及相关措施的殖民主义性质：不仅其最终目标要服务于殖民统治利益，相关公共卫生措施的推行过程也必定要受制于英帝国殖民政策，为其变迁所影响。因此，殖民统治时期印度公共卫生史研究不仅对于印度殖民史及英帝国史研究有所补充，也能为理解后殖民时期印度公共卫生问题提供历史支撑。其二，从英帝国医学社会史整体框架来看，殖民统治时期印度的公共卫生医学在整个英帝国医学知识体系内扮演着关键角色。殖民统治时期印度因此成了分析西方医学知识在地化进程、了解殖民医学网络体系内部不同知识间的流转模式及权力结构框架的重要节点。其三，殖民统治时期印度公共卫生史在全球医学社会史层面也具有重要意义。在整个医学发展谱系中，基于“环境致病”学说的公共卫生医学代表了一个不容忽视的重要阶段：作为一种间接性治疗手段，公共卫生医学诞生并兴起于西方传统医学治疗手段对诸多传染病无效之际。其的出现填补了疫苗接种、抗生素使用等现代治疗手段兴起前的医学“空窗期”，具有重要的承接意义。而相较西欧北美诸国，殖民统治时期印度公共卫生医学借助“热带医学”及“热带卫生学”有着更为深远的影响。同时，相关公共卫生改革措施也因受殖民制度框架的限制有着更长的时间跨度。这使我们可以在印度描绘出一幅公共卫生医学从兴起繁盛，继而遭遇医学新说冲击，从而最终衰落的完整历史画卷（这一进程在率先于19世纪中后期完成公共卫生改革的西欧北美诸国较为鲜见）。其对于理解新旧医学学说之间借鉴融合—矛盾对立—权力交替的互动过程无疑具有一定的参考价值。以上正是本研究的意义所在。

二 国内外研究综述

正如前文所述之理由，国内学人围绕殖民统治时期印度公共卫生、疾病及医学史之研究远不及西欧北美学人。相关研究与中国历史背景下的同类研究相比也略显薄弱。其中直接论及印度公共卫生史之选题最为稀少，但仍不乏研究印度殖民统治时期传染病传播及防治历史之成果。其中的代表为杜宪兵的《霍乱时期英属印度的医学对话》[①] 及《因信成疫：19世纪的印度朝圣与霍乱流行》[②] 两文。两篇文章分别从印度医学与西方医学的冲突史及传染病防治检疫角度分析了霍乱这一传染病对于印度社会的影响及其反映出的观念与权力变化。除霍乱外，学界围绕殖民统治时期印度疟疾亦有一定的研究成果。譬如张箭《金鸡纳的发展传播研究——兼论疟疾的防治史》（上、下）[③] 两文正是立足于全球史视角的疾病史研究成果。乔瑜则另辟蹊径，其《19世纪中后期灌溉知识交流网络的形成与演变》[④] 一文在论述印度、美国及澳大利亚三国灌溉知识交流网络的过程中对印度的疟疾问题有所涉及。此外，亦有青年学人正围绕金鸡纳树、澳大利亚桉树等与印度公共卫生、疾病相关的物种从事相关环境历史研究工作。

与鲜有人研究殖民统治时期相关历史的情况有所不同，国内学界对于印度后殖民时期（1947年印度独立以后）公共卫生史的关注较多。国大党政府的城市改造运动无疑是其中的重要论题。相关研究包括张尹《印度孟

① 杜宪兵：《霍乱时期英属印度的医学对话》，《齐鲁学刊》2015年第1期，第64~69页。
② 杜宪兵：《因信成疫：19世纪的印度朝圣与霍乱流行》，《齐鲁学刊》2013年第1期，第54~59页。
③ 张箭：《金鸡纳的发展传播研究——兼论疟疾的防治史》（上），《贵州社会科学》2016年第12期，第61~74页；张箭：《金鸡纳的发展传播研究——兼论疟疾的防治史》（下），《贵州社会科学》2017年第1期，第84~95页。
④ 乔瑜：《19世纪中后期灌溉知识交流网络的形成与演变》，《江海学刊》2019年第5期，第200~207页。

买贫民窟住房问题研究（1947－2000）》[①]、雪娟《论二十世纪七十年代印度城市化》[②]、俞金尧《20 世纪发展中国家城市化历史反思——以拉丁美洲和印度为主要对象的分析》[③] 等。但这些研究往往只关注现当代印度的城市化问题，对于作为其重要历史基础的殖民统治时期印度公共卫生措施少有涉及，且其在学科归属上更偏重于政策及制度分析，而非着力于阐释历史现象。

类似情况亦出现在印度农业及农村研究领域。尽管公共卫生问题无论在当代印度农村地区，还是在殖民统治时期的乡村都远甚于城市地区，但印度农村公共卫生问题似乎并未引发国内研究者过多关注。国内研究者多重视自殖民统治时期以来形成的印度农村自治制度、独立后印度的农村发展及土地制度研究。相关研究成果有黄思骏《印度独立后国大党的土地改革》[④]，《印度农村潘查亚特制度的演变》[⑤]、张来《印度民主化进程中的潘查亚特制度》[⑥]、刘晓红《独立后印度的地方自治制度与印度的现代化》[⑦]、赵伟《英属印度的土地整理——以孟加拉地区为例》[⑧] 等。虽然这些研究（多为硕士学位论文）对于理解殖民统治时期以来印度农村地区的基层政治经济结构有所助益，但其对于农村地区公共卫生史的忽视亦甚为可惜。所幸有黄晓燕、张乐的《印度公共卫生医疗体系》[⑨]，刘成军、张宜民、冯学山的《印度农村医疗保障体系发展现状及其对我国的启示》[⑩]等研究致力于分析印度公共卫生迷局。但这些研究并非历史学著作，无法帮

---

① 张尹：《印度孟买贫民窟住房问题研究（1947－2000）》，硕士学位论文，华东师范大学，2007。

② 雪娟：《论二十世纪七十年代印度城市化》，硕士学位论文，西北大学，2004。

③ 俞金尧：《20 世纪发展中国家城市化历史反思——以拉丁美洲和印度为主要对象的分析》，《世界历史》2011 年第 3 期，第 4～22+157 页。

④ 黄思骏：《印度独立后国大党的土地改革》，《世界历史》1986 年第 2 期，第 12～23 页。

⑤ 黄思骏：《印度农村潘查亚特制度的演变》，《史学月刊》1990 年第 6 期，第 94～99 页。

⑥ 张来：《印度民主化进程中的潘查亚特制度》，硕士学位论文，华中师范大学，2017。

⑦ 刘晓红：《独立后印度的地方自治制度与印度的现代化》，硕士学位论文，山西大学，2014。

⑧ 赵伟：《英属印度的土地整理——以孟加拉地区为例》，硕士学位论文，天津师范大学，2010。

⑨ 黄晓燕、张乐：《印度公共卫生医疗体系》，《南亚研究季刊》2006 年第 4 期，第 8～13+123 页。

⑩ 刘成军、张宜民、冯学山：《印度农村医疗保障体系发展现状及其对我国的启示》，《中国初级卫生保健》2009 年第 5 期，第 15～16 页。

助读者从历史传承角度理解殖民主义在印度公共卫生问题中扮演的重要角色。

相比之下，印度公共卫生、疾病及医学史研究在国外史学界成果颇丰。总体而言，相关研究可以归纳为以下几个范式。

1. *疾病史研究*

由于印度在19世纪至20世纪全球疾病传播中扮演了重要角色，流行于此并进而影响全球的鼠疫（Plague）、霍乱（Cholera）及疟疾（Malaria）等传染病自然成为海外学人的关注重点。早期研究多重视殖民统治时期公共卫生与疾病防治活动的殖民主义性质，将殖民当局在印度城乡推行的疾病防治活动视为维系其殖民统治的关键。大卫·阿诺德（David Arnold）的《英属印度的霍乱与殖民主义》一文关注殖民统治时期的霍乱防治。① 约翰·钱德勒·休谟（John Chandler Hume）对于旁遮普地区公共卫生政策进行了研究。② 上述成果为殖民统治时期印度疾病史研究奠定了“殖民主义疾病控制权冲突”的研究基调。此后，海外学术界中的印度疾病史研究成果不断涌现。其中具有代表性的研究成果包括：谢尔登·沃茨（Sheldon Watts）针对殖民统治时期印度疾病观念变迁及殖民权力关系问题的研究③和疟疾防控的相关研究④，大卫·阿诺德围绕印度霍乱的研究⑤及其殖民医学史著作⑥，朱迪思·T. 肯尼（Judith T. Kenny）、I. J. 卡塔纳奇（I. J. Catanach）、阿迪蒂亚·萨卡尔（Aditya Sarkar）的印度鼠疫

---

① David Arnold, “Cholera and Colonialism in British India,” *Past & Present*, No. 113, 1986, pp. 118-151.

② John Chandler Hume, “Colonialism and Sanitary Medicine: The Development of Preventive Health Policy in the Punjab, 1860 to 1900,” *Modern Asian Studies*, Vol. 20, No. 4, 1986, pp. 703-724.

③ Sheldon Watts, *Epidemics and History: Disease, Power and Imperialism*, New Haven: Yale University Press, 1997.

④ Sheldon Watts, “British Development Policies and Malaria in India 1897-c. 1929,” *Past & Present*, No. 165, 1999, pp. 141-181.

⑤ David Arnold, *Tropics and the Traveling Gaze: India, Landscape and Science, 1800-1856*, New York: University of Washington Press, 2006.

⑥ David Arnold, *Colonizing the Body: State Medicine and Epidemic Disease in Nineteenth-Century India*, Berkeley: University of California Press, 1993; David Arnold, *Science, Technology and Medicine in Colonial India*, London: Cambridge University Press, 2000.

问题研究[①]，桑杰·巴塔查亚（Sanjoy Bhattacharya）[②]、贾扬特·班希亚（Jayant Banthia）和蒂姆·戴森（Tim Dyson）[③]、苏克德夫·辛格·索霍尔（Sukhdev Singh Sohal）[④] 针对殖民统治时期印度天花问题的研究等。上述研究无疑有助于我们从疾病历史这一特定角度出发，加深对于英帝国殖民时期内外权力斗争关系的理解与认识。除直接关注特定疾病的研究外，对作为各列强博弈舞台的公共卫生国际会议及国际组织的研究也逐渐引起海外学界重视。如瓦莱斯卡·休伯（Valeska Huber）便立足于殖民知识体系视角，分析了国际卫生会议（The International Sanitary Conferences）与印度霍乱防治的相互关系及对其的影响。[⑤]

2. 城市史研究

由于与国家现代化与城市化进程具有密切关系，印度城市史研究在海外学界亦广受关注。众多研究著作都在阐释印度城市发展历史的过程中对公共卫生问题有所涉及，如安纳普尔·纳肖（Annapurna Shaw）对于独立后孟买城市建设的研究。[⑥] 但国外学界亦更加重视独立后印度的城市化问题，对于殖民统治时期相关问题的关注较少。阿马尔·法鲁基（Amar Fa-

① Judith T. Kenny, "Climate, Race, and Imperial Authority: The Symbolic Landscape of the British Hill Station in India," *Annals of the Association of American Geographers*, Vol. 85, No. 4, 1995, pp. 694-714; I. J. Catanach, "The 'Globalization' of Disease? India and the Plague," *Journal of World History*, Vol. 12, No. 1, 2001, pp. 131-153; I. J. Catanach, "'The Gendered Terrain of Disaster'?: India and the Plague, c. 1896-1918," *South Asia: Journal of South Asian Studies*, Vol. 30, Issue 2, 2007, pp. 241-267; Aditya Sarkar, "The Tie That Snapped: Bubonic Plague and Mill Labour in Bombay, 1896-1898," *International Review of Social History*, Vol. 59, Issue 2, 2014, pp. 181-214.

② Sanjoy Bhattacharya, "From Foe to Friend: Geographical and Environmental Factors and the Control and Eradication of Smallpox in India," *History and Philosophy of the Life Sciences*, Vol. 25, No. 3, 2003, pp. 299-317.

③ Jayant Banthia, Tim Dyson, "Smallpox in Nineteenth-Century India," *Population and Development Review*, Vol. 25, No. 4, 1999, pp. 649-680; Jayant Banthia, Tim Dyson, "Smallpox and the Impact of Vaccination among the Parsees of Bombay," *The Indian Economic & Social History Review*, Vol. 37, Issue 1, 2000, pp. 27-50.

④ Sukhdev Singh Sohal, "Revisiting Smallpox Epidemic in Punjab (c. 1850-c. 1901)," *Social Scientist*, Vol. 43, No. 1/2, 2015, pp. 61-76.

⑤ Valeska Huber, "The Unification of the Globe by Disease? The International Sanitary Conferences on Cholera, 1851-1894," *The Historical Journal*, Vol. 49, No. 2, 2006, pp. 453-476.

⑥ Annapurna Shaw, "The Planning and Development of New Bombay," *Modern Asian Studies*, Vol. 33, Issue 4, 1999, pp. 951-988.

rooqui)、帕德玛·普拉卡什（Padma Prakash）从经济社会角度出发对殖民统治时期孟买城市兴起过程进行了解读；[①] 萨帕纳·多西（Sapana Doshi）、玛娜西·帕比阿尼（Maansi Parpiani）立足于印度城市化问题研究，围绕殖民统治时期城市公共卫生建设过程中的权力博弈进行了阐释分析；[②] 普拉桑特·基达姆比（Prashant Kidambi）则将包括公共卫生措施在内的城市化过程视作"秩序"与"控制"过程。[③] 同印度疾病史研究相似，政治权力博弈无疑是殖民统治时期印度城市史研究者关注的重要主题。其中具有代表性的研究包括：罗汉·德索萨（Rohan D'Souza）围绕殖民统治时期东印度地区的防洪工作的阐释[④]，大卫·莫斯（David Mosse）通过研究"治水"问题对国家构建、权力控制与生态环境之间的关系的解读[⑤]，罗伯特·刘易斯（Robert Lewis）、马蒂·西米亚提基（Matti Siemiatycki）从权力冲突的角度出发对孟买王子码头修建过程的分析[⑥]等。

也有部分研究者试图突破城市政治博弈史的研究框架，希望从社会史视角阐释印度城市历史问题。如约翰·布罗伊希（John Broich）就借助对殖民统治时期的城市供水系统的考察分析了其对于殖民地社会的影响[⑦]，尼基尔·拉奥（Nikhil Rao）也在其著作中分析了随着殖民城市规划而兴

---

① Amar Farooqui, "Urban Development in a Colonial Situation: Early Nineteenth Century Bombay," *Economic and Political Weekly*, Vol. 31, No. 40, 1996, pp. 2746-2759; Padma Prakash, "The Making of Bombay: Social, Cultural and Political Dimensions," *Economic and Political Weekly*, Vol. 28, No. 40, 1993, pp. 2119-2121.

② Sapana Doshi, "Imperial Water, Urban Crisis: A Political Ecology of Colonial State Formation in Bombay, 1850-1890," *Review (Fernand Braudel Center)*, Vol. 37, No. 3-4, 2014, pp. 173-218; Maansi Parpiani, "Urban Planning in Bombay (1898-1928): Ambivalences, Inconsistencies and Struggles of the Colonial State," *Economic and Political Weekly*, Vol. 47, No. 28, 2012, pp. 64-70.

③ Prashant Kidambi, "Nationalism and the City in Colonial India: Bombay, c. 1890-1940," *Journal of Urban History*, Vol. 38, No. 5, 2012, pp. 950-967.

④ Rohan D'Souza, *Drowned and Dammed: Colonial Capitalism and Flood Control in Eastern India*, Oxford: Oxford University Press, 2006.

⑤ David Mosse, *Rule of Water: Statecraft, Ecology and Collective Action in South India*, New Delhi: Oxford University Press, 2003.

⑥ Robert Lewis, Matti Siemiatycki, "Building Urban Infrastructure: The Case of Prince's Dock, Bombay," *Journal of Policy History*, Vol. 27, Issue 4, 2015, pp. 722-745.

⑦ John Broich, "Engineering the Empire: British Water Supply Systems and Colonial Societies, 1850-1900," *Journal of British Studies*, Vol. 46, No. 2, 2007, pp. 346-365.

起和推广的“公寓生活”模式及其社会影响①。这些研究所涉及的城市供水、住房改造等内容无疑是公共卫生史的重要组成部分。

3. 农业农村史研究

农业农村史是史学研究的传统领域，而英国殖民当局在印度乡村的公共卫生活动无疑是这一传统研究框架下的重要议题。对此，米歇尔·B. 麦卡尔平（Michelle B. McAlpin）贡献了其对于印度饥荒、传染病及人口增长三者辩证关系问题的研究②，大卫·哈迪曼（David Hardiman）则分析了殖民农村饥荒、死亡率与高利贷之间的关系③。尼尔·查尔斯沃思（Neil Charlesworth）亦围绕殖民统治时期孟买管区的农村及农业社会进行了论述。④ 值得注意的是，部分学者已经开始尝试从生态环境角度分析殖民统治时期印度农业农村历史，如因德拉·孟希·沙尔丹哈（Indra Munshi Saldanha）对于传统农业活动生态影响的研究⑤，伊丽莎白·惠特科姆（Elizabeth Whitcombe）对于北部印度农村问题⑥、河流生态与疟疾关系问题⑦的研究，维奈·吉德瓦尼（Vinay Gidwani）对于古吉拉特邦农业发展生态影响的研究⑧，保罗·罗宾斯（Paul Robbins）从殖民主义对农村风景的重塑角度出发对殖民统治时期农村问题的分析⑨，南迪尼·巴塔查里亚（Nandini Bhattacharya）对于包括种植园、高山避暑地在内的印度飞地环境

---

① Nikhil Rao, *House, But No Garden: Apartment Living in Bombay's Suburbs, 1898-1964*, Minneapolis: University of Minnesota Press, 2013.

② Michelle B. McAlpin, "Famines, Epidemics, and Population Growth: The Case of India," *The Journal of Interdisciplinary History*, Vol. 14, No. 2, 1983, pp. 351-366.

③ David Hardiman, "Usury, Dearth and Famine in Western India," *Past & Present*, No. 152, 1996, pp. 113-156.

④ Neil Charlesworth, *Peasants and Imperial Rule: Agriculture and Agrarian Society in the Bombay Presidency, 1850-1935*, London: Cambridge University Press, 2002.

⑤ Indra Munshi Saldanha, "The Political Ecology of Traditional Farming Practices in Thana District, Maharashtra (India)," *The Journal of Peasant Studies*, Vol. 17, No. 3, 1990, pp. 433-443.

⑥ Elizabeth Whitcombe, *Agrarian Conditions in Northern India. Vol. I. The United Provinces under British Rule, 1860-1900*, Berkeley: University of California Press, 1972.

⑦ Elizabeth Whitcombe, "Indo-Gangetic River Systems, Monsoon and Malaria," *Philosophical Transactions of the Royal Society A*, Vol. 370, No. 1966, 2012, pp. 2216-2239.

⑧ Vinay Gidwani, *Capital, Interrupted: Agrarian Development and the Politics of Work in India*, Minneapolis: University of Minnesota Press, 2008.

⑨ Paul Robbins, "Authority and Environment: Institutional Landscapes in Rajasthan, India," *Annals of the Association of American Geographers*, Vol. 88, No. 3, 1998, pp. 410-435.

的论述[①]，因杜·阿格尼霍特里（Indu Agnihotri）围绕旁遮普地区农业灌溉和水渠问题的阐释[②]，S. 拉维·拉詹（S. Ravi Rajan）针对林业、轮作与水土保持之间的关系的研究[③]等。这些研究无疑有着重要的史学价值。

然而就其总体而言，以特定疾病为核心的史学叙事框架无法触及公共卫生史全貌。在这类研究中，公共卫生环境往往仅被作为特定疾病的诱因而非主角。因此，多数研究者都关注防疫、疫苗接种及隔离措施等方面，但对于与之密切相关的城乡公共卫生改造及公共卫生措施鲜有涉及；城市历史研究的问题则在于其过分重视城市规划过程中的政治博弈过程，对于公共卫生及其影响问题论述较少；农业及农村研究亦多从灌溉、森林砍伐和农业生产等角度出发，探讨其与疾病的关系，以致忽略了垃圾处理、厕所管理、湿地生态等农村公共卫生问题。这些使得本研究在一定程度上具备了可行性。

三　概念辨析、研究主题与研究路径

（一）公共卫生的内涵和外延

从本书标题不难看出，殖民统治时期印度“公共卫生”为本研究探讨之中心主题。出于避免下文概念混乱之考虑，首先有必要对“公共卫生”这一概念进行明确的内涵分析和外延界定，尤其要关注其与“医疗”（Medical Treatment）、“医学”、“卫生”（Hygiene/Sanitation）等近似概念的区分。

首先是“医疗”与“公共卫生”这对近似概念的辨析。对此，笔者认为可将二者的差异概括为以下几点。

其一，两个概念的产生有先后顺序。顾名思义，“医疗”即“医学治疗”之简称。一般而言，它涵盖了人类围绕疾病进行的一切治疗活动。这类活动早在人类文明之初便已出现，此后便一直伴随人类文明历程而不断

---

① Nandini Bhattacharya, *Contagion and Enclaves: Tropical Medicine in Colonial India*, Liverpool: Liverpool University Press, 2012.

② Indu Agnihotri, “Ecology, Land Use and Colonisation: The Canal Colonies of Punjab,” *The Indian Economic & Social History Review*, Vol. 33, No. 1, 1996, pp. 37-58.

③ S. Ravi Rajan, *Modernizing Nature: Forestry and Imperial Eco-Development, 1800-1950*, London: Clarendon Press, 2006.

演化。与之相对，人类产生公共卫生意识并付诸行动的历史节点则明显晚于其初次从事医疗活动的时间点。正如本书下文所言，“公共卫生”概念的兴起与“瘴气说”“热带医学”“细菌学说”等新近产生或流行的医学观念密切相关。显然，上述医学观念成为主流的时间应不早于19世纪中期。1946年印度《健康调查及发展委员会报告》（比哈尔委员会报告）便直言，“公共卫生”概念为近代产物，“因此实际上，对公共卫生的推动是一个相对近代的概念”[①]。得益于19世纪中期英国本土埃德温·查德威克公共卫生改革，“公共卫生”这一概念才在欧洲、亚洲、美洲、非洲迅速推广。而作为英国殖民地的印度也正是借助这一全球性知识网络的影响，并在宗主国殖民医官的直接推动下才得以逐步接受并采纳“公共卫生”概念的。因此在殖民统治时期的印度，“公共卫生”概念的引入及相关措施的推行自然与殖民主义密切相关：“热心的卫生改革者必须在头脑中牢记这样一个事实，卫生科学，甚至事实上的所有科学都是西方产物。因此它们在这片东方的土地上是一个外来物。”[②] 这意味着“公共卫生”概念在印度殖民地广为接受的时间较宗主国英国要更加靠后。

其二，在对待疾病的方式上，“公共卫生”与“医疗”有着完全不同的侧重点。一种观点认为，医疗多涉及人们罹患疾病后的治疗，而公共卫生则重视疾病的预防。[③] 对此，为印度公共卫生措施的推行发挥过重要作用的东印度公司孟加拉管区军医詹姆斯·拉纳尔德·马丁（James Ranald Martin）指出：印度以往的机制是为了治疗疾病，完全不是为了预防疾病。[④] 实际上，消除周边环境中的致病因素以预防疾病是公共卫生措施的主要旨趣。通过考察各国公共卫生改革的相关措施，不难看出它们无一不是围绕人类周边“不洁”环境而推行的。譬如，推广洁净饮水主要针对不洁的饮用水源，排污和地下排水则致力于清除致病的湿地与水塘，城市规划和贫民窟改造旨在消灭“不卫生”住房，对垃圾及粪便等“公害”的处

① *Report of the Health Survey and Development Committee, Survey Vol. 1*, Calcutta: Government of India Press, 1946, p. 22.

② Thomas C. Hodson, “Sanitation in Warm Climates-India,” *The Journal of Tropical Medicine*, Vol. 6, 1903, London: John Bale Sons & Danielsson, Ltd., 1904, p. 87.

③ “Indian Sanitation,” *The British Medical Journal*, Vol. 2, No. 2802, 1914, p. 477.

④ *Royal Commission on the Sanitary State of the Army in India, Vol. I, Report of the Commissioners*, London: George Eyre and William Spottiswoode, 1863, p. 77.

置亦有着预防疾病之考量。因此不难看出，所谓“公共卫生”，其核心无疑在于“卫生”二字。我们可以将“公共卫生”定义为所有意图消除疾病之可能源头，消除、转移或改造人类周边“不洁”环境的相关措施之总和。同时，我们也可以将“公共卫生”与“卫生”混用，以指代所有以“卫生”手段预防疾病发生（或者当疾病产生后避免疾病蔓延）的相关措施总和。而这显然与更多关注疾病本身，主张以医学手段影响、改造和控制人体的“医疗”概念有所区别。

其三，二者在防治疾病时采取了截然不同的路径。1948 年印度国家规划委员会报告认为，一个国家的健康职责包括三个方面的内容：控制疾病、处理环境以及强化饮食。[①] 此论断表明，彼时处理周边“不卫生”或“致病”环境已然成为政府承认之健康措施。如果说“医疗”主要关注人体本身，重视利用各种疫苗、血清、手术等治疗人体疾病，那么“公共卫生”则主张关注人体之外的环境要素，并致力于消除这些诱发各类疾病（特别是传染病）的外因。正如在殖民统治时期印度公共卫生史中具有里程碑作用的印度军队卫生状况皇家委员会的报告所言：“很明显，当人们在十分不健康地区作业时，许多体弱之人会立刻死去。而那些幸存者是罕见的可以抵御当地毒物（Local Poison）之人，其他人则被其影响而变得衰弱并很快招架不住。”[②] 此论断表明，公共卫生措施首先是对“不健康地区”存在之致病“毒物”的清理手段。这是一种间接“治病”手段：它并不直接关注人体本身，而是更多地主张通过改善其周边环境使人体受益。这一路径无疑与重视“直接”处理人体内部病症的“医疗”有着根本差异。

其次，在分析了“公共卫生”与“医疗”概念之间的主要差别之后，有必要对“公共卫生”与“卫生”这两个极易混淆的概念进行界定。其异同如下。

其一，“卫生”一词在内涵上较“公共卫生”更为丰富。一般而言，卫生可以分为个人卫生及公共卫生两大类别。前者主要涉及个人清洁卫生

---

① K. T. Shah, ed., *National Planning Committee Series (Report of the Sub-Committee)*, *National Health*, Bombay: Vora & Co., 1948, p. 27.

② *Royal Commission on the Sanitary State of the Army in India, Vol. I*, *Report of the Commissioners*, London: George Eyre and William Spottiswoode, 1863, p. 12.

层面，如饮食饮水卫生、居住卫生、衣着卫生、个人清洁及性行为卫生等；后者则主要涵盖洁净供水及排水、垃圾及粪便清理、城乡规划及住房改造、卫生检疫及防疫措施、牲畜管理、食品药品监管、传染病消毒及防治措施等内容。就主体层面而言，公共卫生多被视为政府职能的组成部分，由其负责直接或间接推动实施相关措施；而个人卫生则是个人行为，但政府亦可采取各类措施（立法、赏罚金等措施）加以间接引导。例如，1911 年《印度工厂法令》（Indian Factories Act，1911）就规定，工厂工人必须获得由工厂认证外科医生（Certifying Surgeon）提供的健康证书。而“如果其认为某儿童不再适合被工厂雇佣……认证外科医生可撤回任何给予儿童的证书”[①]。除通过强制手段确保不卫生及可能传播疾病的工人无法进入工厂外，法令亦强制要求工厂主务必采取措施以确保工人的个人卫生与健康。[②] 事实上，多个社会个体个人卫生的集合恰好构成了公共卫生。也正是出于这一原因，关注社会多数群体卫生情况的“公共卫生”在多数情况下可以与泛指一切个人与公共卫生事务的“卫生”一词替换。

其二，“卫生”与“公共卫生”概念的同质性特点在殖民统治时期印度公共卫生史中得到了充分体现。在相关史料记载中，“卫生”（Sanitation）及其派生词语（如 Sanitary、Insanitary）的使用频率远高于“公共卫生”（Public Health）一词。甚至从事公共卫生事务的各级公共卫生官员也以卫生官员自称［如卫生专员、卫生督查（Sanitary Inspector）等］。如何解释这一概念混用现象？一方面，这取决于卫生官员所在的主体立场。行为主体差异决定了个人卫生与公共卫生行为之不同：个人卫生以个体为行为主体，公共卫生则多以政府及社会组织等群体为主体。对于从事公共卫生事务的殖民官员而言，其政府部门公务人员的身份决定了其政府代言人的角色。由于政府可通过立法措施监督并提升社会个体的个人卫生水平，这使代表政府的公共卫生官员实际上也肩负了关注民众个人卫生的职责。

---

① *The Indian Factories Act, 1911 (XII of 1911)*, Kanara: Official Kanarese Publication, 1922, p. 5.

② 例如，工厂应为工人“提供足够的和合适的厕所设施”，并提供“足够的和合适的水以饮用、使用”等。违反者将被处以最高 500 卢比的罚金。*The Indian Factories Act, 1911 (XII of 1911)*, Kanara: Official Kanarese Publication, 1922, p. 13.

正是这一“身兼二任”的情况使公共卫生官员足以自称“卫生官员”。从史料来看，我们发现印度军队卫生状况皇家委员会也使用了“卫生”（Sanitary）一词。而其报告所提出之卫生建议涵盖了个人卫生及公共卫生的全部内容。这些有关士兵衣着、饮食、饮酒、性病、娱乐等个人卫生的内容表明，当时的殖民医官对于区分个人卫生和公共卫生缺乏足够的概念或兴趣。他们所关注的只是通过各项手段对军营士兵实施全方位的“卫生”管理以减少其病死率而已。也正是出于这一原因，他们将这一改革命名为“卫生”改革，将自身称为“卫生”官员。那么，为什么本书却选择以“公共卫生史”为题呢？

这是由于纵观19~20世纪印度殖民史，殖民卫生部门将其主要精力放在公共卫生方面。其在个人卫生方面采取的措施不仅影响极为有限，而且往往招致印度民众的激烈抵制。譬如殖民卫生官员在孟买城中强制关闭“不卫生”水井的做法就一度使其臭名昭著。[①] 显然，以对待殖民军人的方式针对民众个人卫生行为实施规训的做法并不可取。由政府实施的个人卫生习惯规训只有在特殊条件（如传染病暴发的非常态）下或特殊场域（工厂、铁路沿线等）中才能勉强进行，无法作为社会普适性方案被用于解决传染病问题。重点关注改造“致病”环境的公共卫生措施也因此成为殖民卫生官员的主要职责。这实际上也是在来自印度民众的巨大阻力下的妥协与变通。

另一方面，在实际推行过程中，“公共卫生”与“个人卫生”措施之间并非泾渭分明。许多我们如今看来可以归入“公共卫生”名下的措施，对个人卫生也有着同等重要的巨大影响。如作为公共卫生措施之一的城市洁净供水亦会促进个人饮食卫生水平、身体清洁程度的提升。同理，作为公共卫生措施的“不卫生”住房的改造、贫民窟清理及城市规划，也通过解决室内垃圾问题、将厨房与厕所分离、设置冲水厕所等方式改善了住户个人的卫生状况。实际上，无论是公共卫生措施还是个人卫生措施，都是围绕“环境-人体-疾病”这三要素推行的。其区别仅仅在于，公共卫生措施关注外部因素，

---

① 正如历史学家约翰·钱德勒·休谟所言，“（政府）没有权力干预人们的个人习惯与生活方式，即使它能这么做，这也是极度不可取的”。John Chandler Hume，“Colonialism and Sanitary Medicine：The Development of Preventive Health Policy in the Punjab，1860 to 1900，” *Modern Asian Studies*，Vol. 20，No. 4，1986，pp. 703-724.

主张从整治环境入手，消除疾病产生或传播之可能，从而最终保证人体健康；而个人卫生措施则从人体自身清洁角度出发，关注人体本身的洁净与卫生。但重视人体自身卫生并不意味着忽视环境之中广泛存在的致病因素。本书后文所谈及的“自然疗法”医学思想便力图结合二者，试图将卫生环境观念引申为人体内部环境理念，并主张将人体内部视作务必加以清洁的“环境”。

考虑到以上因素，本书选择将“卫生”与“公共卫生”两大概念视作基本可以替换的概念，并在书中加以混用。其目的之一亦在于突出“环境-人体-疾病”关系框架中环境因素的地位。

最后，让我们对本研究的研究主题——“公共卫生”概念的定义做出总结。对于“公共卫生”一词，美国细菌学家、公共卫生专家查尔斯-爱德华·阿莫里·温斯洛（Charles-Edward Amory Winslow）是如此定义的：“（公共卫生是）防治疾病、延长生命及通过有组织的社会活动提升身心健康水平与效率的科学与技艺。”[①] 而笔者认为，所谓“公共卫生”，即人类为消除特定疾病之威胁，通过洁净供水、排水排污、清理垃圾及粪便、改善衣食住行、检验检疫等手段将“不卫生”之“致病环境”转变为卫生环境的措施之总和。这些措施主要旨在为防治疾病而消除、转移、改造人类周边环境，而非直接围绕人类身体采取相应手段。

（二）研究主题

在厘清“公共卫生”“医疗”“卫生”几个概念的关系之后，有必要回答这样一个问题：本书为何选择以“公共卫生”为研究主题，而非围绕殖民医师群体撰写一部殖民统治时期印度医疗史？

在回答这一问题之前，我们必须首先认清这样一个事实：虽然如今学者们可以在理论层面区分“医疗”与“公共卫生”事务，断言一项措施为公共卫生措施，而另一项为医疗措施，但在本书主要探讨的历史阶段内，时人对于“医疗”与“公共卫生”两大概念并无清晰区分。公共卫生改革思潮兴起之前殖民军医地位的低下（无论军医还是民间医生的地位都不高）无疑是造成这一现象的原因之一。实际上，在公共卫生学说在殖民地印度兴起

① 转引自 Louis I. Dublin, *The Facts of Life from Birth to Death*, New York: The Macmillan Company, 1951, p. 364。

之前，南亚次大陆并不存在能够发挥跨区域影响力的全国性医疗部门，甚至连管区层面也并无相应组织。而旨在解决殖民军民高死亡率问题的公共卫生措施的推行，恰恰正是印度殖民军医们选择用来解决这一问题的途径。正如1963年《印度军队卫生状况皇家委员会报告》所言，需“调查维持印度军队健康的现有规章和实践，并加强医疗与卫生内务执勤兵（Medical and Sanitary Police）”①。委员会的这一表述表明，当时的殖民医官并未将医疗与公共卫生加以严格区分，而是主张将二者结合起来。因而，“公共卫生”可以取代“医疗”成为此后印度殖民军医及殖民政府关注重点的原因在于它是一场“双赢”：对于殖民政府而言，这一新手段可以提供消除各种致命疾病的有效方案（以往医疗手段对此无效）；而对于殖民军医而言，公共卫生将会成为其提高自身地位和待遇并就此掌握医疗卫生权力的新契机。正是出于这一原因，印度医官们在此后的一个世纪中都选择自称“卫生”医官，其建立的新部门尽管也管辖医疗事务，但名为“（公共）卫生”部。

我们可以通过研究殖民医疗卫生人员和机构的变动理解公共卫生与医疗事务在殖民地印度场域中的交互关系。一般被视作医疗手段的疫苗接种正是其中典型的一例。1803年天花疫苗首次自英国被引入印度。② 约50年后，1858年疫苗部门（Vaccination Department）才成立。在其推动下，19世纪60年代，印度本土逐渐具备了疫苗生产能力，但印度本土疫苗无论在产量还是质量上都远远不能满足印度需要。③ 疫苗事务管理体系也面临严重断层。中央疫苗部门的少数医官之下便是广布于印度各地的基层疫苗接种员（Vaccinator）。由于缺乏专门负责疫苗事务的中间管理层，中央的命令很难在基层得到有效传达。不仅如此，作为印度疫苗接种骨干力量的疫苗接种员身份低微，多由本地人受雇担任，不仅薪金甚低（各省情况不同，从孟加拉的10

① *Royal Commission on the Sanitary State of the Army in India*, *Vol.* Ⅰ, *Report of the Commissioners*, London: George Eyre and William Spottiswoode, 1863, p. 2.

② John Chandler Hume, “Colonialism and Sanitary Medicine: The Development of Preventive Health Policy in the Punjab, 1860 to 1900,” *Modern Asian Studies*, Vol. 20, No. 4, 1986, pp. 703-724.

③ Sanjoy Bhattacharya, “From Foe to Friend: Geographical and Environmental Factors and the Control and Eradication of Smallpox in India,” *History and Philosophy of the Life Sciences*, Vol. 25, No. 3, 2003, pp. 299-317.

卢比至马德拉斯的 50 卢比），而且无殖民公务人员身份[①]：“在多数省，其被支付（薪金）的数额很低。在比哈尔和奥里萨，公务人员的情况最不令人满意。”[②] 由于印度各地方政府不愿在其殖民体系内增设疫苗公务人员队伍，疫苗接种这一医疗职能只能归于新近组建的公共卫生机构体系。

作为印度基层医疗事务主力军的民间医生（Civil Surgeon）面临类似状况。民间医生不仅地位和待遇低，人数也远远无法满足医疗需求。这一情况在广大农村地区尤为明显。例如在孟加拉的贝哈拉（Behala），当地民众就因基层医师严重缺乏而无法就医，以致“约 80%的村民实际上在生病时没有得到任何（西医）治疗”[③]。显然这一情况并非个例。在印度的广大农村地区，掌握西方医疗技术的专业医师的缺乏造成了严重的医师缺口。而这一缺口被包括阿育吠陀医学医师在内的印度传统医学医师填补[④]，甚至庸医和江湖骗子也混迹其中。对此，“圣雄”甘地愤怒地指出，印度传统医学医师“多数都只是致力于赚钱”[⑤]。民间医生等殖民医师群体力量的薄弱，无疑是殖民统治时期公共卫生改革率先由殖民军队的军医发起并主导的主要原因。而这也是此后医疗事务依附于殖民公共卫生部门的直接原因。

从殖民医学发展脉络来看，公共卫生本身正是作为此前无法有效治疗各种传染病或“热带病”的常规医疗手段的替代而兴起的新医学路径。殖民当局也一度对公共卫生措施可能发挥的效果寄予厚望。这一期望一方面体现为其希望在组织机构上以公共卫生部门取代东印度公司时代的军队医疗理事会（详见本书第二章）；另一方面则赋予了公共卫生以使“热带环

① 如在奥里萨，疫苗接种员仅为获得政府颁发许可证的雇员。每次成功接种获得的报酬是其主要收入来源（每成功接种一次可以向政府索取 2 安娜报酬，而同一家庭超过 1 人接种则可收取 4 安娜）。

② *Report of the Health Survey and Development Committee, Survey Vol. 1*, Calcutta: Government of India Press, 1946, p. 48.

③ Nagendra Nath Gangulee, *Problems of Rural India: Being a Collection of Addresses Delivered on Various Occasions in India and in England*, Calcutta: University of Calcutta, 1928, p. 35.

④ 《印度本土医学体系委员会报告》指出：阿育吠陀是 80%印度人的医疗选择。*Report of the Committee on Indigenous Systems of Medicine, Vol. 1 Report and Recommendations*, New Delhi: Government of India, 1948, p. 4.

⑤ M. K. Gandhi, *Nature Cure*, edited by Bharatan Kumarappa, Ahmedabad: Navajivan Publishing House, 1954, p. 48.

境变得可以令白人生活得更舒适”[①]，消除殖民主义在热带地区扩张的障碍（详见本书第一章）的使命。公共卫生因此成为1859年以后殖民医疗卫生政策的核心。这也为其赢得了容纳与吸收部分医疗职能的空间。其具体体现为以下几个方面。

首先，在公共卫生机构体系未被破坏之前，掌控疫苗接种队伍的区民间医生要逐级受到各城镇卫生巡视员及坐镇于此的中央政府卫生专员的节制。以孟买城市公共卫生管理体制为例，该市医疗及公共卫生事务主要由孟买市政委员会（Bombay Municipal Corporation）下辖的卫生委员会[②]负责。卫生委员会的主管之一为1名来自公共卫生部门的主管医官（Executive Health Officer），其下有2名助理医官（Assistant Health Officer）[③]及分别负责一个选区（Ward）的7名副医官（Deputy Health Officer）。副医官之下则有助理卫生督查（Assistant Sanitary Inspector）及次级卫生督查（Sub-Sanitary Inspector）（见表0-1）。此外亦有依照人口划分的10个行政区（District），每一个行政区内都设有专科住院医生（Registrar）、2名次级专科住院医生（Sub-Registrar）以及1名访视护士（Trained Visiting Nurse，亦称Public Health Nurse）。这些区一级医疗卫生人员的日常职责是对行政区内的人口出生及死亡状况进行登记，传染病暴发时则需在次级卫生督查、工头（Foreman）及其管辖劳工的协助下进行房屋消毒和死因调查等公共卫生及防疫事务。显然在卫生委员会这一体系中，公共卫生部门即使不是实际掌控者，也至少能发挥重要作用。与此同时，如果我们考察整个孟买城市的医疗卫生人员构成（1909年数据），便不难发现公共卫生部门出身的官员占据了其中上层官员中的多数[④]。这无疑证明了公共卫生

① “The Institute of Public Health Dinnerto Mr Chamberlain,” *The Journal of Tropical Medicine*, Vol. 7, 1903, London: John Bale Sons & Danielsson, Ltd., 1904, p. 202.

② 除公共卫生部门外，卫生委员会还包括：公共工程部门（Public Works Department）的主管工程师（Executive Engineer），其下辖副工程师（Deputy Engineer）及助理工程师（Assistant Engineer）；排水部门（Drainage Department）的特别排水工程师（Special Drainage Engineer），其下辖2名助理工程师；供水部门（Water Department）的2名工程师；道路部门（Road Department）的1名工程师。显然，公共卫生部门并非大权独揽（来自公共工程部门的工程师分担了部分权力）。

③ 此三人统称首席卫生督查（Chief Sanitary Inspectors）。

④ Charles A. Bentley, *Report of an Investigation into the Causes of Malaria in Bombay and the Measures Necessary for Its Control*, Bombay: Government Central Press, 1911, p. 9.

官员在殖民医疗卫生体系中地位远高于医疗官员（如住院医生等）的事实。

表 0-1 1909 年孟买市政委员会下属医疗卫生人员名目统计

单位：人

职位名称	总数
首席卫生督查：主管医官及 2 名助理医官	3
卫生督查，即副医官	7
助理卫生督查	7
装卸货物用铁路线路督查（Loading Siding Inspector）	1
夜间铁路支线督查（Night Branch Inspector）	1
房屋排水督查（House Drain Inspector）	6
次级卫生督查	68
穆斯林贱民督查（Halalkhore Inspector）	2
头人（Muccadum）*	202
村庄头人（Patel）	31
动物陷阱制作者（Tripmaker）	6
苦力（Biggary）	4346
（负责清扫街道、清理粪便的）穆斯林贱民（Halakore）	2863
（运输垃圾及粪便的）运货马车司机（Cart Driver）	1327

* “Muccadum” 一词对应英语中的 “Praepositus”（百户区贤前官，级别仅次于百户区长官的官员）一词。考虑到印度历史语境，此处将其译为 “头人” 以指代印度村庄中负责地税征收的头人、特定种姓的当地头领、苦工与劳工的工头等。翻译参考出处：Lehigh University Scalar，https://scalar.lehigh.edu/kiplings/muccadum。

资料来源：Charles A. Bentley，*Report of an Investigation into the Causes of Malaria in Bombay and the Measures Necessary for Its Control*，Bombay：Government Central Press，1911，p. 9。

其次，殖民地印度的医疗与公共卫生部门长期合二为一。这一现象的产生与殖民统治时期公共卫生机构脱胎于殖民军队医疗体系的事实密切相关。隶属于殖民军队体系的印度医疗勤务（Indian Medical Service）[①] 为随军军医部队之总称，其前身为东印度公司组建的随军军医队伍。在殖民统

① 第一次世界大战后期的战争需求迫使部分殖民医官相信，应该将印度医疗勤务这一殖民地印度独有的军医组织与皇家陆军医疗队（Royal Army Medical Corps，RAMC）合并，以建立真正意义上的帝国军医组织。但这一主张最终并未实现。

治时期公共卫生改革运动兴起之前，印度医疗勤务的主要职责是战时随军处理军队伤病，平日负责治疗军队驻地士兵病患。由于许多殖民军队都选择驻扎于城市之中（例如孟买城要塞区）或在其周边区域扎营，治疗驻地士兵的职权自然便延伸到了军营之外的城市中。尤其在传染病流行之际，印度医疗勤务借防治驻地病疫的名义干预周边民事政府所辖区域的医疗卫生事务更是顺理成章。事实上，这一职权越界也成为日后印度军医引领殖民统治时期公共卫生改革之基础。正如本书第二章所述，1859 年成立的印度军队卫生状况皇家委员会给予了印度军医以发起公共卫生改革之先机。而整治军队周边可能传播危险疾病之环境也正是该委员会的首要目标。此后，随着一系列公共卫生机构的设立，印度医疗勤务出身的部分军医选择就职于公共卫生部门并很快担任了重要职务（在殖民统治时期，以印度医疗勤务人员身份为跳板转而担任其他殖民部门长官的情况十分常见）。他们自称印度卫生勤务（Indian Sanitary Service）人员①。印度卫生勤务人员成为印度公共卫生机构的核心骨干。事实上，作为印度公共卫生部门最高掌权者的印度卫生署长（Director General）由印度卫生勤务人员担任也在此后成为惯例。②

诚然，印度卫生勤务脱胎于军队的印度医疗勤务却后来居上的事实自然使得一部分殖民医官感到不妥。他们认为应该强化医疗职能，主张单独

---

① 值得注意的是，虽然皆称“勤务”（Service），但这些军队出身，负责管理民事公共卫生事务的印度卫生勤务人员在性质上已经隶属印度文官序列。这意味着印度卫生勤务人员的管理、待遇与调任并不直接受到军方掌控。在各类史料中，殖民卫生官员并不会以“印度医疗勤务”人员称呼自己，而多选择以“印度卫生勤务”人员自称。但掌管民事公共卫生事务的“印度卫生勤务”并非与军队体系内部的“印度医疗勤务”完全无关，印度卫生勤务人员多出身于印度医疗勤务的事实使得二者联系紧密。也正是出于突出这一联系之考虑，笔者并未将“Indian Medical Service”译为“印度卫生部队”，而是使用了与“印度卫生勤务”共通的“勤务”一词，将其译作“印度医疗勤务”。

② 卫生官员人选问题不仅是殖民军医与民事文官出身的医官之间的权力斗争问题，也体现了印度不同地区间的权力角逐。譬如，对于孟加拉出身的卫生专员多于孟买出身的卫生专员的历史现象，历史学家阿马尔·法鲁基认为其原因在于：“孟买不像加尔各答，并不处于几百条河流交汇的海湾地区。其不是甚佳的居住地，没有那些被恒河浇灌的肥沃冲积平原，也没有孟加拉那样的道路。”但笔者认为，这一基于人文地理的解释虽然有其道理，但并不能真正说明孟加拉医官垄断卫生专员现象的原因。事实上，孟买强有力的市政当局才是造成这一现象的重要原因。强有力的原生权力结构使得新成立的公共卫生部门难以渗透，从而难以在当地培养足够的骨干人员。参见 Amar Farooqui，“Urban Development in a Colonial Situation：Early Nineteenth Century Bombay，” *Economic and Political Weekly*，Vol. 31，No. 40，1996，pp. 2746-2759。

组建与公共卫生部门平级的殖民医疗部门。B. N. 苏尔玛（B. N. Surma）正是这一派别的代表人物，他在第一次世界大战前夕指出：殖民地印度的医疗部门与公共卫生部门应该分离。医疗部门应主要关注疾病治疗方面，公共卫生则负责疾病预防事务。[①] 但此时正值公共卫生部门发展鼎盛之际，故而这一主张并未激起浪花。第一次世界大战结束后，在战争中遭受重创的英帝国决心通过中央政府权力下放、建立印度自治政府的方式转变其殖民统治方式。在这一过程中，公共卫生及医疗被作为“移交事务”下放到各地方政府处。但中央政府的职能下放并没有为医疗部门的设立提供契机。各地的财政紧张的状况不仅使得原有公共卫生机构体系遭到破坏，也使得单独设立殖民医疗部门的希望彻底破灭。旨在裁撤机构以减少政府支出的 1923 年《印度节支委员会报告（1922~1923）》对此明确写道：“医疗与公共卫生公务人员应该加以合并。”[②] 出于上述原因，独立的印度医疗部门直至 1947 年印度独立时也始终未能成立。

最后，公共卫生部门在殖民地印度医学及卫生科研方面亦具有权威。作为中央公共卫生部门长官的卫生署长就曾长期把控印度医疗卫生研究事宜。1911 年成立的印度研究基金协会（Indian Research Fund Association）更借其研究基金审核权及对地方研究机构的指导权成为全印度医疗卫生科研工作的指挥棒。不仅如此，印度卫生署长及下属卫生专员亦有权加入众多非官方医学组织与基金会的管理中枢。公共卫生部门借助这一方式影响和控制的组织包括：印度红十字会（Indian Red Cross Society）、印度结核病协会（The Tuberculosis Association of India）、印度圣约翰急救协会总会（The Indian Council of the St. John Ambulance Association）、英帝国麻风病救济协会（The British Empire Leprosy Relief Association）、印度巴斯德研究机构中央委员会（Central Committee of the Pasteur Institute of India）、加尔各答热带医学学院理事会（The Governing Body of the School of Tropical Medicine，Calcutta）、达弗林伯爵夫人基金/印度女性医疗援助国家协会（The Countess of Dufferin Fund/The National Association for Supplying Medical Aid to the Women of India）、国王乔治五世肺结核防治感恩基金（The King George

---

① “Indian Sanitation,” *The British Medical Journal*, Vol. 2, No. 2802, 1914, p. 477.

② *Report of the Indian Retrenchment Committee (1922-23)*, Delhi: Superintendent Government Printing, 1923, p. 208.

V Thanksgiving Antituberculosis Fund）等。不仅如此，卫生署长还有权代表中央公共卫生部门长期作为殖民地印度卫生及医疗事务代表出席各类国际会议，并作为印度驻国际联盟卫生组织成员长期列席并参与国际卫生事务。

综上，考虑到殖民地印度医疗卫生机构发展历程中公共卫生部门地位远高于医疗部门的事实，本书决定以“殖民统治时期印度公共卫生史”而非“殖民统治时期印度医疗史”为题。

（三）研究路径

本书主要遵循医学社会史的研究路径。正如李化成在《医学社会史的名实与研究取向》[①] 中所言，史学界围绕疾病、医学及医疗问题的研究虽然成果卓著，但缺乏统一的指称概念。包括“疾病史”“医疗史”“医学史”“医学社会史”“医疗社会史”“医疗文化史”在内的诸多概念着实令研究者困扰。而本书又该如何在上述众多史学研究路径中做出选择？

首先，就研究内容而言，本书不便选择“疾病史”作为研究路径。原因有以下三点。其一为学术创新之考虑。作为医学疾病问题的传统研究路径，“疾病史”已然取得了比较丰硕的研究成果。国内外学界的相关研究已经比较深入，有围绕印度疟疾及金鸡纳的研究[②]、针对天花及牛痘的阐释[③]、

---

① 李化成：《医学社会史的名实与研究取向》，《历史研究》2014 年第 6 期，第 27~32 页。

② 张箭：《金鸡纳的发展传播研究——兼论疟疾的防治史》（上），《贵州社会科学》2016 年第 12 期，第 61~74 页；张箭：《金鸡纳的发展传播研究——兼论疟疾的防治史》（下），《贵州社会科学》2017 年第 1 期，第 84~95 页；Sheila Zurbrigg，*Epidemic Malaria and Hunger in Colonial Punjab: Weakened by Want*，London：Routledge India，2018；Rohan Deb Roy，*Malarial Subjects: Empire, Medicine and Nonhumans in British India, 1820-1909*，Cambridge：Cambridge University Press，2017。

③ Fabrizio M. Ferrari，Religion，*Devotion and Medicine in North India: The Healing Power of Sitala*，New York：Bloomsbury Academic，2015；William H. Foege，*House on Fire: The Fight to Eradicate Smallpox*，Berkeley：University of California Press/New York：Milbank Memorial Fund，2011；Poonam Bala，ed.，*Biomedicine as a Contested Site: Some Revelations in Imperial Contexts*，Lanham：Lexington Books，2009；Biswamoy Pati，Mark Harrison，eds.，*Health，Medicine and Empire: Perspectives on Colonial India*，New Delhi：Orient Longman，2005；David Arnold，*Colonizing the Body: State Medicine and Epidemic Disease in Nineteenth-Century India*，Berkeley：University of California Press，1993.

对霍乱及其传播机制的分析[①]、围绕鼠疫的讨论[②]等。内容丰富且选题日趋细化（在国外，疾病史研究已然细化至特定省份，甚至某一特定城市层面）的疾病史研究意味着有限的学术创新空间。除非获得远胜前人的史料，或有着高屋建瓴的理论建构能力，抑或选择麻风病、结核病等相对冷门之疾病进行研究，否则单纯从某一特定疾病角度出发分析该疾病的传播、治疗及其社会影响的史学研究已经难有新意。其二，"公共卫生史"不能按照"疾病史"的研究框架进行论述。"疾病史"顾名思义，是以特定疾病为线索的历史叙事。"公共卫生史"则不然，其主要关注产生疾病的环境因素，旨在分析人类改造、消除这一致病因素的措施及其影响。通过下文（第一章）论述可知，"不卫生"环境与特定疾病之间的联系并非排他的一一对应关系。环境与多种疾病之间往往构成了复杂的因果关系链条。譬如，潮湿的水塘和洼地不仅会引发疟疾疫情，也是钩虫病、霍乱等疾病的致病因素。因此对于细菌学说[③]兴起前的殖民统治时期公共卫生措施制定及执行者而言，其多数措施并非只针对某一特定疾病，而是有着消除某一类疾病（"污秽病"、"发酵病"或"热带病"）的宏观目标。由于遵循疾病史的研究路径就意味着要分别按照不同疾病名目（诸如疟疾、鼠疫、霍乱、天花等）来组织各章节撰写，这必然会破坏公共卫生措施论述的连贯性，而使相关论述变得支离破碎。其三，在疾病史研究中，由于专业背景所限（缺乏疾病相关的病理学知识），多数史学研究者选择将疾病

① 杜宪兵：《因信成疫：19 世纪的印度朝圣与霍乱流行》，《齐鲁学刊》2013 年第 1 期，第 54～59 页；杜宪兵：《霍乱时期英属印度的医学对话》，《齐鲁学刊》2015 年第 1 期，第 64～69 页；〔英〕马克·哈里森、邹翔：《疾病的漩涡：19 世纪的霍乱与全球一体化》，《西南民族大学学报》（人文社科版）2018 年第 2 期，第 15～20 页；Michael Zeheter, *Epidemics, Empire, and Environments: Cholera in Madras and Quebec City, 1818-1910*, Pittsburgh, PA: University of Pittsburgh Press, 2015; Richard Adler, *Cholera in Detroit: A History*, Jefferson, North Carolina: McFarland & Company, Inc., 2013。

② 杨上池、郑文达：《回顾鼠疫的流行历史、关注印度肺鼠疫的新爆发》，《中国国境卫生检疫杂志》1995 年第 2 期，第 115～118 页；Biswamoy Pati, Mark Harrison, eds., *The Social History of Health and Medicine in Colonial India*, London: Routledge, 2009; James H. Mills and Patricia Barton, eds., *Drugs and Empires: Essays in Modern Imperialism and Intoxication, c. 1500-c. 1930*, Basingstoke, New York: Palgrave Macmillan, 2007; Biswamoy Pati, Mark Harrison, eds., *Health, Medicine and Empire: Perspectives on Colonial India*, New Delhi: Orient Longman, 2005; Aidan Forth, *Barbed-wire Imperialism: Britain's Empire of Camps, 1876-1903*, Berkeley: University of California Press, 2017。

③ 本书第一章将会集中分析细菌学说与殖民地公共卫生改革之间的复杂关系。

的致病机制视作一笔带过的知识背景，而将疾病治疗手段视作其论述重点（寻找、推广治疗药物或治疗手段的过程，治疗方法的传播史，医院、疗养院、精神病院等机构的发展史，政府及医学组织的作用，医学专业人才的影响及其培养机制等）。然而，关注“致病环境”的公共卫生思想的兴起，实际上与细菌学说出现前西方医学界无法确定诸多传染病真正病因的现实直接相关。换言之，一部公共卫生史也正是一部疾病病因的探求史。其实按照现今的观点，此时公共卫生改革的一些措施并不能真正预防疾病，一些奏效做法也实属“误打误撞”（比如清除湿地以减少疟疾的做法，其生效是因为恰好减少了携带疟原虫的按蚊。而当时清除丛林的做法虽然同样出于减少潮湿之目的，却因为无意中增加了适合按蚊繁殖的环境而适得其反）。如果按照疾病史的研究范式来衡量，公共卫生手段在多数情况下并非解决特定疾病的有效方式：不仅没有提供特定疾病的治疗方案，对其病因的理解也存在偏差。这使得公共卫生史很难被完整纳入特定疾病史范畴之中。考虑到以上因素，笔者认为疾病史的研究路径并不合适本研究之研究主题。

其次，单纯的“医学史”研究路径也不适合本研究。其一，在殖民地印度的医学历史进程中，重视药品、手术的西方正统医学与印度本土医学的冲突无疑是无法绕开的核心问题。对于殖民统治时期印度医学史的研究者而言，以下几个方面的问题是完全无法回避的：（1）西方医学界对印度本土医学由接受吸纳变为抵制取代的发展历程；（2）西医教育在殖民地印度的兴起及本土印度医学的衰落；（3）印度出身的医学院学生在西方医学院校的比率及待遇问题；（4）印度本土医学复兴运动（如阿育吠陀复兴运动）及其影响。这些问题显然已经脱离了本书的论述主题。其二，与其他框架鲜明的医学思想体系相比，公共卫生措施背后的医学思想体系松散且内容驳杂。不仅相关医学思想看起来杂乱无章（瘴气说、污秽病说、发酵病说、公共卫生思想、热带病思想、细菌学说等），其中许多思想在概念内涵上也难以完整界定。比如历史学家普拉提克·查克拉巴提在其《医疗与帝国：从全球史看现代医学的诞生》一书中便对“热带病”思想如是评价道：“它是由两个不同的医学领域融合发展而来：一方面，整合了过去两百多年来欧洲人在殖民地所取得的各种医学、环境与文化经验和洞察；

另一方面将医学的注意力从致病的环境转移到寄生虫和细菌的病菌理论。”[①] 事实上，与多数学者所持的观点有所不同，笔者并不认为巴斯德细菌学说的确立对于公共卫生措施仅具有积极的促进作用。恰恰相反，在细菌学说这一具有里程碑意义的医学革命之后，医学界对公共卫生的态度明显逐渐冷淡，其为更具针对性的抗生素、疫苗及其他药品所取代。换言之，从某种意义上讲，“公共卫生”及其背后的“环境致病”学说是细菌科学理念尚未正式确立之际产生的一类“半科学”。这一在旧有的以体液学说为核心的西方医学体系式微，而新的细菌医学时代未来临之际所兴起的思想及实践是有其局限性和过渡性质的。这一特性无疑为从医学史路径考察整个公共卫生史进程造成了巨大困难。因此就本人目前学术水平而言，单纯的医学史的论述框架难以支撑起整个研究主题。

因此，本书最终决定采用医学社会史的研究路径。较单纯的医学史研究路径，医学社会史更加关注医学思想对社会产生的影响。而这恰与公共卫生这一主题的历史发展脉络相符。我们发现，公共卫生不仅仅是一股医学思潮，其也是由政府主导的社会改良措施。在殖民统治时期的印度，每一项公共卫生措施出台的背后都有着复杂的利益冲突和权力斗争。这一冲突和斗争不仅仅存在于殖民卫生官员与印度本土民众之间，也广泛存在于殖民中央政府与地方政府之间，军队出身的印度卫生勤务人员与非印度卫生勤务人员的民事官员之间，公共卫生部门与铁道部门、灌溉部门、公共工程部门之间，甚至殖民地印度与英帝国其他成员国乃至世界其他国家之间。这意味着公共卫生史不仅可以被纳入医学社会史的研究范式之中，也是立足于全球史视角的英帝国殖民史的组成部分。这便是本书选择以医学社会史为基本研究路径的理由。

① 〔英〕普拉提克·查克拉巴提：《医疗与帝国：从全球史看现代医学的诞生》，李尚仁译，社会科学文献出版社，2019，第 242 页。

第一章　殖民统治时期印度公共卫生事业兴起的缘由及思想理论基础

公共卫生思想与实践在殖民地印度的勃兴在整个英帝国殖民史中有着双重含义。一方面，它是帝国医学知识体系乃至全球医学知识体系的一次大交流与大流转。正是借助英帝国殖民体系，包括公共卫生思想在内的一系列“环境致病”学说才由宗主国及其他西方国家传播至印度等世界其他地区，这些医学思想才最终转化为上述地区的公共卫生改革实践。另一方面，作为英帝国殖民史的一部分，由殖民卫生官员主导，在殖民地印度推行的公共卫生措施无疑有着鲜明的殖民主义色彩。尽管卫生官员们一再强调公共卫生措施的社会改良性质，但这无法掩盖英帝国殖民利益对于殖民地印度公共卫生事业兴衰历程的决定性作用。本章将主要分析以下两个问题：首先将着力探讨殖民地印度公共卫生事业兴起的缘由及其依托的思想理论基础；其次重点围绕作为其思想理论基础的“环境致病”观念，阐明其形成、传播、流变过程。

第一节　殖民统治时期印度公共卫生事业兴起的缘由

纵观世界历史发展进程便不难发现，公共卫生思潮及相关思想之兴起与欧洲各国在其国内推行之公共卫生改革密切相关，而其中英国本土的公共卫生改革的影响最为深远。

自 19 世纪中期开始，以英国本土埃德温·查德威克（Edwin Chadwick）公共卫生改革为代表，欧美各国陆续推行了旨在“移除不卫生环境并将个人置于良好卫生（环境）之中”[①] 的公共卫生改革。公共卫生改革

① William John Ritchie Simpson, “Tropical Hygiene,” *The Journal of Tropical Medicine*, Vol. 6, 1903, London: John Bale Sons & Danielsson, Ltd., 1904, p. 104.

的内容广泛，涉及供应洁净饮水、城市污水排放、城市垃圾及粪便清理、城市住房卫生改造、检疫与隔离措施、城市牲畜管理、防范食品掺假等诸多内容。防治疾病是公共卫生改革的首要目的。包括霍乱、天花、肺结核、鼠疫、疟疾等传染病在内的诸多疾病的肆虐及其造成的高死亡率正是促使各国陆续推行相关公共卫生改革措施的直接原因。英国伦敦自中世纪起便因各类传染病的大流行而被冠以“死亡陷阱”（Death Trap）之名。1831 年霍乱疫情暴发后，英国霍乱疫情不断，居民死亡率因此居高不下。对此，F. E. 弗里曼特尔（F. E. Fremantle）指出：“一个国家的政策要求健康成为公民需具有的首要条件与职责。为此必须开展卫生监察工作。在污物、垃圾和感染方面尽其所能地保护个人与家庭。”① 不仅如此，时人亦普遍认为公共卫生措施不仅仅是一项促进民众健康的手段，也是一笔重要的经济投资。这是因为肮脏的环境会导致民众罹患各类致命传染病，进而减少社会劳动力总体数量，降低劳动者劳动效率，政府也会因此蒙受经济发展受损及医疗福利支出增加的双重经济损失。推行公共卫生措施，不仅可以降低劳动力因不卫生环境而患病导致的工时和工作效率的损失，亦可减少相应医疗看护、医院设施维护支出。换言之，公共卫生改革的意义在于其可以为工业革命提供一支更加健康和更具活力的劳动力大军，从而确保国内外经济贸易的长久繁荣。正如 1930 年国际联盟在第 11 次大会召开之际对印度代表 D. P. 萨瓦达卡利（D. P. Sarvadhikary）所做工作的评论所言：“他从印度视角对卫生委员会的计划做出了众多观察。他也同意卫生环境的提升在很大程度上是一项经济事务。”② 这一表述充分表明，公共卫生措施推行的潜在经济回报是其成为各国共识的重要因素之一。

19 世纪中期起在西欧各国陆续兴起的公共卫生改革也与世界一体化趋势密切相关。随着苏伊士运河、巴拿马运河的相继开通，全球范围内的贸易交往日益频繁，霍乱、疟疾、鼠疫、黄热病等“热带”地区主要流行的传染病通过国际海运输入欧美国家的可能性也因此显著增加，“热带病”理论由此应运而生：“被称为热带病的研究不仅对于那些居住在赤道附近

---

① F. E. Fremantle, *The Health of the Nation (Second Edition)*, London: Philip Allan & Co., 1929, p. 1.

② *Final Report of the Delegates of India to the Eleventh (Ordinary) Session of the Assembly of the League of Nations, 1930*, Delhi: Government of India Press, 1930, p. 18.

的人十分重要，对整个世界亦然。这类疾病不仅仅是相对（存在于）热带的，在过去的几年中这类疾病中的许多已经被发现传播到美国的更温暖部分。”[①]“热带”传染病的新一轮全球传播对于已然在其国内完成公共卫生改革的欧美国家同样造成极大影响。外来的传染病使得欧美各国仅仅“自扫门前雪”，但在国内通过推行公共卫生措施消除“致病环境”依然不足以使其无忧，它们还需尽力消除殖民地及半殖民地的各类传染病并防范其通过国际贸易和客运网络输入本国。

陆上及海上防疫是其治标之策。陆上防疫方面，朝圣这一涉及大量潜在传染人群的人口大规模迁移活动因此被视作洪水猛兽。[②]“在19世纪有6次大的霍乱疫情经由印度传至欧洲，5次到达了美洲。其中一个重大因素是印度约2000万人的朝圣活动。”[③]不仅仅是印度地区，横跨亚欧非的麦加朝圣也因其可以通过土耳其陆路将危险疾病散布至欧洲大陆而引发西方世界恐慌。在君士坦丁堡召开的第三届国际卫生会议（The Third International Sanitary Conference，13th Feb. -26th Sep.，1866）上，欧洲各国便就麦加朝圣问题向土耳其施压。各国表示“土耳其不仅要保护它自己，因其地理位置也不得不保护欧洲”[④]。海上防疫方面，1912年1月17日通过、1926年6月22日修正的《巴黎国际卫生公约》（International Sanitary Convention of Paris）明确规定：各大海港应设立常规港口医疗勤务（Regular Port Medical Service）机构以采取包括隔离、消毒、疫苗接种、供应卫生水源、检疫和灭鼠在内的各项公共卫生措施（第51条）。作为国际贸易航线核心的苏伊士运河更是防疫重点。如《巴黎国际卫生公约》第69条明确规定：“凡被感染的（Infected）或疑似感染（Suspected）的船只……要在埃及港口之一靠岸或通过苏伊士运河的，应由埃及的卫生委员会、海运委员会及检疫委

① Isaac Williams Brewer, “An American School of Tropical Medicine, The American Society of Tropical Medicine Papers Read before the Society and Published under Its Auspices,” *The American Society of Tropical Medicine*, Vol. 4, 1909, p. 6.

② 杜宪兵：《因信成疫：19世纪的印度朝圣与霍乱流行》，《齐鲁学刊》2013年第1期，第54~59页。

③ F. E. Fremantle, *The Health of the Nation (Second Edition)*, London: Philip Allan & Co., 1929, p. 188.

④ Valeska Huber, “The Unification of the Globe by Disease? The International Sanitary Conferenceon Cholera, 1831-1894,” *The Historical Journal*, Vol. 49, No. 2, 2006, pp. 453-476.

员会（Quarantine Board）依现有公约之条款决定（是否停靠或通过）。”① 而各国亦有权对偏移预定航线并在其领域内港口靠岸的船只加以处罚（第 79 条）。然而国际卫生会议与《巴黎国际卫生公约》虽打着维护国际卫生福祉的旗号，却处处体现了西方国家的国际强权政治做派。它们是西方列强将确保本国公共卫生安全之责任强加给殖民地、半殖民地国家的重要手段。作为公共卫生手段之一的检验检疫也因此成为西方国家免于传染病侵袭的钢铁屏障。1922 年 11 月，国际联盟卫生组织在日本代表的提议下，对远东地区港口进行了为期 6 个月的卫生、传染病防治及检验检疫手段调查。其在调查报告中竟如此直言：“来自俄国的陆地传播感染及来自远东的海洋传播疾病是全世界各个卫生国家（Sanitary Authorities）的主要敌人。”② 西方国家大力推行国际卫生防疫之背后动机由此可见一斑。

如果说通过国际会议和强权政治加强全球卫生检疫是欧美各国确保本国免于疾病蹂躏的治标之策，那么在殖民地推行公共卫生措施，大力发展热带医学（Tropical Medicine）及热带卫生学（Tropical Hygiene）则是其治本之策。热带医学强调鼠疫、霍乱、黄热病、钩虫病及疟疾等“热带病”（Tropical Diseases）不仅是造成欧洲人种在各热带殖民地③遭受巨大人员病亡的罪魁，更是使欧美等国国内公共卫生改革措施功亏一篑的首恶。事实上，“热带病”这一提法本身就有着浓烈的文化偏见色彩。许多并不仅限于热带地区发病的疾病也被迫背负“热带病”之名。譬如鼠疫正是其中一例。虽然这一疾病早在 14 世纪便以“黑死病”之名为欧洲人所熟知，但英帝国法学者认为它“看起来源自东方，可能是中国，并最终侵袭小亚细亚、埃及和欧洲”，因而把它归为一种“热带病”④。在全世界广泛流行的霍乱亦源自属于“热带”的印度恒河三角洲地区，“世界范围的流行一般

---

① “International Sanitary Convention of Paris of January 17, 1912, Revised June 22, 1926,” *Public Health Reports (1896–1970)*, Vol. 43, No. 28, 1928, pp. 1785–1854.

② League of Nations Secretariat, *The Health Organization of the League of Nations*, Geneva: Information Section, League of Nations Secretariat, 1923, p. 35.

③ 中国国土虽多数属温带气候，但香港、云贵等地区亦有热带病传播，故被英帝国“热带医学”学派视作热带病的重要发源地。

④ E. R. Stitt, *The Diagnostics and Treatment of Tropical Diseases (Third Edition)*, Philadelphia: P. Blakiston's Sons & Co., 1919, p. 149.

都可以追溯到这一源头”[①]。在欧洲意大利、荷兰长期流行的疟疾也因“比其他任何疾病会杀死更多人……特别是在热带、副热带地区”[②] 而毫无疑问地获得了“热带病”名称。

虽然热带医学强调热带病的独特性并认为热带气候可以促进这些疾病的暴发，但热带医学研究者并不像其殖民早期的前辈一样将热带地区的气候视作疾病流行的罪魁祸首。恰恰相反，热带医学提出的背后有着一套种族主义及殖民主义的逻辑关系。热带医学的支持者们坚持认为热带气候并不是造成欧洲白人在热带逐渐退化的原因，“可怜的白人”（Poor White）出现的原因并不是其对热带气候的不适应，而仅仅是热带病肆虐。对此，美国热带医学学派医师温斯顿·P. 张伯伦（Weston P. Chamberlain）在其菲律宾美国白人研究报告中指出：“很可能，气候实际上对于菲律宾美国人的影响很小，如果确有影响的话……至今，（他们在）菲律宾的发病和致死是由于怀乡之情，孤独、沉闷、性病、过量饮酒，特别是感染各种寄生虫……热带卫生的进步或许可以推动最终实现在热带特定地区长期殖民的梦想。”[③] 无独有偶，英帝国以利物浦学派为代表的不列颠热带医学学派也持有类似观点。正如医师 T. P. 麦克唐纳（T. P. Macdonald）所言：“不是热带的气候，而是热带病自身对于热带土地上的人类生命有害。”[④] 他甚至认为热带医学是白种人取得与黄种人殖民竞争胜利的撒手锏：

> 我诚实地承认，如果白人种族没有成功通过深入体会热带土地的测试，我在我们（热带）医学学派内枚举的所有复兴事例将成为泡影。如果日本成功将其子嗣派往这一热带伊甸园的话，她现在很可能

---

① E. R. Stitt, *The Diagnostics and Treatment of Tropical Diseases (Third Edition)*, Philadelphia: P. Blakiston's Sons & Co., 1919, p. 171.

② *Report of the Intergovernmental Conference of Far-Eastern Countries on Rural Hygiene, Held at Bandoeng (Java), August 3rd to 13th, 1937*, Geneva: League of Nations Health Organisation, 1937, p. 89.

③ 转引自 Andrew Balfour, *War Against Tropical Disease: Being Seven Sanitary Sermons Addressed to All Interested in Tropical Hygiene and Administration*, London: Wellcome Bureau of Scientific Research, 1921, p. 44。

④ T. P. Macdonald, "Tropical Lands and White Race," *Transactions of the Royal Society of Tropical Medicine & Hygiene*, Vol. 1, 1907-1908, p. 203.

会获得种族霸权。①

有趣的是，历史学者理查德·格罗夫（Richard Grove）在其论述殖民主义与环境保护主义兴起逻辑关系的著作中也谈到了殖民医官的海岛伊甸园意识。② 对于身处险恶异域环境的西方殖民者而言，“伊甸园”意味着一种隔离与逃离：将其与各类传染病传播媒介相隔离，使之可以从致病环境中逃离出去。当然，这也是指与身染疾病却不自知的热带原住民相隔离。诚如一位殖民医官所说：“将白人和原住民的住处分离毫无疑问地使白人得到保护，因为病源主要来自原住民儿童。”③ 因此在19世纪50年代公共卫生改革兴起之前，西方殖民者只能选择将远离殖民地大陆的海岛或远离湿热平原的山地驻地（Hill Station）④ 作为其在各类恶劣热带气候及疾病中短暂喘息的“伊甸园”⑤。但随着热带医学等医学理念的兴起，西方殖民者最终获得了在热带地区繁衍发展的有力工具。借助公共卫生手段和其他新近医疗手段，西方殖民者可以不再逃离至海岛或者高山，而是能够就近在其居住的军队驻地、城市及海港地区建设健康卫生的“人造伊甸园”。这一过程既是殖民地公共卫生改革措施的推行过程，也是热带医学及热带卫生学发挥防治热带病作用的过程。通过改造热带殖民地致病环境并建设“人造伊甸园”，西方各列强也最终从面对热带气候瑟瑟发抖的弱势受害者变为了可以游刃有余地享受公共卫生改造后的“卫生”环境的征服者。

因此，殖民主义是热带医学无法被忽视的底色。这一学说在英帝国借殖民大臣约瑟夫·张伯伦（Joseph Chamberlain）之宣言而得以确立显然也

---

① T. P. Macdonald, “Tropical Lands and White Race,” *Transactions of the Royal Society of Tropical Medicine & Hygiene*, Vol. 1, 1907-1908, p. 213.

② Richard H. Grove, *Green Imperialism: Colonial Expansion, Tropical Island Edens and the Origins of Environmentalism, 1600-1860*, Cambridge: Cambridge University Press, 1995.

③ “Major Ross on Malaria and the Duty of the State in the Prevention of Malaria,” *The Journal of Tropical Medicine*, Vol. 6, 1903, London: John Bale Sons & Danielsson, Ltd., 1904, p. 357.

④ 本书选择将Hill Station译为“山地驻地”，而非“山站”或“山地疗养院”，原因在于“山站”译法并未突出此处作为患病殖民士兵换防驻地之特征，而“山地疗养院”一词亦容易令人产生误解，使人认为驻于此地的士兵仅行修养之事，而无驻防任务。

⑤ James Beattie, “Imperial Landscape of Health: Place, Plants and People between India and Australia, 1800s-1900s,” *Health and History*, Vol. 14, No. 1, Special Issue: Health and Place: Medicine, Ethnicity, and Colonial Identities, 2012, pp. 100-120.

证明了这一点。事实上，19世纪末各主要列强在热带及亚热带地区的殖民扩张活动正是热带医学兴起的主要时代背景。对于英帝国而言，热带医学可以为其在早已占据的印度、当时因苏伊士运河修建而控制的埃及及广大热带非洲殖民地的殖民活动提供医疗保障。而对于热带医学的另一个发源地——美国而言，热带医学及公共卫生手段也足以为其殖民扩张服务。为了确保美国对于巴拿马运河修建过程的完全控制，“在军事控制下，陆军医疗队（Army Medical Corps）在巴拿马的先驱性工作”成为美国热带医学的首次成功实践。此后，美国逐渐将这一经验推广至其殖民势力所及的所有热带及亚热带地区。每占据一地，美国政府便迫不及待地推动建立由其直接指导或控制的热带医学管理机构。如在海地，美国于1915年占领该地后便立即与之签订条约，表明其要协助“当地改善健康状况”。次年12月，由美国海军部及国务院共同指派的卫生工程师（Sanitary Engineer）被派往海地以负责当地热带病防治工作并改善其卫生状况。[①] 类似制度很快在古巴、多米尼加、美属维尔京群岛、菲律宾等美国控制的国家与地区得到推广。

热带医学亦是英帝国等殖民列强在非洲扩张的利器，“在非洲的战役，无论是在西南非洲还是东非，都将这些新的国度引入了不列颠的视野，其需要借助接受特别热带医学和卫生教育的从业者进行处理……如果作为整体的非洲要在商业和经济上取得进步的话，预防人和动物的传染病是重要的”[②]。不仅如此，殖民驻军中传染病的流行也使热带地区本土疾病成为英帝国军事扩张的直接障碍。“热带病”甚至因其“存在将对帝国的资源产生明显的有害影响”而被冠以“帝国疾病”（Imperial Diseases）[③] 之名。利用包括公共卫生手段在内的各项手段消灭“帝国疾病”也因此成为英帝国兴衰存亡的关键。对此，《热带医学及卫生学杂志》（*The Journal of Tropical Medicine and Hygiene*）直言：不仅疟疾这一热带病“直接为甚至有些

---

① N. T. McLean, “Public Health Problems of the Southern Countries,” *The American Journal of Tropical Medicine and Hygiene*, Vol. s1-2, Issue 1, 1922, p. 26.

② “The War and Its Effects on Tropical Medicine and Hygiene,” *The Journal of Tropical Medicine and Hygiene*, Vol. 22, 1919, Amsterdam: Swets & Zeitlinger N. V., 1967 (Reprint), pp. 160 - 161.

③ Andrew Balfour, Henry Harold Scott, *Health Problems of the Empire: Past, Present and Future*, London: W. Collins Sons & Co., 1924, p. 188.

突然的古希腊人活力的下降和国家霸权的消失负责”，“从帝国不同部分聚集而来的军队被感染（的事实）也不能被轻描淡写地对待”。[①] 这一逻辑思路在殖民地印度得到集中体现，殖民驻军的高死亡率正是其公共卫生改革得以肇始的直接原因。[②]

攫取广大热带殖民地的经济利益是英帝国等西方列强急于向殖民地传播其热带医学及公共卫生思想的原动力。热带医学及公共卫生思想不仅使来自殖民地的“热带病”再也无法通过国际贸易网络传播至西方各国，也为西方各国提供了在凶险的热带地区大展拳脚，以获得更丰厚的商业与殖民利益的机会。对此，热带医学医师 T. P. 麦克唐纳所言甚为直白，他认为在热带地区生活的人口比一般的东方人口在消费力上高出 100 倍，如果英帝国可以顺利解决热带地区疾病问题并开发其消费市场，那么“英格兰的商业已如此之大，它会在近几年内翻倍。热带现在价值 1 镑的土地会升值至 30~40 镑每英亩[③]。这并不是幻想，而是前不久发生在昆士兰的事实”[④]。也正是这一利益动机，使热带医学及公共卫生思想与殖民地自治改革、英联邦贸易体系一起成为英帝国转变殖民统治模式，构建英联邦贸易帝国的重要基石。

因此，公共卫生改革得以在英帝国几乎所有的殖民地、自治领及保护国中推广开来。以下为英帝国内部除印度以外的地区实施公共卫生措施的基本情况。

1. 加拿大

加拿大于 1867 年《不列颠北美法案》（British North America Act）颁布后不久便在各省仿照 1875 年英国《公共卫生法》（Public Health Act）制定了省级卫生立法。1882 年，《加拿大公共卫生法》（Canadian Public Health

---

① “Egyptasa Possible Focus for the Spread of Disease,” *The Journal of Tropical Medicine and Hygiene*, Vol. 18, 1915, Amsterdam: Swets & Zeitlinger N. V., 1967 (Reprint), pp. 8-9.

② 1859 年，针对英国殖民驻军高死亡率问题，印度军队卫生状况皇家委员会就此成立。委员会报告发现印度欧洲驻军每年死亡约 5000 人，死亡率高达 6.9%，进而指出：公共卫生措施的推行可将死亡率降至 2%。“Mortality of Troops in India,” *The British Medical Journal*, Vol. 2, No. 253, 1865, p. 478.

③ 1 英亩约合 4047 平方米。

④ T. P. Macdonald, “Tropical Lands and White Race,” *Transactions of the Royal Society of Tropical Medicine & Hygiene*, Vol. 1, 1907-1908, p. 212.

Act）颁布，管理全联邦的联邦卫生大臣（Federal Health Minister）一职因此设立。

2. 南非

南非于1883年天花疫情后颁布了《南非公共卫生法》（South African Public Health Act），该法于1897年因鼠疫疫情而得到修正。其对于洁净水源供应、排污排水、卫生住房等内容做出了具体规定。1917年，南非内政部（Department of The Interior）成立，下辖公共卫生分部（Sub-Department of Public Health）。此后，于1913年起草但因第一次世界大战搁置的《南非公共卫生法》于1919年颁布，独立的公共卫生部最终成立。

3. 新加坡（海峡殖民地）

新加坡的公共卫生措施始于1887年。因中国移民的“不卫生”状况，新加坡于是年设立了市政卫生部（Municipal Health Department）。1925年，国际联盟卫生组织所辖流行病学情报局在新加坡设立，这一机构很快成为远东太平洋地区各国公共卫生情报及相关知识的交流中心。

4. 澳大利亚及新西兰

1888年澳大利亚《公共卫生法令》（Public Health Bill）通过，该法令的主要目的在于：“给予部长（Minister）、中央卫生理事会（Central Board of Health）及地方卫生理事会以权力来加强卫生管理。”[①] 此后，昆士兰汤斯维尔（Townsville）的热带医学机构设立。1921年3月，联邦卫生部（Federal Department of Health）成立。新西兰则分别于1875年、1900年、1920年颁布了《公共卫生法令》。

5. 英属西非

罗纳德·罗斯不仅在塞拉利昂最终发现了按蚊（Anopheles Costalis）与疟疾传播的联系，他本人也亲自参与了西非公共卫生计划的制定。按其计划，仿照印度模式的英属西非医疗勤务（West African Medical Service）于1902年正式设立。其中的卫生专员拥有管理城镇卫生、制定卫生法规等公共卫生事务管理权限。

---

① “The Public Health Act,” *The Argus (Melbourne, Vic: 1848-1957)*, December 25, 1888, p.6, https://trove.nla.gov.au/newspaper/article/6914046? searchTerm=public%20health%20act&searchLimits=.

6. 锡兰等地

早在 1858 年，锡兰就成立了民事医疗部（Civil Medical Department）。1899 年，锡兰细菌学及巴斯德研究机构（Bacteriological and Pasteur Institute）宣告成立。此外，英帝国在埃及、苏丹、太平洋岛屿殖民地（如斐济）、乌干达、桑给巴尔等地也陆续推行了一系列公共卫生措施。

从上述措施不难看出，根据本国经验在殖民地推广公共卫生措施是英帝国自 19 世纪 70 年代起实行的一项具有普遍意义的殖民政策。而作为殖民地的印度无疑在这一帝国殖民政策中扮演了重要角色。其体现有三。

其一，在众多殖民地中，印度是最先开始推行公共卫生措施的。虽然各个殖民地早已存在以保障殖民军队医疗健康为主要职责的医疗勤务队伍，但 1859 年成立的印度军队卫生状况皇家委员会是在所有殖民地中最早关注公共卫生的。其建立公共卫生管理体制的主张也实属首次。殖民地印度的这一前瞻性主张及行动使得其组织机构成为后来者争相效仿之榜样。

其二，殖民地印度是英帝国乃至全球医学卫生知识的重要孕育地。在英帝国医学卫生知识体系中，关于疟疾、鼠疫杆菌、霍乱弧菌等的研究成果得益于身处南非、西非、澳大利亚、印度等地的殖民研究者的共同努力。而印度无疑在这一体系中发挥了重要作用。印度霍乱、疟疾等“热带病”肆虐的客观环境使其成为英帝国殖民医官研习医学卫生知识的绝佳科研实践基地。事实上，罗纳德·罗斯虽在塞拉利昂最终发现按蚊与疟疾的关联，但这一发现离不开其在殖民地印度奠定的长期研究基础。不仅如此，对于以查理斯·A. 本特利（Charles. A. Bentley）①、J. W. 斯蒂芬斯（J. W. Stephens）② 为代表的殖民医官而言，印度也无疑是其抗疟理念的现实灵感源泉。显然，作为“热带病”的重要病源国，殖民地印度同马来联邦及热带非洲一道，成为英帝国乃至全球“热带病”知识经验的供给地。

其三，殖民地印度在全球医学卫生知识交流过程中扮演了重要角色。这一方面表现为印度公共卫生措施在其推行过程中对于“英美医学共同

① 本特利的主要贡献在于：身为孟加拉卫生官员，他将孟加拉等地肆虐的疟疾与殖民公共工程联系起来，并指出殖民公共工程对自然排水的阻碍是导致疟疾横行的重要因素。他的这一结论在殖民卫生官员群体内部引发了针对灌溉工程与疟疾之间关系的大讨论。

② 其为英格兰皇家学会会员，于 1901 年起在非洲从事疟疾调查工作，后被调动至印度，作为殖民卫生官员掌管孟买管区的疟疾防治工作。

体”或英美知识交流体系[1]经验的直接借鉴。不仅印度公共卫生措施直接模仿宗主国英国范式并由英帝国殖民卫生官员主持推行，它也借鉴了来自美国的公共卫生经验。如在防止黄热病外来输入的检验检疫方面，印度就直接派医官前往美国控制的巴拿马与哈瓦那进行考察：“将黄热病引入（印度）的危险在最近引发了印度政府的严正关注。而詹姆斯少校（Major James），一位特别有能力的官员，已经出发访问疾病流行地区……他会检查了解将要接触的港口，确保检疫体系在此处设立，并研究使得巴拿马和哈瓦那免除疫情的方法，以及疫情出现后的扑灭方案。”[2] 不仅如此，自20世纪20年代起，以洛克菲勒基金会为代表的美国基金会甚至通过资助国际联盟卫生组织直接参与或协助印度公共卫生事务的开展。美国田纳西河流域管理局（Tennessee Valley Authority）的河流卫生治理经验、DDT及除虫菊等知识正是借助这一途径传入印度的。

另一方面，印度在全球医学卫生知识体系中并不只是扮演着被动接受者的角色。在英帝国的协助下，印度能够在国际医学卫生事务中发挥一定的作用。20世纪起国际航运及国家间贸易的迅猛发展，国际联盟卫生组织等国际组织的成立，都使得殖民地印度的各类“热带病”及其公共卫生措施愈发为全世界所关注。这一关注首先体现为国际社会的担忧：更为密切的国际交往意味着传染病的传播更加难以控制。一些疾病的影响区域也逐渐跨越英帝国内部边界，扩展至全球。霍乱、鼠疫、黄热病、疟疾、麦地那龙线虫病、钩虫病等“帝国疾病”最终转变为“全球传染病”。如被认为源自恒河三角洲地区的霍乱，在此时便已经成为国际社会的严重威胁：

---

① 学界有学者（鉴于相关研究成果并未发表，此处不便说明具体信息）提出，自19世纪中期起，英美医学界之间便存在着一个医学知识交流体系或一个英美医学共同体。对此，笔者认为：诚然，英美医学界间存在着频繁的医学交流，尤其体现为英美两国热带医学知识的交流与互动。然而，我们并不能将这一交流局限在英美两国之间。欧洲的、亚非殖民地的，甚至中国的知识都参与了这一国际性医学大交流之中。这一交流网络也并非只有“中心至外围”“宗主国至殖民地”的单一知识流向，而是存在一套全球知识互动机制（尽管西方世界始终在这一体系中占据主动地位）。不仅如此，“英美医学共同体”的说法也有些许偏差。虽然英美两国热带医学界各领风骚并分别成为19世纪末至20世纪初世界热带医学的两大中心，但双方关系绝不是亲密无间的共同体关系。伴随着英美殖民竞争的日渐加剧，与殖民主义关系密切的热带医学领域也随处可见两国医学界的竞争与分歧。

② *The Proceedings of the First All India Sanitary Conference Held at Bombay from 13th to 14th November 1911*, Calcutta: Superintendent Government Printing, 1912, p. 2.

“一位著名的卫生学者最近对于欧洲的普遍观念给予了准确表述。他将印度现有（不卫生）情况视为全世界面临的公共卫生威胁，这对于印度居民来说是让人无法开心的事实。但他无法对于下列事实熟视无睹：借苏伊士运河，这一国家的（海运）交通无疑导致了现在地中海沿岸地区霍乱的每年暴发。”① 印度传染病及公共卫生问题因此也成为一系列国际卫生会议的核心议题。② 1897 年维亚纳国际卫生会议便是专门针对 1896 年印度鼠疫疫情而召开的。

但这一担忧中也蕴含着机遇。凭借宗主国的支持及取得的公共卫生成就，印度自然成为联系全世界医学卫生从业者的重要平台。如在孟买召开的印度医学大会（Bombay Medical Congress，1909）上，包括罗纳德·罗斯在内的英帝国、欧洲其他国家、美国、日本、美属菲律宾群岛、马来联邦、苏门答腊等国家和地区的代表云集。印度因此成为他们共同讨论“热带医学”、公共卫生等相关问题的平台。1920 年国际联盟卫生组织成立后，作为国际联盟成员国之一的印度在国际卫生医学事务中的影响力逐渐增强。不仅殖民公共卫生管理体系出身的印度卫生专员享有长期出席国际联盟卫生组织会议的权利，英帝国甚至视印度公共卫生改革措施为标杆，努力向全世界推广其成功经验。中华民国十六年（1927），在国联牵头下，英帝国邀请比利时、中国、德国、意大利、瑞典、波兰、罗马尼亚、塞尔维亚等 12 国代表前往英国本土及印度等“卫生进步之国实行视察研究而交换意见”。中国代表卫生司科长金子直在考察印度后直言：“研究英国之公共卫生后复研究印度之公共卫生当必大有兴味。”③

殖民地印度之所以能在英帝国乃至全球医学卫生知识体系中扮演重要角色，主要是因为其公共卫生措施的推行。或许令今人难以置信，现今以公共卫生环境脏乱差闻名的印度竟然是英帝国内部最早推行公共卫生改革

---

① *Selections from the Records of the Government of India Home Department No. CCCXXXVII, Home Department Serial No. 19, Papers Relating to Village Sanitation in India, 1888–1895*, Calcutta: Superintendent Government Printing, 1896, p. 48.

② 关于印度与国际卫生会议的关系，参见 Valeska Huber, “The Unification of the Globe by Disease? The International Sanitary Conferences on Cholera, 1851–1894,” *The Historical Journal*, Vol. 49, No. 2, 2006, pp. 453–476。

③ 金子直：《国际联盟请政府派员赴英国及印度研究公共卫生报告》，全国图书馆文献缩微中心，2008，第 1 页。

的殖民地。诚如辛普森（Simpson）所说："对英国卫生改革的关注不能忽视其在她的热带属地的影响。首先效仿的是印度。"① 在宗主国的指导下，印度效仿西方公共卫生改革模式在其大城市及军队驻地推广了一系列公共卫生措施。其内容涉及城市卫生、城市规划、供水与排水设施、流行病防治及食品卫生监管等多个方面。然而正如前文所述，虽然英国殖民政府宣称这些措施是出于关怀印度民众的目的而推行的，但殖民经济利益才是这些措施得以推行的根本原因。正如纳甘德拉·纳特·甘库雷（Nagendra Nath Gangulee）所言："农民和工匠的效率被不良健康和缺乏教育损害。你一定会赞同失去效率会严重阻碍经济生产这一观点。这个国家的经济力量因此被渐渐弱化。而如果这一过程一直未受到控制，印度将会衰落成英联邦中最无法盈利的要素。"② 显然对于英帝国而言，在印度推行公共卫生改革不仅可以防止其将危险的热带病传播至西方世界，也是一项可以获取丰厚回报的经济投资。英帝国相信，正如英国国内工人阶级可以依靠公共卫生改革提高工作效率，印度亦可通过推行热带公共卫生措施确保其经济上的高效产出。这也正是印度公共卫生措施得以推行及其在国际卫生医学知识体系中被作为"榜样"大加宣传的根本原因。但这也决定了这一系列措施最终难以如宗主国般有效并根本解决公共卫生问题。

第二节 "环境致病"学派与公共卫生

印度的公共卫生措施有着远较宗主国复杂的思想理论基础。我们并不能完全套用英国本土埃德温·查德威克改革的模式将其兴起原因简单归纳为公共卫生思想之历史作用。事实上，印度的殖民地身份为其公共卫生措施赋予了双重性质：一方面，它是全球医学知识进步、公共卫生意识觉醒大趋势的组成部分，这使其拥有了与宗主国公共卫生措施同源的思想理论基础；另一方面，殖民地的特殊身份不仅赋予了其公共卫生措施以浓烈的殖民主义底色，亦使这一殖民地公共卫生措施有着同其宗主国截然不同的

---

① William John Ritchie Simpson, "Sanitationinthe Tropics," *The Journal of Tropical Medicine and Hygiene*, Vol. 25, 1922, Amsterdam: Swets & Zeitlinger N. V., 1967 (Reprint), p. 384.

② Nagendra Nath Gangulee, *Problems of Rural India: Being a Collection of Addresses Delivered on Various Occasions in India and in England*, Calcutta: University of Calcutta, 1928, p. 126.

殖民医学思想烙印。笔者认为这一差异集中体现为：殖民地公共卫生措施除受到公共卫生思潮影响外，同时也将“热带医学/热带卫生学”学说视为其重要指导思想。

然而正如前文所言，热带医学并非一门内涵清晰、外延明确的医学学科。它的兴起与诸殖民列强拓展热带殖民地之意图及防范该地传染病侵袭本国之忧虑密切相关。这一目标指向性决定了热带医学内涵的广泛性。但凡与其相关的疾病及医学手段，都可以被纳入热带医学的范畴。因此，在英帝国热带医学界主办的《热带医学及卫生学杂志》中，我们不仅可以找到关于传染病的文章，也可以发现涉及各殖民地地方病甚至当地风俗习惯（酗酒、吸食鸦片、饮食、穿着等）的论述。在一本杂志中，既载有公共卫生这类疾病预防手段，又涉及疫苗接种、血清注射等正统医学治疗手段；既包含热带殖民地疾病研究，又不排斥非热带殖民地病疫研究。总而言之，只要是与殖民地存在的疾病及其治疗方案相关并对殖民主义扩张与发展有所助益的医学知识内容，都可以被归入“热带医学”范畴。

在“热带医学”的众多内容中，作为其分支的“热带卫生学”似乎与公共卫生思想的关系更为密切。虽然可以使用“卫生”（Hygiene/Sanitation）思想来说明二者之同理性，但仅用“卫生”一词来概括殖民统治时期公共卫生措施之思想理论基础未免过于简略抽象。故此，笔者决定使用“环境致病”（Pathogenic Environment）这一概念指代殖民统治时期公共卫生措施背后纷繁复杂的思想流派。在笔者看来，“环境致病”概念可以从两个层次进行解读：第一个层次是相信环境能够直接或间接影响人体机能，进而诱发各类人体疾病，此即“环境致病”；第二个层次则在于这一学派的支持者们相信，通过对“致病”环境进行消除、转移或改造，环境的致病性不仅可以得到消除，甚至可以转化为协助人体治愈疾病的要素。那么，为什么不直接使用“公共卫生”或“卫生”来概括殖民地公共卫生活动之思想理论基础，而要大费周章地创造并使用“环境致病”概念呢？

“公共卫生”和“卫生”概念及其意识的历史阶段性是采取这一做法的主要考量因素。因为就整个西方医学发展脉络而言，公共卫生思想的发展在这一谱系中很难被视作一个独立且完整的发展阶段。换言之，公共卫生思想本身仅是其所处时代医学思想的一个分支而已。早期东西方医学都相信人体内部紊乱是诱发各种疾病的根本原因。譬如希波克拉底体液学说、印度阿育吠陀疗法“三种能量体液”（Doshas）学说、中医五液学说等东西方医学学说皆将人体内部体液紊乱视为病因，主张以医学手段恢复人体体液平衡从而实现治疗疾病的目的。然而随着医学的不断发展，这一正统医学概念逐渐遭遇挑战。中世纪以黑死病为代表的传染病疫情出现，沿袭希波克拉底传统的正统医学无法应对致死传染病，这无疑动摇了传统体液学说的权威性。在这一背景下，西方医学界逐渐产生了环境致病思想的早期萌芽：由于关注人体自身体液失调的体液学说无法完全解释并防控黑死病等传染病，人体周遭环境的致病性逐渐引起关注。“瘴气”（Miasma）、“水媒疾病”（Waterborne Disease）、“发酵病”（Zymosis）、“污秽病”（Filth Diseases）等相关医学观点因此相继问世。“瘴气说”认为由潮湿污秽的丛林、湿地、水塘等环境产生的“瘴气”是以发热为主要症状的各类疾病产生的主要原因。“水媒说”则将不洁净的水视为病源，认为饮水、沐浴，甚至逐水而居都是引发各类热病之根本原因[1]。“污秽病说”的支持者们则相信：“肠道疾病、霍乱、痢疾、腹泻等都是由环境不洁引发的‘污秽病’，其被苍蝇传播，或许在一定程度上亦被尘土传播。”[2] 这些或将疾病归因于产生致病气体的湿地沼泽，或视自然界中广泛存在的水为病媒，或认为垃圾及粪便可发酵产生疾病的医学学说存在一个共通之处：它们都将病因考察从人体内部转向了外部环境。这便是“环境致病”学说之始。

尽管“瘴气说”“污秽病说”等医学学说为后世“环境致病”学说奠定了基础，但上述学说仅涉及“环境致病”学说的单一方面：它们认识到了环境的致病作用，却无力消除环境中的致病因素。它们缺乏消除、转移、改造致病环境之手段。坚持上述学说的医师们要么仍然依赖于希波克拉底时代的古老医学手段，要么被迫接受“逃避主义”，命令病患前往疗养地以避开致病环境。换言之，此时的西方医学界还未找到通过特定手段改造致病环境的理由、契机。

---

① 这一观点甚至深刻影响了西方中世纪的饮食观念。因水可致病，直接吸收水分之果蔬亦被视作致病源头。因此便要尽可能地避免直接饮水（饮用啤酒、葡萄酒及其他酒类）并食用肉类（动物在被杀死前并未患病，可以证明其不足以致病）。

② A. G. Newell, “Conservancy in the Tropics: An Important Work of the Health Department,” in *Proceedings of the Second All India Sanitary Conference Held at Madras-November 11th and 16th, 1912. Vol. II Hygiene*, Simla: Government Central Branch Press, 1918, pp. 320-323.

正是基于这一原因，虽然“瘴气说”“水媒说”“发酵病说”“污秽病说”[①] 等医学观点早在中世纪中后期便已出现，但关注改造致病环境的“卫生/公共卫生”思潮到近代早期的18世纪中期才得以兴起。学界一般认为近代军队医学之父约翰·普林格（John Pringle）于1752年出版的名著《军营及驻地之军队疾病观察》（*Observations on the Diseases of the Army in Camp and Garrison*）[②] 为“卫生”医学思想之肇始。在《军营及驻地之军队疾病观察》一书中，普林格从导致军队士兵患病的不同致病环境要素角度出发对疾病进行了分类，并分别针对过冷过热、过度潮湿、腐败空气、不适当饮食、错误锻炼等致病因素提出了自己的解决方案。其中许多措施已经具备了后世公共卫生措施之雏形。例如，针对地面潮湿，普林格指出：“在战场，通过在帐篷周边修建壕沟可以确保最佳安全，这一手法不仅可以使地面的自然潮气被减轻，雨水也会被拦截并排走而不至弄湿稻草。”[③] 对于“沼泽和其他停滞的水（产生）的腐败空气”则必须确保医院设施“宽敞和通风”并“彻底净化每个病房的空气”。[④] 这些措施无疑与后世公共卫生措施中的重视排水、房屋通风等措施如出一辙。

自18世纪中期开始，“卫生”（Hygiene）理念伴随着干预致病环境的医学理念的产生而萌芽，并逐渐在西方医学界发展和扩散开来。詹姆斯·麦肯齐（James Mackenzie）的《健康的历史及保持健康的艺术》（*The History of Health, and the Art of Preserving It*）一书正是反映这一变化的重要文献。在这部撰写于18世纪中期的医学史著作中，麦肯齐先是回顾了17世

---

① 这些疾病虽然名称不一，但有着共同的医学哲学逻辑。事实上，“瘴气说”强调之瘴气多指被潮气污染的有毒气体。而水产生潮气，污秽物质则借助水的发酵产生“有毒”物质来污染空气。因此不难看出，水（潮湿）、有毒物质及空气三要素构成了上述疾病理论的共同基础。

② 如何江丽所言，“最早的卫生学著作是1752年普零格氏（Pringle）著的卫生学”。何江丽：《民国北京的公共卫生》，北京师范大学出版社，2016。何江丽在这里引用的是民国文献说法，普林格并无名为《卫生学》的书，此处所指应为《军营及驻地之军队疾病观察》一书，该书于1752年首次出版，本书引用的为1753年修订版。

③ John Pringle, *Observations on the Diseases of the Army in Camp and Garrison. In Three Parts, with an Appendix, Containing Some Papers of Experiments, Read at Several Meetings of the Royal Society*, London: Printed for A. Millar, D. Wilson, T. Durham, T. Payne, 1753, p. 98.

④ John Pringle, *Observations on the Diseases of the Army in Camp and Garrison. In Three Parts, with an Appendix, Containing Some Papers of Experiments, Read at Several Meetings of the Royal Society*, London: Printed for A. Millar, D. Wilson, T. Durham, T. Payne, 1753, pp. 100-110.

纪后半期至18世纪中期的医学发展情况，之后话锋一转，开始论述获得健康的“艺术”手段。这些健康艺术已经具备了后世公共卫生思想的雏形。我们可以通过麦肯齐对于空气的描述理解卫生学说是如何以西方古典体液学说为基础产生的：“空气，由于其纤细和重量（轻盈）至极，可以渗透进人体的每一个部分并与之相混合。它的灵活性为所有体液带来了一股内在动力，带给所有身体纤维以跃动活力，从而促进身体循环。因此它是人体内所有体液及其中的固形物的主要驱动因素。我们应该在力所能及的范围之内，十分谨慎地选择健康空气。”① 从这段论述不难看出，“瘴气说”及自其引申而来的公共卫生思想与希波克拉底体液学说的关联之处在于：“瘴气说”强调空气等外在环境要素对于人体内部体液循环之影响，即不洁空气会侵入人体进而引发体液紊乱，并最终导致疾病与死亡。显然，通晓这一内在逻辑无疑对于理解“环境致病”学说至关重要。

但18世纪中期以詹姆斯·麦肯齐为代表的西方医师们并未止步于此。借助逆向思维，他们逐渐推导出良好环境要素足以使人免除疾病，从而延年益寿的结论。譬如，还是对于作为环境要素之一的空气，麦肯齐说道：“最好的空气是纯净的、干燥的和温和的，没有被有毒潮气或者因任何原因产生的腐败废气污染的。但在任何地方，周边居民的普遍长寿是确认存在良好空气的标志。”② 因此，必须确保房屋不被不洁空气污染，同时远离墓地及各种产生腐败气体的区域。而对于水这一环境要素，麦肯齐则认为除远离潮湿水汽之外，饮水对于人体健康亦十分重要。他援引弗兰德里克·霍夫曼（Frederick Hoffman）的研究写道：“总之，在所有自然或人工产物（Productions of Nature or Art）之中，水最接近普适药品或万灵药。其为人类所寻求至久，却从未被‘发现’。真相是：足量饮用洁净的、淡味的、柔和的、凉爽的、来自洁净溪水的水，足以消解口渴，稀释食物，降

① James Mackenzie, *The History of Health, and the Art of Preserving It: Or, an Account of All That Has Been Recommended by Physicians and Philosophers, towards the Preservation of Health, from the Most Remote Antiquity to This Time*, Edinburgh: William Gordon, 1760, p. 367.

② James Mackenzie, *The History of Health, and the Art of Preserving It: Or, an Account of All That Has Been Recommended by Physicians and Philosophers, towards the Preservation of Health, from the Most Remote Antiquity to This Time*, Edinburgh: William Gordon, 1760, pp. 367-368.

低体热。这是儿童、壮年人及炎热气温下人们的最佳饮品。"[①] 当作为人体的外在环境关键要素的水、空气不仅被视为疾病的诱因，也被认为具备"治疗"疾病并使人健康长寿的功效时，公共卫生思想便呼之欲出了。这一围绕"自然或人工产物"的崭新认识有着双重含义。一方面，这一观点强调应消除人体外部足以招致疾病的不洁环境要素，同时创造可降低患病概率并治疗疾病的洁净环境要素。这无疑与后世公共卫生思想如出一辙。另一方面，该观点认为：同属"自然产物"之人体也需借助良好睡眠和饮食习惯、身体锻炼等手段维持健康。上述手段不仅可以被纳入个人卫生的范畴之内，亦成为连接公共卫生理念、瘴气说等"环境致病"学说与西方古典体液学说的关键节点（环境要素借人的卫生习惯影响人体内部体液系统）。

事实上，在18世纪的欧洲医学界，主张通过改良空气、水等自然要素实现医学治疗目的的医师并不只有麦肯齐等人。在苏格兰医师乔治·切恩（George Cheyne）于1725年出版的《关于健康及长寿的一篇论文》（*An Essay of Health and Long Life*）一书中，我们可以更加直观地看到时人健康理念与后世公共卫生思想的传承之处。比如对于住宅选址，乔治·切恩写道："当绅士建造其邸宅时，他们永远不应该将其坐落于高山之上，或十分接近河流汇聚之处。他们不以任何矿坑或矿床为邻，也不能接近任何沼泽，或选择湿软的或长满青苔的地基。"[②] 而在1744年出版的《保持健康的艺术：一首长诗》（*The Art of Preserving Health: A Poem*）一书中，医师、诗人约翰·阿姆斯特朗（John Armstrong）写道："不是那空气，而是那些漂浮着的所有可憎的、不洁的、令人作呕的恶心聚集物/那些潮气有害……让你的房子干燥，但是通风重于保暖，否则每次呼吸荒地杂草的风会使你的柔弱身躯感到痛苦。"[③] 出版于1761年的小册子《健康的规则》（*Institutes of Health*）也提到了空气与健康的关系："健康在很大程度上取

---

① James Mackenzie, *The History of Health, and the Art of Preserving It: Or, an Account of All That Has Been Recommended by Physicians and Philosophers, towards the Preservation of Health, from the Most Remote Antiquity to This Time*, Edinburgh: William Gordon, 1760, p. 375.

② George Cheyne, *An Essay of Health and Long Life*, London: Printed for George Strahan, at the Golden Ball; and J. Leake, Bookseller at Bath, 1725, p. 7.

③ John Armstrong, *The Art of Preserving Health: A Poem*, London: Printed for A. Millar, 1744, pp. 6, 19.

决于空气的影响。其在山上时最佳，能被海风吹入的地区次之。”[①] 1742出版的《治疗身体疾病及依托于身体的精神紊乱的自然方法》（*The Natural Method of Cureing the Diseases of the Body*，*and the Disorders of the Mind Depending on the Body*）一书的论述则更为直白：“来自君士坦丁堡和整个亚洲的最新传闻使我们知悉：欧洲人和法兰克人在瘟疫（Pestilence）中最有效保护自身的办法是退至完全纯净的空气中……一个强壮的肺和良好的空气对于磨炼身体及（疾病）痊愈甚有助益，并给予血液以最鲜红的颜色。”[②] 进入18世纪中期以后，医学界针对疾病与空气等环境要素之间关系的论述不断深化。正如《健康之道》（*The Oeconomy of Health*）一书所言：“对于所有热病，特别是那些腐败导致的，通风或者新鲜空气的流入十分必要。在腐败热（Putrid Fevers）病例中，病人应该被移出，其公寓应以大量热水冲洗，并以迅速和炽烈的炉火烘干，同时需保持窗户开放。这是净化有毒空气的十分安全和有效的方法……在所有传染病中，如天花、麻疹、腐败病、瘟疫（Pestilential）及传染性热病，空气是其媒介（除通过受感染的衣物等传播之外）。结果，皮肤、口鼻、肺与肠胃内壁成为接触点，所有这些部分都有吸入空气的微孔。”[③] 而对于饮水与疾病及健康之关系，该书的作者也有着较前人更为清晰的认识：“洁净、凉爽的水在肠胃内部及外用时发挥着滋补或强身之作用，它借助不同的分泌与排泄方式平缓排出；它稀释盐分；纠正血液中的胆汁部分[④]。不良的水一定对

---

① John Cleland, *Institutes of Health*, London: Printed for T. Becket and T. Davies, 1761, p. 26.

② George Cheyne, *The Natural Method of Cureing the Diseases of the Body, and the Disorders of the Mind Depending on the Body*, London: Printed for Geo Strahan; and Paul Knapton, 1742, pp. 107, 117.

③ Andrew Happer, *The Oeconomy of Health: Or, a Medical Essay: Containing New and Familiar Instructions for the Attainment of Health, Happiness and Longevity, in Which the Nature of the Human Mind is Accurately Investigated, and Its Union and Connexion with the Body Systematically Explained*, London: C. Stalker, 1785, pp. 15–16, 46.

④ 此处原文为“corrects the bilious part of the blood”。尽管血液中并无胆汁，但当时医生认为血液中存在与胆汁相似的成分，从而引发 Bilious Fever（胆汁热），根据现代医学知识，这一成分应为 bilirubin（胆红素），但这里不能直接译为“胆红素”，因为1847年德国医学家鲁道夫·菲尔绍（Rudolf Virchow）才对血浆中渗出的 hematoidin（类胆红素）进行研究，直到1923年费歇尔（Fischer）和赖因德尔（Reindel）才证实 hematoidin 和 bilirubin 是一致的。

健康不利。”① 上述证据表明，至18世纪末（该书出版于1785年），“环境致病”相关理念已然具备了雏形。疾病（特别是传染病）与环境要素（空气、水）之间的联系得到进一步确认和深化。这一演变为其后公共卫生、热带医学等“环境致病”分支思想的产生与发展奠定了基础。

得益于18世纪西方医师们对于致病空气（瘴气）的关注，产生瘴气的环境及避免这一环境的卫生方法才逐步进入人们的视野。但我们并不能就此将18世纪视作公共卫生思想之发端。虽然上述医学著作已经流露出改造“致病环境”以治疗疾病的基本思路，但它们大多只是劝诫个人改变衣食住行习惯的指南。而个人在改造周边环境能力上的有限性（正是这一能力局限使人们在由政府主导的公共卫生改革浪潮兴起之前只能采取逃避主义的方式尽力避免接触致病环境，而无力出于消除和治疗疾病的目的大规模改造周遭环境）使体现“环境致病”理念内核的公共卫生思潮及其实践直到19世纪中期才借助政府主持的公共卫生改革成为现实。在那之前，它们不过是无法融入西方正统医学体系的旁门左道而已。在西方正统医学界看来，这些展露卫生思想闪光的著作，不过是胡拼乱凑各种不入流民间健康智慧的小贩骗钱手册而已。只有当卫生行为被赋予社会属性，成为一项得到群体（政府、机构、组织）认可的社会政策的时候，它才会摇身一变，成为“公共卫生措施”，个体也才能从逃避“致病环境”的消极被动中解放出来，发挥能动性以改造、消除周边“致病环境”。而实现这一目标的社会条件至19世纪方才完备。

随着19世纪工业革命的逐渐推进及欧洲各国政府社会控制能力的提升，民众健康问题日益得到政府的关注。一方面，如前文所述，经济因素是导致政府开始关注其民众健康问题、消除肆虐的传染病、整治致病不洁环境的重要契机。进入工业革命时代以后，随着生产标准化与大机器生产的发展，大范围传染病可能导致的经济与劳动效率损耗成倍增加。为了减少疾病，特别是传染病造成的巨大社会医疗服务投入并降低其导致的工人劳动效率的损耗，自最先完成工业革命的英国开始，疾病防治日益成为欧

① Andrew Happer, *The Oeconomy of Health: Or, a Medical Essay: Containing New and Familiar Instructions for the Attainment of Health, Happiness and Longevity, in Which the Nature of the Human Mind is Accurately Investigated, and Its Union and Connexion with the Body Systematically Explained*, London: C. Stalker, 1785, p. 41.

美各国政府的关注重点。此举最终将卫生活动的重心由纠正个人习惯转变为以政府为主体推行公共卫生措施。公共卫生改革运动得以兴起，公共卫生思想也借机深入人心。另一方面，公共卫生改革运动的兴起与全球贸易交往的日益深入密切相关。随着全球贸易交往的逐渐深入，世界最偏远地区的传染病也可以打破国家边界而在全球范围内广泛传播。对于视国际贸易为命脉的各资本主义列强而言，疾病防治及检疫之任务已然迫在眉睫。事实上，除帝国政治经济转型目标要求以外，奴隶贸易带来的疾病及公共卫生威胁也是英帝国最终决定在19世纪初主动废除奴隶贸易的原因之一。

那么何为公共卫生？来自殖民地印度的文本足以为这一问题提供标准答案。正如第一届全印卫生大会所言：所谓公共卫生，指的是“一般性卫生或防疫卫生，即通过改良环境保护公众免于各种传染病攻击（的措施）”①。不难看出，人类出于维护健康、消除疾病等目的对周边“环境”施加干预是公共卫生措施的本质特征。正如一份撰于1937年的报告在概括19世纪中期至20世纪初英国本土公共卫生改革运动时所言：以往的“努力主要集中在提升环境条件和治疗疾病上”②。公共卫生措施对环境的关注恰恰表明，它继承和发展了中世纪以来，特别是18世纪颇为盛行的“瘴气说”“发酵病说”“污秽病说”等早期“环境致病”思想。我们可以从英国公共卫生之父埃德温·查德威克的言论中进一步窥见双方的继承关系：“当你询问医官中的一员，他所担忧的特定疾病是什么时，他回答道：当他在早晨醒来发现空气温暖、潮湿和停滞时，他总是会发现一些污浊空气病（Foul Air Disease）的增加：它可能是伤寒，可能是猩红热，也可能是麻疹或是天花。但是对于这种或者那种特定疾病的暴发，他可以确定的是：其一定会在低洼地区及排水不佳地区出现上述天气时暴发。”③ 公共卫生之于18世纪“环境致病”思想的进步之处在于其社会属性。公共卫生具有社会政策属性。政府对于致病环境的关注及其推行的治理措施使人类

---

① *The Proceedings of the First All India Sanitary Conference Held at Bombay from 13th to 14th November 1911*, Calcutta: Superintendent Government Printing, 1912, p. 3.

② *Ministry of Health. First Report of Advisory Committee on Nutrition*, London: H. M. Stationery Office, 1937, p. 6.

③ Edwin Chadwick, *Sanitary Progress: Address of the President of Section A, Brighton Health Congress, Wednesday, December 14th, 1881 on the Prevention of Epidemic*, London: Spottiswoode & Co., 1882, p. 4.

足以将“致病环境”消除、转移或改造为有助于人体健康之环境。事实上，查德威克公共卫生改革措施的主要内容正是将潮湿洼地、排水不畅地区及不洁水源周边地区等“致病”环境改造为健康卫生环境。也正是其开创的、逐渐扩展至全世界的公共卫生改革思潮，使将“不卫生”/“致病环境”改造为“卫生”“健康”环境的公共卫生理念最终为西方医学主流所接受。正如与“环境致病”思想有着莫大渊源的自然疗法（Nature Therapy）学派的医师埃米特·登斯莫尔（Emmet Densmore）所言：“只要有机体的自然环境被恢复，一个向健康发展的运动（趋势）通常确定无疑地会出现。”[①] 出于这一原因，公共卫生在西方医学史中除被视为一项社会措施外，也被视为一个独立的医学分支流派。这些主张通过推行公共卫生措施治疗疾病的医师也因此被称为“卫生医师”（Hygienic Physician）。

然而归根到底，以公共卫生思想为代表的“环境致病”学说与继承希波克拉底传统的西方正统医学有着截然迥异的疾病治疗路径。前者主要关注人体外部，主张通过创造健康环境消除疾病之可能成因，进而对人体内在机能产生积极影响；后者则主要关注人体内部，主张运用药品、手术等直接针对人体病症进行治疗［自然疗法及顺势疗法（Homeopathy）学派将这一思路命名为对抗疗法（Allopathic Therapy）］。换言之，二者一为间接手段，一为直接手段。显然，在长期居于西方医学主流的对抗疗法面前，主张消除“致病环境”这一间接医疗手段的“环境致病”学派在短时期内难以掌握主流话语权。在19世纪之前，以“瘴气说”为代表的“环境致病”学说并未成为医学主流（18世纪的“环境致病”学派医师在强调环境致病机制之余，定要将其学说与希波克拉底体液学说相联系。这正是这一边缘学派试图将自身融入主流正统医学体系的明证）。由此我们不难看出，“环境致病”学派能够于19世纪中叶起逐渐为西方医学界所接受，其深层次原因可能与正统医学自身存在的问题有关。

西方正统对抗疗法在面对传染病时的无能为力是“环境致病”学说得以为主流所接受的重要因素之一。以殖民统治时期的印度为例，对抗疗法中的疫苗存在的缺陷恰是殖民当局推广牛痘疫苗接种时遭遇民众激烈反抗

---

① Emmet Densmore, *How Nature Cures: Comprising a New System of Hygiene; Also the Natural Food of Man; a Statement of the Principal Arguments Against the Use of Bread, Cereals, Pulses, Potatoes, and All other Starch Foods*, London: Swan Sonnenschein & Co., 1892, p. 7.

的原因之一。由于殖民地印度起初不具备生产牛痘疫苗之能力，其只能选择自英国本土输入疫苗。有限的疫苗产量、印度炎热天气造成的疫苗失效、早期技术不成熟导致的可能副作用、进口疫苗高昂的接种价格等因素使得疫苗接种在殖民地印度不被抱以希望。由于牛痘疫苗严重缺乏，许多地区在疫苗接种时甚至还在采用被接种人和免疫细胞持有人手臂直连的人痘接种方式。其不卫生状况和致病风险无疑加深了印度民众的恐惧与抵制。圣雄甘地对于牛痘疫苗接种这一西方正统医疗手段的无效性深有体会。他本人坚决反对以手术及疫苗接种为主要手段的西方正统医学，并醉心于属“环境致病”学说谱系的自然疗法医学活动。在其《健康指南》（*Guide To Health*）一书中，甘地充分表达了其对于牛痘疫苗的厌恶之情："疫苗接种是一个十分肮脏的过程，注射进人体内的血清不仅包含奶牛的，也有真正的天花病人的。一个正常人甚至仅仅看一眼这玩意就会呕吐。"[①] 不仅是牛痘疫苗，其他传染病疫苗同样存在疗效不佳的情况。殖民医官托马斯·C. 霍德森（Thomas C. Hodson）在1903年写道："我不能说预防接种是两种疾病（霍乱、疟疾）的防治办法，但在疫情出现时应尽可能采用，即使其仅仅发挥'精神振奋'作用。"[②] 作为正统医学最新成就的疫苗尚且如此，各种对抗疗法中药品的失效和副作用则更为常见。作为疟疾防治关键药物的奎宁正是其中一例。虽然金鸡纳树皮（奎宁）的价值早已被发现，但荷属爪哇对于金鸡纳树皮国际市场的垄断使得奎宁难以真正在印度推广。高昂的价格催生了奎宁掺假现象，加之提炼技术的不成熟，殖民地印度市售奎宁问题频出。不仅治疗疟疾的效果有限，其还会诱发包括血红蛋白尿症（Haemoglobinuria）[③]、耳鸣、奎宁中毒（Quininism）在内的一系列后遗症。总之在20世纪前，或因价格因素，或因医学技术不成熟导致的副作用，西方正统对抗疗法的治病价值并未得到充分体现。正是这一缺陷使得推行公共卫生措施成为较使用药品更为实际可行的传染病防治选择。此情况在欧美、日本及各殖民地普遍存在（各列强接纳公共卫生措施

① M. K. Gandhi, *Guide to Health*, A. Rama Iyer trans., Madras: S. Ganesan Publisher, 1930, p. 97.

② Thomas C. Hodson, "Sanitation in Warm Climates-India," *The Journal of Tropical Medicine*, Vol. 6, 1903, London: John Bale Sons & Danielsson, Ltd., 1904, p. 88.

③ J. Cantlie, "When Tropical Residents Cannot Take Quinine," *The Journal of Tropical Medicine and Hygiene*, Vol. 23, 1920, Amsterdam: Swets & Zeitlinger N. V., 1967 (Reprint), p. 127.

及此后通过采纳细菌学说重归西方正统医学的时间节点，普遍较各个殖民地提前）。因此我们可以做出以下断言：以公共卫生思想为代表的“环境致病”学派是抓住西方正统医学发展的瓶颈期才得以蓬勃发展的。这决定了“环境致病”学派只是正统医学重归主流前的过渡物。随着正统医学手段的发展完善，其定会逐渐淡出主流医学历史舞台中央。

当谈及公共卫生改革时，多数人习惯将其与19世纪中期以来出现的一系列医学发现联系起来，其中巴斯德的发现意义最为重大。1856～1861年，路易斯·巴斯德（Louis Pasteur）在研究葡萄酒发酵过程中发现了微生物在其中发挥的作用。这一发现之于西方医学界具有划时代意义，“这必须被视作已经使许多医学分支发生革命的疾病微生物（病源）理论的真正起始点”[①]。此后，中世纪起便困扰西方医学界的各类“发酵病”、“瘴气疾病”、“污秽病”和“水媒疾病”，甚至热带病的发病机理被依次揭晓：1876年，罗伯特·科赫（Robert Koch）首次分离出炭疽杆菌（Bacillus of Anthrax）；1880年，夏尔·路易·阿方斯·拉韦朗（Charles Louis Alphonse Laveran）发现疟疾原虫；1882年，罗伯特·科赫发现结核杆菌；1883年，埃德温·克莱博（Edwin Klebs）发现白喉杆菌；1883年，科赫分离出霍乱弧菌；1885年，路易斯·巴斯德确定了狂犬病与动物咬伤之间的病因联系；1894年，北里柴三郎发现鼠疫杆菌；1897年，罗纳德·罗斯确定了按蚊在疟疾传播中的媒介作用；1898年，志贺洁发现痢疾杆菌。必须承认，上述寄生虫学、细菌/微生物学及免疫学的发现对于公共卫生措施具有一定的促进作用。它们使得公共卫生措施更为科学，也更具针对性（比如发现按蚊在疟疾传播中的媒介作用就使公共防疟措施由消灭一切积存的水变为直接消灭蚊虫）。印度也由此成立了一系列巴斯德研究所（详见第二章），这些研究所不仅成为印度疾病研究的中心，更成为将包括宗主国在内的世界医学知识传播至其他殖民地的重要中转站。

但就长期而言，上述医学发现对于“环境致病”学派的影响无疑是消极的。随着细菌/微生物学、寄生虫学、免疫学等医学分支学科的确立与发展，西方正统对抗疗法的治病效果也日益增强。这一医学科学化为西方

① William Ernest Jennings, ed., *Transactions of the Bombay Medical Congress, 1909*, Bombay: Bennett, Coleman & Co., 1909, p. 3.

正统医学复归西方医学主流，"环境致病"思潮淡出历史舞台中央奠定了基础。其原因在于：与耗费巨大人力物力改造致病环境以间接治愈人体疾病的公共卫生措施相比，在医学科学化改造后的西方正统医学可以更加直接、快速、有针对性地治疗人体疾病，而其成本往往仅是一针疫苗或一味药。以殖民统治时期印度的疟疾防治为例，在拉韦朗及罗纳德·罗斯锁定疟疾病源之前，由于前文所述奎宁的稀有性及其疗效的不确定性，消除"致病环境"几乎是疟疾防治的唯一办法。虽然"水媒说""瘴气说"等"环境致病"学说都将蚊虫滋生的水边、潮湿低地、排水不畅地区等自然环境视为疟疾病源，并采取了一系列措施改造这一"致病环境"，但其具体做法在后世看来颇有"病急乱投医"之感。部分卫生医师认为减少蚊虫幼虫的最佳办法是"引进小鱼和其他自然天敌"（其中甚至包括鸭子）[①]，最终却发现在某些个例中蚊虫和孑孓达到了一种共生状态："加尔各答的一条水沟中充满了小鱼，也完全覆盖了一层蚊子幼虫。并发现鱼和孑孓在水稻田中共生。"[②] 对于农业活动与疟疾的关联性问题，卫生医官们也莫衷一是。以查理斯·A. 本特利为代表的卫生医官相信以灌溉水渠为基石的殖民农业体系是导致疟疾泛滥的重要原因。但仍有许多殖民医师的观点与本特利截然相左，他们认为"农业垦地……是一个可以间接极大减少疟疾暴发及降低其严重程度的方法。总而言之，农业垦地及以此为基础提高农业产量的措施推行得越好，疟疾就会越快作为一个重要的病死原因而消失"[③]。不仅如此，以物理手段消除蚊虫的尝试也并未取得可观成效。当时常用的手法是将柴油等可以隔绝空气的液体倒入水塘中，以形成隔绝层，使孑孓窒息而死。但这一做法不仅会将水体中的所有生物一概杀死，也并不适用于所有地形："在山谷使用油的方法是无效的，因为油会被植物、岩屑或垃圾困住，从而无法到达溪流/河岸边危险的渗溢区域。"[④] 美国卫

---

① Charles A. Bentley, *Malaria and Agriculture in Bengal: How to Reduce Malaria in Bengal by Irrigation*, Calcutta: Bengal Secretariat Book Depot, 1925, p. 85.

② Charles A. Bentley, *Malaria and Agriculture in Bengal: How to Reduce Malaria in Bengal by Irrigation*, Calcutta: Bengal Secretariat Book Depot, 1925, p. 112.

③ *Agricultural Economics in the Empire*, *Report of a Committee Appointed by the Empire Marketing Board*, London: H. M. Stationery Office, 1927, pp. 28-29.

④ H. P. Hacker, *Federated Malay States Malaria Bureau Reports. Vol. I, November 1919*, Singapore: Methodist Publishing House, 1919, p. 59.

生医师基比（Kibbey）甚至认为使用汽艇在水面人为制造波浪可以减少疟疾。上述做法的混乱表明，在“环境致病”学说指导下的公共卫生措施虽然可以通过创造卫生环境来降低传染病的总体发病率，却无法真正提供彻底根除某种特定疾病的有效手段。卫生医官采取的许多公共卫生措施都有着尝试性和不确定性。这决定了以公共卫生思想为代表的“环境致病”学说必须利用医学科学兴起前的空隙（19 世纪中期至 20 世纪初）才能够得到充分承认与发展。进入 20 世纪后，各国的公共卫生改革基本完成，西方医学界将全部热情都转移到对新兴医学科学的研究之上。以往对于环境整治的热情也被研制更具针对性（这一针对性有时是就疾病宿主而言的，比如旨在消灭按蚊的 DDT）的药品的冲动取代。

这一变化趋势同样可以从与“环境致病”学说关系密切的热带医学的发展脉络中窥见。历史学家普拉提克·查克拉巴提所说的热带医学通过在其后“抛弃”公共卫生医学“将医学的注意力从致病的环境转移到寄生虫和细菌的病菌理论”上正是对这一过程的精准描述。① 与其他医学思想相比，“热带医学”有着更为复杂的内容构成。无论是英帝国热带医学权威刊物《热带医学及卫生学杂志》，还是大洋彼岸的美国热带医学的代表性期刊《美国热带医学及卫生学杂志》（*The American Journal of Tropical Medicine and Hygiene*），其刊文涉及范围之广都令人印象深刻。但凡与防治“热带病”相关的方法、理论等研究成果都被纳入其中，其中甚至不乏日后为西方医师所不齿的热带殖民地本土经验。以热带饮食习惯为例，热带医学兴起之初，西方医师普遍将西方以肉食为主的饮食习惯视为欧洲人种较原住民更易罹患热带病之缘由，因此他们对于热带原住民以水果蔬菜为主的饮食习惯倍加推崇。《热带医学及卫生学杂志》刊文写道：虽然“肉中所含的白蛋白化合物（Albuminates）比那些蔬菜制品的更容易吸收，修复组织也更迅速……但是在消化的过程中会产生肉毒胺（Ptomaines）和蛋白毒碱（Leucomaines），更为迅速的消化过程也更容易产生有毒的生物碱（Alkaloids）”，从而影响人体的肝、肾及其他排泄器官的功能。而由于这一现象“特别容易发生在温暖气候之下”，“当地居民主要以蔬果为食是其固

① 〔英〕普拉提克·查克拉巴提：《医疗与帝国：从全球史看现代医学的诞生》，李尚仁译，社会科学文献出版社，2019，第 234 页。

定规则……完全有必要将（以肉食为主）的饮食改良以适应不同气候的生理需求”。[①] 然而随着细菌学、寄生虫学等新兴医学分支学科逐渐兴起，热带医学期刊的内容也日益“科学化”：不仅正统医学相关内容显著增加，其对热带居民经验的态度也发生了逆转。彼时，缺乏肉类、牛奶等高蛋白食物反而成为热带居民身患各种（营养）缺陷病、“婴儿和母亲高死亡率的主要原因”。[②] 由此可见细菌学等新兴学科的兴起在医学领域发挥的“分水岭”作用。

虽然“热带医学”在其框架之内涵盖了“环境致病”学派及正统医学（包括细菌学说等）两套医学体系，但这两大体系之间的地位并不平等。“热带医学”兴起之初，由于正统医学无法有效解决“热带病”问题，主张改造致病环境的“环境致病”学派（所谓热带卫生学）得以在“热带医学”中占有一席之地。这意味着早期热带医学并未脱离“环境致病”理论，强调对致病环境的改造正是早期热带医学得以立足的前提。不难看出，主张改造不卫生“致病”环境的“环境致病”学派与坚持使用药品、血清等的正统医学实为热带医学的两翼。[③] 虽然它们分别从人体外部及人体内部两个不同角度出发，但其最终目标只有一个，那便是：纠正西方世界面对热带殖民地疾病时怨天尤人（殖民地不健康气候理论）的悲观主义及逃避主义态度，并将西方殖民面临的阻碍归结为可以运用医学手段直接或间接去除的疾病，从而想尽一切办法消除这些“热带病”。诚如《热带医学及卫生学杂志》刊文所言：“‘坏气候’（Bad Climate）、‘不健康的气候’（Unhealthy Climate）的传说几乎在热带（医学）文本中被去除。所有熟悉热带的医学从业者都认识到了这样一个事实：疾病，不仅如此，可预

---

① William John Ritchie Simpson, “Tropical Hygiene,” *The Journal of Tropical Medicine*, Vol. 6, 1903, London: John Bale Sons & Danielsson, Ltd., 1904, p. 224.

② S. K. Rudra, *Our Food: Lucknow City*, Lucknow: Cambridge University Press, 1944, p. 8.

③ 正如普拉提克·查克拉巴提在其《医疗与帝国：从全球史看现代医学的诞生》书中所言，“热带医学”本身是一个杂合体。虽然热带医学重视“环境致病”学说，但随着细菌学的兴起，它也涵盖了疫苗接种、血清注射等西方“正统医学”手段：“一方面，热带医学融合了欧洲人两百多年来的殖民主义在热带气候下取得的各种医学、环境和文化的经验和洞见；另一方面，整合了新出现的病菌理论和寄生虫学……将医学注意力从疾病环境转向寄生虫和细菌。”〔英〕普拉提克·查克拉巴提：《医疗与帝国：从全球史看现代医学的诞生》，李尚仁译，社会科学文献出版社，2019，第233～234页。

防的疾病是导致任何热带特殊区域臭名远扬的原因。”[1] 随着公共卫生改革在西方各国的成功推行，将类似措施借助热带卫生学知识的传播移植、复制到热带殖民地的呼声亦日渐强烈。而从只能抱怨无法经由人类改变的热带“坏气候”向认为可以借助公共卫生措施改造热带“不卫生环境”（Insanity Environment）的转变意义重大。它为热带公共卫生措施在印度等殖民地的推行提供了理论依据。旨在使“热带环境变得可以令白人生活得更舒适”（温斯顿·张伯伦语）[2] 的热带公共卫生措施由此在各殖民地实施。而鼠疫、疟疾、霍乱等“热带病”在殖民地印度造成的远胜其他疾病的巨大伤亡，则是这一旨在消除“热带病”的公共卫生措施得以在印度推行的直接原因。

然而公共卫生措施并未在包括印度在内的广大热带殖民地得到深入实施，除英帝国殖民统治模式转型、公共卫生机构缺陷、措施成本过高等因素外，作为其思想理论基础的“热带医学”学派的衰落也是造成印度公共卫生热潮在第一次世界大战前后逐渐消退的重要原因。就其医学思想内核而言，“热带医学”自身存在严重缺陷。当我们剥去“热带医学”内容宽泛驳杂的外壳后，便会发现热带医学借以维系自身存在的核心理念仅仅是其对于“热带病独特性”的执着而已。西方世界对于鼠疫、霍乱、黄热病、疟疾、血吸虫病等疾病的无能为力使其产生了对于这些疾病的“热带想象”。而“热带医学”也只是这一想象的副产品而已。随着19世纪中期发端的公共卫生改革于19世纪80年代前后在西方各国陆续完成，西方世界自认为（在当时的医学认识基础上）已经清除了其国内所有可能的致病环境因素。因此当来自海外的传染病再次在本国肆虐之时，西方医学界能感受到的只有挫败。为了证明方才完成的国内公共卫生改革并非一无是处，这些在改革过后再次肆虐的疾病必须作为“他者”与“特例”而被建构，并最终被冠以“热带病”之名。也正是因此，“热带医学”之“热带”恰同“东方主义”之“东方”，其本质是一种文化想象和文化偏见。

---

① “Tropical Aliments and Their Prevention: A Course of Institution for the Public,” *The Journal of Tropical Medicine and Hygiene*, Vol. 22, 1919, Amsterdam: Swets & Zeitlinger N. V., 1967 (Reprint), p. 16.

② “The Institute of Public Health Dinnerto Mr Chamberlain,” *The Journal of Tropical Medicine*, Vol. 7, 1903, London: John Bale Sons & Danielsson, Ltd., 1904, p. 202.

“热带病”的这一特性意味着：当西方医学手段进步至可以消除一切“热带病”之时，即“热带病”不再具备独特性之时，“热带医学”便自然会随着“热带病”文化独特性的消失而没落。换言之，作为“热带医学两翼”之一的正统医学本身就蕴含着终结“热带医学”的力量。随着原处于“热带医学”框架之下的细菌学、寄生虫学、防疫医学的进步，疟疾、霍乱、黄热病等“热带病”逐渐变得如同非热带病一样，可以通过药品、手术等正统医学手段被治愈。这在无形中弱化了热带病的独特性。当所有疾病都可以通过同一种手段治疗时，“热带病”这一单独类别的提出便失去了意义。因此，随着细菌学等新兴医学分支学科的逐步确立，“热带医学”与“环境致病”学说便自然开始了同步没落。在这一趋势的影响之下，英帝国在印度等热带殖民地推行公共卫生改革的热情也必然会逐渐减退。这使我们可以对殖民统治时期印度公共卫生发展历程的主要时间跨度做出基本判断：考虑到殖民地公共卫生活动主要参考和借鉴了宗主国的公共卫生模式，其起始点不会早于19世纪50年代；而结合英帝国“热带医学”学派的兴起时间，其活跃期应不早于19世纪80年代；虽然自19世纪末期开始，一系列极具颠覆性的医学发现便不断涌现，但考虑到在医学界普遍接受上述观点及其流转至殖民地方面都存在滞后性①，印度公共卫生改革热潮的消退应不早于20世纪第二个十年（第一次世界大战对英帝国的影响在其中发挥了重要作用），其最终落幕应为20世纪30年代印度政府改革之后。概括而言，19世纪80年代至20世纪30年代应为殖民统治时期印度公共卫生活动的主要活跃期。这一时期也恰为英帝国“热带医学”学派的活跃期。

我们可以从20世纪30年代以后世界医学的变化趋势中窥见“热带医学”没落的深层原因。一种趋势是疾病问题日趋全球化。国际联盟卫生组

① 殖民地公共卫生活动的兴起时间较晚，这使得细菌学说兴起之际恰逢殖民地公共卫生活动方兴未艾之时。这一情况使殖民地卫生医官可以借鉴这些新兴学科的相关知识，并将其运用于公共卫生实践之中。正如下文所述，殖民地印度因细菌学说的兴起而建立的众多巴斯德研究机构不仅由卫生医官直接掌管，更成为印度殖民公共卫生改革的重要助力。这说明新的医学思想（知识）在被主流社会接受方面具备滞后性。此外，细菌学等新医学理念在殖民地印度传播的滞后还有一个原因。从前文对天花疫苗的论述不难看出，西方最新药品及其他医疗手段较难在殖民地得到普及。这使以这些医疗手段为核心的新医学发现为印度社会所接受的时间要远远晚于欧美等西方国家。

织等一系列国际卫生机构的成立及医学科学化的深入发展，不仅使各类传染病日益成为全球性公共威胁，而且使上述疾病有了全球统一的防治方案。如由国际联盟卫生组织（其后更名为世界卫生组织）发起的全球疟疾消除计划就是一个完全依赖 DDT 的普适方案："虽然一些半成品的 DDT 在最无知之辈的手中也是可怕的武器……但我们仍希望它可以在世界大部分地区消灭疟疾。"[①] 事实上，在针对鸦片看法的转变[②]及西方营养医学理念的传播[③]过程中，我们同样可以发现这一试图将全球性医疗卫生问题"去差异化"/"同质化"的倾向。这一全球传染病防治的"同质化"倾向无疑对强调"热带病"独特性的"热带医学"产生了致命影响。在高度科学化的西方医学的影响下，包括"热带病"在内的一切疾病都似乎变得更加可控。当传染病的病因、病理及治疗方案已然成为定论时，无论是在摸索过渡期试图改造致病环境的"环境致病"学派，还是将"热带病"特质化并尝试一切可行治病方案的"热带医学"学派，都将随着标准答案的给出而逐渐远离全球医学知识体系的舞台中央。

西方正统医学与东西方非正统医学之间的割裂和对立则是另一种趋势。在以细菌学说为代表的西方正统医学复兴之前，西方医学界面对殖民地疾病时的无能为力使其对当地医学知识倍感敬畏。当"可怜的白人"与可以很好适应热带气候与疾病的原住民军民形成鲜明对比时，吸纳殖民地医学智慧便顺理成章。历史学家马克·哈里森（Mark Harrison）将这一时期视为东西方医学的"蜜月期"，并认为"热带卫生学反映并塑造着欧洲对于印度人及其文化与印度环境不断变化的观念"[④]。实际上，我们可以在处于活跃期的"环境致病"及"热带医学"思想中找到许多西方医学吸收借鉴东方经验的例证。比如在 DDT 出现之前，在自然环境中引入孑孓的天

---

① *Proceedings of the Fourth International Congresses on Tropical Medicine and Malaria, Washington, D. C., May 10 - 18, 1948*, Vol. 1, Washington, D. C.: U. S. Government Printing Office, 1948, pp. 14, 16.

② 苏智良：《一九〇九年上海万国禁烟会研究》，《历史研究》2009 年第 1 期，第 85~95+191 页。

③ 详见刘旭《西方营养医学与印度国家食品政策——基于医疗疾病史的考察》，《自然辩证法通讯》，2020 年第 8 期，第 53~61 页。

④ Mark Harrison, "Tropical Medicine in Nineteenth-Century India," *The British Journal for the History of Science*, Vol. 25, No. 3, 1992, pp. 299-318.

敌是常见的疟疾防治做法。而在寻找蚊虫合适天敌的过程中，英帝国不仅在印度引进了原产美洲巴巴多斯的“孔雀鱼/百万鱼”（Guppy/Poecilia Reticulata/Millions）[①]，也考察和使用了众多印度本土鱼种，甚至中国的经验也得到重视：“很明显，在前文所描写的环境中，按蚊幼虫能够存活但几乎没有机会增殖。密集的养鱼业很可能是中国三角洲地区令人称奇的免于疟疾的原因之一。”[②] 但随着细菌学等一系列西方医学分支学科的确立，西方正统医学全面复兴。在印度，阿育吠陀医学等印度本土医学知识与部分陈旧的“环境致病”及“热带医学”知识一道逐渐被殖民医师抛弃。1916年起，英属印度殖民当局在印度医学院中全面推行英语授课，并规定所有医学院学生都必须系统学习西方正统医学。政府下辖的医疗队伍也全面“科学化”：“建立基于传统体系和科学医学的各自平行的医疗队伍会被证明是一场灾难。”[③] 重视药品、手术的西方正统医学的霸权地位由此在殖民地印度确立。西方医学与印度本土医学的割裂和冲突自此正式摆上台面。西方正统医学借科学之名，对全球医学知识体系及医学实践活动施加了深远影响。在其所及之处，所有非正统医学或非对抗疗法的治疗路径皆被斥为“伪科学”，进而遭到了抵制和“污名化”（如中医的“污名化”）。在此趋势之下，与对抗疗法完全相左的“环境致病”及“热带卫生学”等“热带医学”早期观点自然无法立足。以此为思想理论基础的殖民地公共卫生改革时代也只能迎来落幕。

然而我们并不能就此认定：在20世纪30年代之后，印度的公共卫生措施已然彻底消失。同理，作为公共卫生思想理论基础的“环境致病”及“热带医学/热带卫生学”相关知识的影响也并未彻底消失。事实上，在印度本土医学复兴运动（阿育吠陀医学复兴运动）、西方反正统医学学说（如“顺势疗法”“自然疗法”）及独立后新政府医学理念的交互影响下，独立后印度医学知识体系内部出现了各种学说交互碰撞的情况。虽然其情况之复杂已然非本书所能涉及，但是有一点可以确信：以公共卫生思想为

---

① 这一由美国军医在巴拿马运河修建过程中发现的本土疟疾防治经验不仅通过全球医学知识体系传播至印度等殖民地，其部分做法至今仍在使用。

② Charles A. Bentley, *Malaria and Agriculture in Bengal: How to Reduce Malaria in Bengal by Irrigation*, Calcutta: Bengal Secretariat Book Depot, 1925, p. 113.

③ K. C. K. E. Raja, *Asia Relations Conferences, March-April 1947, Health Problem of India*, New Delhi: India Council of World Affairs, 1947, p. 18.

代表的"环境致病"思想并未消失。独立后新政府以新的形式继承和发展了殖民统治时期的医学知识遗产。在独立前夕发布的《健康调查及发展委员会报告》便引用了《不列颠医学杂志》（*The British Medical Journal*）中关于"环境致病"思想的如下言论："人们的健康主要依靠其生活及工作的环境条件、消除恐惧和贫困、营养标准、教育设施、锻炼及休闲（实现）。"[①] 由此可见，殖民地公共卫生活动的活跃期虽已结束，但其核心理念及相关措施早已深入人心。

---

① 转引自 *Report of the Health Survey and Development Committee, Survey Vol. 1*，Calcutta：Government of India Press，1946，p. 17。

第二章　殖民统治时期印度公共卫生机构沿革

尽管得到了包括宗主国英国在内的欧美各国的肯定，但纵观整个殖民统治时期，殖民地印度自始至终未能建立起一套真正完备的公共卫生机构体系。犹如挤牙膏一般，殖民公共卫生机构体系的发展进程步履蹒跚、波折不断。不仅印度卫生勤务人员出身的卫生署长与非军职出身的卫生专员（Sanitary Commissioner/Public Health Commissioner）军事-民事二元对立的分权局面长期存在，随着印度研究基金协会等一系列医学卫生研究机构的设立，本该合二为一的公共卫生事务行政管理权及科研教育权的割裂也日益明显。在地方层面，公共卫生部门的影响至多也只达到区（District）一级，其无权直接干涉广大农村基层地区的公共卫生事务。然而即使是这一漏洞百出的公共卫生机构体系，也难以在英帝国殖民转型过程中“独善其身”。一战结束后，殖民当局为印度确立了逐步下放中央职权以实现地方自治的政治体制改革路线。在地方分权的大背景下，中央公共卫生管理权被作为移交事务下放至地方层面。自此开始，印度中央政府便逐步丧失了对全国公共卫生事务的有序管理。相关公共卫生措施的推行进程也就此减缓并最终停滞。

第一节　殖民统治时期印度公共卫生机构的萌发（1835~1859）

一般认为，殖民统治时期印度公共卫生机构的萌发及相关公共卫生措施的出台始于当局对于殖民军营中卫生问题及由其引发的高死亡率的关注。1859 年成立的印度军队卫生状况皇家委员会则被普遍视作印度殖民公共卫生改革肇始之标志。但殖民军队的卫生及健康问题并非直至 1859 年才引发关注。事实上，早在东印度公司管理印度之时，许多公司医官就已经意识到疾病肆虐给殖民军队带来的危害。随军军医生活使他们能广泛接触各类“热病”与病因不明的传染病，并产生了对于殖民地欧洲人疾病和健康问题的初步见解。这便是将上述疾病归因于印度热带气候。正如殖民医官J. 马伦斯（J. Mullens）在谈及印度气候对于民众的影响时所言：“我能看到气候对他们的影响。在铁路工人、机车司机、铁轨铺设员（Plate Layer）及其他类似人员身上，在铁匠和木匠店的主管身上，气候展示了其最为人所恐惧的例子，许多人很快死于各种疾病。”[①] 历史学家马克·哈里森在评价这一现象时指出，医疗卫生知识的缺乏是早期殖民医官接受“气候决定论”的主要原因。这一思想认为印度等热带殖民地的“独特”气候会使久居于此的欧洲人发生“身体和道德退化”[②]。

由于此时人类并不具备改变气候的能力，早期殖民军医除采用并不十分有效的西方正统医学手段应对殖民地疾病外，只能采取逃避主义的方式，即令患病者逃离周遭致病气候环境。时人逃避致病气候环境的方式主要有以下几种。其一，前往远离致病大陆的海岛“伊甸园”。譬如历史学家理查德·格罗夫的《绿色帝国主义：殖民扩张，热带海岛伊甸园和环境保护主义的兴起，1600～1860》（*Green Imperialism: Colonial Expansion, Tropical Island Edens and the Origins of Environmentalism, 1600-1860*）一书就对于时人选择在致病大陆之外建设圣赫勒拿岛等海岛“伊甸园”之事有详细记述。[③] 其二，在大陆内部寻找远离致病气候环境的山区以建设所谓“山地驻地”。在早期殖民军医看来，患病士兵可以通过在山地驻地的疗养重获健康并治愈疾病。正如历史学家詹姆斯·比蒂（James Beattie）所言，山地驻地是殖民者“远离印度”的方式之一。而通过依照英国模式在山地驻地建设欧式花园，山地驻地亦成为热带异域环境中的新伊甸园。[④] 其三，

---

① *Fourth Report from the Select Committee on Colonization and Settlement (India); Together with the Proceedings of the Committee, Minutes of Evidence, and Appendix*, London: The House of Commons, 1858, p. 11.

② Mark Harrison, “Tropical Medicine in Nineteenth-Century India,” *The British Journal for the History of Science*, Vol. 25, No. 3, 1992, pp. 299-318.

③ Richard H. Grove, *Green Imperialism: Colonial Expansion, Tropical Island Edens and the Origins of Environmentalism, 1600-1860*, Cambridge: Cambridge University Press, 1995.

④ James Beattie, “Imperial Landscapes of Health: Place, Plants and People between India and Australia, 1800s-1900s,” *Health and History*, Vol. 14, No. 1, Special Issue: Health and Place: Medicine, Ethnicity, and Colonial Identities, 2012, pp. 100-120.

在欧洲人与原住民混合居住的城镇中建立隔离制度，将欧洲人与原住民及患病环境隔离开来。对此，历史学家普拉提克·查克拉帕提在其《医疗与帝国：从全球史看现代医学的诞生》一书中如是写道："有一项 18 世纪港埠的特征，在 19 世纪仍被保留下来。这些城市在 18 世纪被分隔为'白城'和'黑城'，欧洲人居住在人口较不密集且拥有更好生活设施的白城，印度人则住在拥挤的黑城……比起拥挤的黑城和贫民窟，英国人居住区域享有远为优良的卫生设施。"[①] 这一始于东印度公司统治时期的隔离措施甚至延续到了 20 世纪，一份 1903 年的资料如是写道：在加尔各答，"死亡至今仅仅局限于当地人居住区域，在欧洲人居住区没有病例，此地已经实行了卫生法令"[②]。而在孟买，当地海拔较高且卫生条件较好的马拉巴尔山（Malabar Hill）地区则是欧洲及本土上层民众的"伊甸园"。

无论是逃往海岛"伊甸园"、去往山地驻地，还是居住在与当地土著分隔的城市高地上，无不体现了欧洲殖民者在面对殖民地致病气候环境时的无助。1863 年《印度军队卫生状况皇家委员会报告》对此有十分鲜活的描述："高温、潮湿和昼夜温差是印度士兵不得不暴露于其中的三种特殊气候环境，除一定程度的潮湿是当地排水缺陷所致外，这些环境条件是不能改变的，除非将山地或者坪顶（Table Land）作为军队驻地。"[③] 显然，这一"悲观主义"态度与主张改造致病环境的公共卫生思想背道而驰。因此，若要推行"热带"殖民地的公共卫生改革，亟须首先放弃上述逃避主义与悲观主义情绪，并相信人为干预周遭环境的做法足以对抗热带地区形形色色的疾病。

虽然在 19 世纪 50 年代之前，英帝国军医群体之中已然兴起了一股关注殖民军队健康问题的思潮，但这些人中的多数并未意识到公共卫生的价值和意义。相关医学"进步多在治疗方面而非预防方面，卫生仍然是军医

---

① 〔英〕普拉提克·查克拉巴提：《医疗与帝国：从全球史看现代医学的诞生》，李尚仁译，社会科学文献出版社，2019，第 191 页。

② "India: Plague Sanitary Conditions," *Public Health Reports (1896–1970)*, Vol. 18, No. 20, 1903, pp. 761–762.

③ *Royal Commission on the Sanitary State of the Army in India, Vol. I*, *Report of the Commissioners*, London: George Eyre and William Spottiswoode, 1863, p. 31.

中的灰姑娘"①。实际上，较公共卫生革新，多数殖民医官似乎更加关注殖民军医组织机构改革及军医地位提升问题。这一现象不仅在殖民地印度，就算是在整个英帝国范围内也具有普遍性。如先后在牙买加、比利时佛兰德斯（Flanders）、英属西印度群岛等地随军的苏格兰医官罗伯特·杰克逊（Robert Jackson）便在深入研究牙买加热病后，得出了应该在军队中组建医疗部（Medical Department）以解决热带气候下军队健康问题的结论。而在1859年之前，印度殖民地的军队医官们的注意力也主要集中在军医组织机构改革领域。

军医组织机构及待遇问题是东印度公司统治时期的诸多弊端中的一项。1786年成立的殖民军队医疗部（Medical Department of the Army）虽称为部门②，但实际上只是一个由3名作为主管的老资格医官及10名负责日常行政事务的外科医生（Superintending Surgeons）组成的医疗理事会（Medical Board）。医疗理事会之下的广大军医则被分配到各个团级单位，担任军队外科医生和助理外科医生（Assistant Surgeons）之职。凭借对基层医官的有限管理，医疗理事会掌握着有限且分散的军医人事权与军队医疗事务管理权。不仅如此，医疗理事会在人员组成上严格遵守年功序列制度，从而使得其中不乏资历老却无才干者。军队中的青年才俊对此颇为不满。改革殖民军队医疗部因此迫在眉睫。

1857年印度民族大起义的爆发及其后印度政治上层结构的变动为这一组织机构改革提供了条件。大起义后确立的英王直辖制度使殖民军队的管理者由东印度公司变为了英国政府。"陈旧的、无知的和腐败的医疗理事会"因此被废除，"不列颠军队医疗部被一位署长（Director General）监管和控制，他是一位被择选和负有责任的官员，他是政府的、军队的和公众的耳目"。③ 不仅军队医疗事务管理权就此集中于署长一人的手中，其管理

---

① Andrew Balfour, Henry Harold Scott, *Health Problems of the Empire: Past, Present and Future*, London: W. Collins Sons & Co., 1924, p. 47.

② 在理解殖民统治时期印度政府组织结构时，须对"Department"一词格外谨慎。"Department"在多数情况下只是指代一个共同处理同一政府事务的公务人员班子而已。在多数情况下，殖民统治时期印度的各类"部门"都没有形成完整的建制。

③ *Report from the Select Committee on Indian Territories: Together with the Proceedings of the Committee, Minutes of Evidence Appendix and Index*, Vol. 6, London: The House of Commons, 1853, p. 76.

权也得到极大增强。其下属顾问官员（Staff Officer）几乎涵盖了医院［包括医院监察主任（Inspectors-General of Hospitals）、医院副监察主任（Deputy Inspectors-General of Hospitals）］与军队医官体系［顾问外科医生（Staff Surgeon）、助理顾问外科医生（Staff Assistant Surgeon）］的所有相关部门。他甚至对于与军队密切相关的民事医疗事务（如监狱医疗卫生事务）也有管理和监督权。

但殖民军队内部管理体系的完善及军医地位的相对提高并不是公共卫生思潮兴起的充分条件。此时，多数掌权医官对于改良军队驻地及其周边环境并无兴趣。通过传统医疗手段治疗军队病患或者将其送至远离致病气候环境的山地驻地疗养仍是当时的主流做法。公共卫生思潮的兴起迫切需要思想领先于同代人的有识之士发挥先驱作用。

东印度公司孟加拉管区军医詹姆斯·拉纳尔德·马丁（James Ranald Martin）正是殖民统治时期印度公共卫生改革的先行者之一。他在孟加拉管区作为随军外科医生服役22年（1818年至1840年），并最终依其资历升任为医疗理事会三名主管医官之一。他致力于印度军队医疗体系改革，不仅对于医疗理事会的种种弊端深恶痛绝，更因其对军事驻地公共卫生问题的关注成为印度殖民公共卫生改革的先驱者。

1835年3月，马丁向孟加拉管区总督查理斯·梅特卡夫（Charles Metcalfe）建言，指出应建立“不仅仅对于军队，对于一般民众同样适用的一套印度卫生管理详细体系”①，并主张应该将军队医官配备到人口密集的城镇之中。接受了这一建议的管区总督颁布政令，其规定应由军队医疗理事会指派三名军官组成军营选址医疗地形学（Medical Topography）委员会，由其负责在全印度范围内就医疗地形学相关问题展开深入调查。其具体调查内容如下：

1. 上述地区的位置、边界、海拔、设施及对外交通方式；盛行风的风向；山脉，特别注意那些可提供益处和便利之处的山脉类型；

2. 海洋、河流、湖泊、水井、沼泽、排水、水渠情况等；

① *Report from the Select Committee on Indian Territories: Together with the Proceedings of the Committee, Minutes of Evidence Appendix and Index*, Vol. 6, London: The House of Commons, 1853, p. 82.

3. 气候，其自然特征及其医疗效果等；气温和气压的最高值、最低值和平均值；

4. 土壤的基本特征，其与周边海洋及其他水体的相对高度；这些海洋及水体的特征；一年中哪些时段会有毒物从土壤中大量挥发出来，这一挥发要达到何种程度才会使蒸发物变得最有毒等；

5. 植物、动物和矿物产品；

6. 农业状况；

7. 道路和交通；

8. 疾病，本地病与流行病及那些可能遗传的疾病；特定产业阶级、监狱或济贫院的流行疾病；

9. 营房的情况；其位置、修建的日期与基本建筑形制；其是以正方形或者平行线修筑的，还是按照独栋房屋修建的；其是由木材、砖还是由石头建成的；其供水之质量，是来自泉水、井水，还是来自河水；

10. 营房地基及其周边土壤的特征；营房是否潮湿、寒冷、暴露于特定风向吹拂；营房地面排水及其他营房总体情况；

11. 包括其高度、长度和宽度在内的房屋尺寸大小；门窗的数量；

12. 床架的尺寸；营房能够容纳的人数；

13. 厨房及其他外部清洁及内务用房屋情况；

14. 禁闭场所的情况，如选址、是否干燥等；是否有任何特定的疾病可以归因于此处环境；

15. 医院及其上述问题；

16. 医院与营房的距离；是否有一个供恢复期病人使用的单独散步场；

17. 与欧洲士兵相关的贮藏室、手术室与停尸间的情况；

18. 病人是否曾经在容易引发疾病的医院特定区域或条件下劳动；

19. 绘制标记特定位置的简易地图以作为报告的补充。①

---

① *Report from the Select Committee on Indian Territories: Together with the Proceedings of the Committee, Minutes of Evidence Appendix and Index*, Vol. 6, London: The House of Commons, 1853, p. 82.

从上述条目不难看出，1835年军营选址医疗地形学委员会的调查内容中的诸多条目（如洁净供水、营房卫生、地面排水等）已然具备了公共卫生改革相关措施的雏形。这充分表明：孟加拉管区军营选址医疗地形学委员会的成立可以被视作印度殖民公共卫生改革的最早尝试。然而1835年孟加拉管区军营选址医疗地形学委员会的贡献不止于此。虽然相关委员会报告只是被送至各个管区医疗理事会以供参阅，但这一做法无疑推动了众多殖民城市首部卫生立法的颁布实施。如在詹姆斯·拉纳尔德·马丁所属的孟加拉管区，“由于卫生疏忽，处于极端不健康环境下”的加尔各答就借机组建了卫生立法委员会，由其负责相关法令的制定工作。加尔各答首部城市卫生法令于1840年颁布实施。而到了1842年，印度几乎所有大城市都仿效加尔各答颁行了自身的卫生法规。

因此虽然殖民统治时期医官及后世历史学家都选择将1859年视为印度公共卫生改革元年，但如果我们不纠结于“公共卫生”这一特定表述，而仅从相关措施是否符合公共卫生理念的角度加以分析的话，便自然会将1835年孟加拉管区军营选址医疗地形学委员会的组建视为印度公共卫生改革之开端。诚如在这一委员会设立过程中发挥了核心作用的詹姆斯·拉纳尔德·马丁在评价该委员会时所言：“自此开始，印度的卫生立法被适用于军队营房和营帐与城镇及一般民众居住区域。”①

马丁的评价虽有夸大其词之嫌，但自1835年军营选址医疗地形学委员会成立开始，印度殖民政府确实也逐渐改变其逃避态度并着手制定卫生法规以控制、管理和改造周遭环境。但委员会的成立也埋下了隐患。1835年后，殖民军医开始逐步扩大其对非军事驻地卫生事务的掌控权。这无疑为日后印度军事与民事官员二元对立的公共卫生权力格局埋下了伏笔。

第二节　殖民统治时期印度公共卫生机构的确立（1859~1895）

纵观殖民统治时期印度公共卫生史不难发现，殖民军医群体发挥了重

① *Report from the Select Committee on Indian Territories: Together with the Proceedings of the Committee, Minutes of Evidence Appendix and Index*, Vol. 6, London: The House of Commons, 1853, p. 82.

要作用。1857年印度民族大起义的爆发给英国殖民者带来巨大震慑，这无疑使殖民当局对军队，特别是欧洲出身士兵的关注远甚以往。不仅殖民军队的性质由"东印度公司雇佣军"转变为了"女王军队"，军队驻扎制度也几乎同时发生了变革。东印度公司统治时期，军中士兵并不在驻地营房中集中居住，而是在每日执勤任务完成后各自返回自身住所休息。① 自1857年开始，为了应对长期战事要求，便于夜间迅速调动集结的集体营房制度在殖民军队中建立起来。但由于其时各军队驻地的卫生条件普遍欠佳，集体营房制度的推广无疑使原本已然十分严重的各类疾病传播情况在殖民军队中愈演愈烈。殖民军队非战斗减员情况日益突出："1800年至1856年的57年间，公司中士官（Non-Commissioned Officer）和士兵（包括因病退役者）的死亡人数总计为40420人（总人数为588820人），所以其本世纪的死亡率为69‰。"② 这一高死亡率正是1859年印度军队卫生状况皇家委员会成立的直接原因。

然而，1859年委员会的成立及相关措施的出台同样得益于时人观念之变化。以公共卫生措施改造周边不卫生环境的想法需先在殖民军医群体中得到共鸣，只有这样相关措施才能得到推行。詹姆斯·拉纳尔德·马丁在这一过程中同样发挥了重要作用。1857年，他针对印度军队健康及医官职权问题向印度殖民政府提出建议。这一建议充分彰显了公共卫生理念："为了确保在选择驻地、医院、军营，或处理供水、排水、食物、衣物等任何关系到军队健康的事务时卫生相关考虑不被忽略，应该总是咨询医官。"③ 以公共卫生思想为代表的"环境致病"理念逐渐深入人心的一个标志集中体现为殖民医官们开始摒弃以往的悲观主义及逃避主义理念，即逃离至可以治疗疾病的海岛"伊甸园"、山地驻地以及隔离患病原住民的理念逐渐失势，如对待山地驻地看法的变化。如前所述，在公共卫生观念兴起之前，山地驻地被欧洲殖民者与移民视作逃离殖民地致病环境的重要手段："在热带地区，将欧洲军队从平原移至山地，这一在查理斯·梅特卡

① A. C. C. De Renzy, "Sanitary Improvement in India," *The British Medical Journal*, Vol. 2, No. 616, 1872, pp. 432-436.

② *Royal Commission on the Sanitary State of the Army in India, Vol. Ⅰ, Report of the Commissioners*, London: George Eyre and William Spottiswoode, 1863, p. 11.

③ "Sanitary Reform in the Army," *The British Medical Journal*, Vol. 1, No. 165, 1860, pp. 149-150.

夫政府时期进行的措施得到了极大激励，因其已经在牙买加提升了人们的健康、经济和收入水平。"① 山地驻地较高的地势被认为不仅可以使殖民官兵免受平原地区的炎热之苦，也可以使其脱离平原地区潮湿且容易"发酵"疾病的地面环境。然而随着公共卫生观念的兴起，这一观点逐渐遭到质疑。对此，詹姆斯·拉纳尔德·马丁指出："在我看来，加尔各答（城）及军队中的众多经验表明：在印度，前往山区的益处主要体现在对人的健康的保持上，而非在对于疾病的治疗上。我认为其在治疗疾病方面是无效的。"②

而在《印度军队卫生状况皇家委员会报告》中，委员会成员对山地驻地的治疗效果亦提出疑问："虽然人们在山上的时候看起来更佳，但回来的人并未显示出巨大差异……与此同时，山地驻地的卫生条件十分糟糕……而且如果山地驻地被配置以（卫生条件）欠佳的营房和医院、有缺陷的供应用水，没有排水设施，如果其周边被允许成为粪池，离开平原前往山地的军队虽然会将疟疾留在身后，但也只是发现自己获得了作为替代的因其他原因而产生的恶臭空气。"不仅如此，报告甚至认为"山地驻地特别容易污染土壤和供应水源"。③ 因此，"从来不要相信单纯增加海拔可以作为保护健康的手段"④。除"山地驻地并不具备治疗作用"（Hill Stations are not Curative）的理念外，以"黑城-白城"隔离原住民的传统做法也不再被视为一劳永逸。一方面，隔离措施的效果遭到质疑。马丁等委员会成员认为隔离士兵与原住民的高墙不仅不能完全隔绝各种疾病，甚至其修建反而会导致空气难以流通，从而使潮湿地面产生的致病发酵毒雾难以散去。另一方面，"环境致病"论的流行使单纯依靠隔离的做法日渐难以

---

① *Report from the Select Committee on Indian Territories: Together with the Proceedings of the Committee, Minutes of Evidence Appendix and Index*, Vol. 6, London: The House of Commons, 1853, p. 82.

② *Report from the Select Committee on Indian Territories: Together with the Proceedings of the Committee, Minutes of Evidence Appendix and Index*, Vol. 6, London: The House of Commons, 1853, p. 86.

③ *Selections from the Records of the Government of India Home Department No. CCCXXXVII, Home Department Serial No. 19, Papers Relating to Village Sanitation in India, 1888-1895*, Calcutta: Superintendent Government Printing, 1896, p. 16.

④ *Royal Commission on the Sanitary State of the Army in India, Vol. Ⅰ, Report of the Commissioners*, London: George Eyre and William Spottiswoode, 1863, pp. 72-75.

立足：当军营周边环境的卫生条件整体不佳时，军队驻地自然无法“独善其身”。不仅军队驻地周边的各类粪便和垃圾堆积会严重影响驻军健康，附近城镇的集市也有很大可能成为军队的健康隐患。因此，正如马德拉斯医官 C. 特里维廉（C. Trevelyan）所言：“欧洲军队的健康一定或多或少被这些环境影响……马德拉斯欧洲人的健康应被改善，这不是通过修建高墙将其与原住民相分离，而是通过针对当地原住民健康环境的有力行动实现的。”①

无论是放弃逃至山地驻地，还是将重心由隔离原住民变为改善其环境②，都折射出殖民军医群体对于公共卫生事务的关注及其对于卫生事务管理权的觊觎。他们不仅要通过直接治理军队驻地的环境卫生来减少欧洲殖民军队的疾病伤亡，更要借机将相关措施推广至原本并非军队控制的“军营周边”地区。这正是军队卫生状况皇家委员会之意义所在：它不仅促进了公共卫生机构的建立及相关措施的推行，更借此使殖民军医拥有了对于民事卫生事务的干预权。换言之，殖民统治时期印度公共卫生改革的兴起对印度公共卫生权力格局产生了深远影响。对于殖民军医在印度公共卫生领域扮演的重要角色，旨在推进印度公务人员待遇改革的 1923 年李委员会（Lee Commission）如是评价道：“印度医疗勤务在印度民事方面扮演着一个显著角色，其不仅致力于所有人种平民的医疗关怀事业，它也是遍布印度的传播西方医学观念的……主要机构。”③

事实上，通览《印度军队卫生状况皇家委员会报告》便不难发现，其所涉公共卫生领域较 1835 年军营选址医疗地形学委员会报告更为全面彻底（因詹姆斯·拉纳尔德·马丁为两委员会之灵魂人物，这一变化无疑是其相关公共卫生思想不断演进之结果）。该报告内容驳杂，有痢疾、腹泻、疟疾、霍乱、梅毒等传染病防治相关内容，亦涉及城市排污及地面排水、

---

① *Royal Commission on the Sanitary State of the Army in India*, *Vol. I*, *Report of the Commissioners*, London: George Eyre and William Spottiswoode, 1863, p. 40.

② 实际上，隔离欧洲居民“卫生”居住环境与印度原住民“不卫生”居住区域这一措施并未因公共卫生改革的推行而取消。由于贫民窟住房改造、城市供水和排水等公共卫生改革措施在殖民城市地区推行迟缓并存在各类弊端，区域隔离至今仍是保障印度城市上层居民健康的重要手段。

③ 转引自 F. E. Fremantle, *The Health of the Nation (Second Edition)*, London: Philip Allan & Co., 1929, p. 184。

气候与疾病、驻地选址及房屋卫生标准、灌溉及地表水污染、厕所及淋浴、健康饮食、衣着与健康、禁止酗酒、士兵娱乐与休闲等诸多方面。显然，报告已经基本囊括了其后殖民地印度公共卫生措施的全部内容。也正是出于这一原因，尽管上述措施中的多数在其后并未得到立即推行，但殖民医官及后世历史学家们还是倾向于将1859年视为殖民统治时期印度公共卫生改革的正式开端。

此外，印度军队卫生状况皇家委员会的一项主要贡献在于其对于印度公共卫生机构体系的影响。在委员会看来，由于印度军队驻地周边的不卫生环境会危害军队健康，这些地区也应效仿军队驻地确立公共卫生机构管辖权，其中人口稠密、卫生条件堪忧且“没有任何的卫生管理”的广大城市地区［多数城市仅有集市卫生警察（Sanitary Police of Hazaars），其权限由各地自行决定。在部分地区，其职权仅限于地面清洁工作管理］最为紧迫。因此，必须择选殖民军医并设立具有独立权限的卫生勤务（Sanitary Service），以使所有“卫生工程和改进计划”意见和建议可以被交予各省新组建的卫生委员会（Sanitary Commissions）以供参考。正如委员会报告所言：“为了渐渐在军营、医院、驻地……以及接近军事驻地的整个城镇引入卫生改良措施，他们（委员会委员，下同）建议每个管区任命一个公共卫生委员会（Commission of Public Health），由其代表民事、工程和医疗等不同要素，从而对所有与公共卫生相关的事务给出建议与协助：选择新驻地和对现有驻地及集市进行卫生改进；检查军营和医院的新（建设）计划①；对驻地及集市的布局提出建议；推行当地城镇卫生改良措施以防止和缓解传染病；在总体上对民众的卫生环境进行长期监管，无论这些人是欧洲人还是当地原住民；针对疾病的流行、诱因、预防方式制定报告；以及其他使得各管区委员会的建议能够生效的行政手段。”② 不难看出，报告提议设立的公共卫生委员会是一个管区级别的行政管理机构。它拥有管理军队驻地及主要城市地区卫生事务的广泛权力。但由于这一方案在公共卫生行政权力方面野心过大，它很快遭到了各管区地方政府、殖民公共工程部门、地方民事-地税机关的联合抵制。其实施过程也因此并不顺利。

---

① 原为殖民公共工程部门（Public Works Department）之职责。

② *Royal Commission on the Sanitary State of the Army in India*, *Vol. I*, *Report of the Commissioners*, London: George Eyre and William Spottiswoode, 1863, p. 84.

1864年，即《印度军队卫生状况皇家委员会报告》出版1年后，马德拉斯、孟买及孟加拉管区都陆续设立了卫生委员会，并设置了卫生专员（Sanitary Commissioner）及助理卫生督察长（Assistant Sanitary Inspector General）等职位。专门负责殖民公共卫生事务的公务人员队伍——印度卫生勤务亦就此成立。但卫生专员的权力仅限针对公共卫生事务提出建议及管理天花疫苗事宜这两项，远远没有达到1863年报告所构想的标准。不仅如此，由于“地方政府十分强烈地反对将其卫生官员置于全印度（All-India）[①] 卫生部门的命令之下”[②]，对于印度各地方政府而言，建立独立于原有殖民权力框架并直接隶属中央公共卫生部门的地方公共卫生机构这一提议是无法容忍的，它们希望将公共卫生管理权牢牢掌握在各级地方政府及城市自治机构的手中。

为了解决这一制度难题，1888年7月27日，印度总督达费林伯爵（Lord Dufferin）颁布了《印度政府公共卫生改革决议》（No. 3-212-225, 1888），提议在印度各省设立卫生理事会（Sanitary Board）“以控制和监督城市及农村的公共卫生事务”。[③] 按照决议，卫生理事会将包含卫生专员、殖民公共工程部门出身的卫生工程师、地方理事会及市政当局官员、民事医院监查主任（Inspector General of Civil Hospitals）、土地记录及农业事务负责官员、法律记录官（Legal Remembrancer）等多方势力。这显然是一个妥协方案：通过与各相关殖民官员的协商，卫生专员将在卫生理事会的制约下履行有限职权（调查各地方供水、排水情况并制定公共卫生计划，将之交予殖民公共工程部门通过）。

虽然各个管区以1888年决议为基础陆续颁布了卫生立法，但这些立法在地方公共卫生事务归属权问题上仍然倾向于将地方公共卫生事务划归各个

---

① 在殖民统治时期印度的政治机构格局中，全印度职位由殖民中央政府设立，旨在管辖全印度事务。其产生于殖民当局试图在东印度公司统治时期三管区政府之上设立印度联邦（中央）政府的政治机构改革过程之中。全印度职位作为联邦政府层面的岗位，原则上对于全印度（自治土邦除外）的对应事务有其职权。

② “Reorganization of the Indian Sanitary Department,” *The British Medical Journal*, Vol. 2, No. 2285, 1904, pp. 1023-1024.

③ *Selections from the Records of the Government of India Home Department No. CCCXXXVII, Home Department Serial No. 19, Papers Relating to Village Sanitation in India, 1888-1895*, Calcutta: Superintendent Government Printing, 1896, p. 34.

地方自治机构及村社管理。例如在孟买管区，《1888年孟买城市市政法令》（The City of Bombay Municipal Act，1888）便规定由72名选举产生的政务委员会委员（Councillors）组成孟买市政委员会（Municipal Corporation of the City of Bombay）以管理所有“可以增强公共安全、健康、便利或教导（公共卫生）……之手段”[①]。农村地区亦然。譬如《1889年孟买农村卫生法令》（The Bombay Village Sanitation Act，1889）虽然规定“每个村庄都应设有一个卫生委员会（Sanitary Committee）”[②]，但这一掌握着农村地区卫生事务管理权及执法权的卫生委员会需由殖民税务官（Collector）[③]任命，上级卫生专员对其并无直接管辖权。虽然按照法令，每个村庄也应设立卫生理事会，并由印度卫生勤务人员担任理事会卫生督查（Sanitary Inspector），但卫生督查的职权范围极其有限，仅有公共卫生事务劝告权及相关报告提交权等。其结果便是中央公共卫生机构对于地方公共卫生事务缺乏行政管理权，地方政府则缺乏足够资金、技术和动力执行公共卫生措施。这便是印度公共卫生机构体系的最大弊端。正是这一弊端严重拖累了殖民地印度的公共卫生改革步伐，中央公共卫生机构职能改革因此迫在眉睫。

第三节　殖民统治时期印度公共卫生机构的发展（1895~1904）

作为新兴权力部门，殖民公共卫生部门自其成立之初便倍感阻力。卫生委员会及下属卫生专员们所期望的集中的中央公共卫生管理权长期难以实现，导致中央公共卫生部门难以实现对地方事务的有效管控：不仅孟买、加尔各答等殖民城市的自治权牢不可破，广大农村地区地税-行政合一的殖民基层管理格局亦无法撼动。甚至在中央各殖民机构之间，公共卫生部门也屡遭质疑（其与殖民公共工程部门的冲突尤其激烈）。不仅如此，由于殖民公

① *Acts Passed by the Governor of Bombay in Council in the Years 1887 and 1888*，Bombay：Government Central Press，1889，p. 47.

② *Acts Passed by the Governor of Bombay in Council in the Years 1889 and 1890*，Bombay：Government Central Press，1890，p. 4.

③ 在殖民统治时期的印度，继承自东印度公司统治时期的税务官-地方行政官员职权合一的基层政治制度颇为普遍。在20世纪印度政治体制改革之前，殖民税务官作为殖民基层官员，牢牢掌握着广大农村地区的基层财政权与行政权。

共卫生部门是凭借1863年《印度军队卫生状况皇家委员会报告》而设立的，这无疑使其具有鲜明的殖民军队背景。因而对于印度各级地方官员而言，公共卫生部门权力的扩张代表着军队一方对于传统地方民事权力的挑战与僭越。在上述权力冲突的影响下，殖民地印度公共卫生机构体系的建立和发展历程及相关公共卫生措施的推行过程自然会异常艰难。对于殖民公共卫生官员而言，这意味着亟须采取进一步措施对殖民公共卫生体制加以完善。

1894年，加尔各答医官W. J. 辛普森（W. J. Simpson）向即将召开的加尔各答印度医疗大会（Indian Medical Congress）提出建议，希望对印度卫生官员队伍进行重组和改革，其具体内容包括以下几点：（1）军队卫生事务与民事卫生事务相分离；（2）对兽医及医学院学生进行专门训练，同时招收和培训卫生工程与建筑（Sanitary Engineering and Architecture）专业学生；（3）每个市政当局或地方政府应在规定时间内指派一名经卫生专员同意的卫生主任（Health Officer）；（4）每个主管城市事务的市政理事会（Municipal Board）之下要建立专门的卫生特别委员会；（5）在基层任命与区首席顾问官（Chief Consultant Officer of the District）同薪金、同权力的民间医生（Civil Surgeon），并任命区特别卫生主任；（6）基层与区一级的医官同各省的卫生专员要保持紧密联系；（7）各省的卫生专员要与中央政府的帝国卫生官员（Imperial Sanitary Officer）紧密联系；（8）卫生官员要作为医疗事务的代表出席帝国议会（Imperial Council）。①不难看出，辛普森的改革方案主要着眼于分离军队与民事卫生事务管理权、设立基层卫生官员及确立中央—省—基层三级卫生官员管理框架三个方面。其核心意图是通过分离军事与民事卫生权力来缓和各级地方政府对于军队出身卫生官员的抵制，从而顺利建立中央-地方职权明确的完整公共卫生管理体系。

在1895年1月召开的加尔各答印度医疗大会上，与会代表最终决定重组印度卫生勤务。大会决议提出在各省之上设立由中央卫生官员组成的“帝国卫生部”（Imperial Sanitary Department）以管理全印公共卫生事务。其职权包括：围绕医疗卫生事务向印度总督及总督理事会（Viceroy's Executive Council）提出建议，负责收集、整理和发布印度及周边国家的传染病

---

① Andrew Balfour, Henry Harold Scott, *Health Problems of the Empire: Past, Present and Future*, London: W. Collins Sons & Co., 1924, p. 130.

情报，向各省政府询问其人、畜、农业疾病的预期防治方法及取得的成效，有权知晓任何移民、朝圣、苦力相关信息并建议各省政府采取相应预防措施，对新卫生法规的制定提出建议等。与此同时，决议亦对省一级及地方基层一级的医疗卫生人事安排及相关职责做出了明确规定：省级层面，各省卫生官员全权掌控该省卫生事务，可以在任何地点针对任何特定卫生事务展开调查，可制定章程并修改现有法律，进行人畜疾病调查，研究农业虫害以及分析水质等；地方基层层面，基层卫生专员及民间医生主要负责具体事务的执行，如街道清洁、供水、建筑管理、排水、出生及死亡登记、疫苗的配给和使用、消除传染病以及每周定期向省级政府知会疾病情况等。不难看出，这一方案与 W. J. 辛普森的方案相去甚远。中央卫生官员对于地方各级卫生事务及相关人事安排缺乏行政管理权限。他们只有有限的知情权和建议权，因而无法建立与“各省的卫生专员的紧密联系”。各省卫生官员掌控着公共卫生行政管理权。他们是卫生法规和管理方案的制定者，负责监管作为公共卫生事务实际执行者的基层卫生官员。1895 年改革方案极力避免在中央层面出现强有力的卫生权威，力图将卫生行政权给予各省（其具体人员配置见表 2-1）。这一做法彻底否定了关于在印度建立一套自上而下的，“如必要时，实行对于所有管理分支的足够总体控制”① 的卫生管理行政体系的方案。自此之后，印度公共卫生行政权力下放成为长期趋势。始终无法确立中央公共卫生行政管理权的殖民公共卫生部门不得不顺应去行政化潮流，并逐渐沦为科研及咨询部门。

表 2-1　1895 年加尔各答印度医疗大会改革方案中涉及的各级部门人员配置

帝国（中央）卫生部	印度政府卫生专员（Sanitary Commissioner with the Government of India）
	副卫生专员（Deputy Sanitary Commissioner）
	医疗统计官（Medical Statist）
	兽医专员（Veterinary Commissioner）
	卫生工程师
	卫生大臣（Minister of Health）（有权出席总督理事会会议）
	各个实验室及研究机构的专家

① *Selections from the Records of the Government of India Home Department No. CCCXXXVII, Home Department Serial No. 19, Papers Relating to Village Sanitation in India, 1888–1895*, Calcutta: Superintendent Government Printing, 1896, p. 4.

续表

各省卫生部	省级卫生专员（Sanitary Commissioner of Province）
	助理卫生专员（Assistant Sanitary Commissioner）
	卫生工程师
	行政部门高级官员
	中央巡视官员（Travelling Agents，包括副卫生专员、医院监察主任及卫生督察长、兽医及副卫生工程师）
地方基层卫生部	市政卫生专员（Municipal Sanitary Commissioner）
	区治安官（District Magistrate）或民间医生
	卫生主任
	卫生工程师

资料来源："A New Era in Indian Sanitation," *The British Medical Journal*, Vol. 2, No. 1823, 1895, pp. 1455-1456。

然而即使是对各省现有体制影响甚微的 1895 年改革方案，其推行过程也并不顺利。大会过后，仅马德拉斯管区采取了相应措施，其他省份反应迟缓。特别是在市政委员会权力根深蒂固的孟买管区，1895 年改革方案遭到最激烈的抵抗。由此可以预见，如若没有特殊情形发生，这一抵抗必将长期持续下去。但 1896 年鼠疫疫情暴发了。

1896 年于孟买城率先暴发的印度鼠疫疫情在殖民统治时期印度公共卫生史中具有重要意义。1896 年 8 月，孟买最先出现鼠疫病例。很快，疫情便通过孟买便利的交通网络扩散至印度各地。疫情在 1897 年 1 月达到高峰，仅该月就有 7627 人死亡。[①] 2 月，孟买市政当局方才采取措施，宣布对所有驶离孟买的列车、港口进出人员进行检疫。为此而成立的孟买鼠疫委员会（Bombay Plague Committee）则将孟买划分为 10 个区域，并分别为每个区域指派了医官和护士以医治病患并防止疫情扩散。

然而对于 J. A. 特纳（J. A. Turner）等任职于鼠疫委员会的卫生官员而言，检疫与医疗手段只是应对当时疫情的治标之策，远非根除包括鼠疫在内各类传染病的治本之策。特纳认为鼠疫的流行与"不卫生"住房的存在密切相关："有几百万人生活在最不卫生的空气、空间和采光环

① James Macnabb Campbell, *Report of the Bombay Plague Committee on the Plague in Bombay, for the Period Extending from the 1st July 1897 to the 30th April 1898, 1897-98*, Bombay: The Times of India Steam Press, 1898, p. 1.

境中，污物在屋内及房屋周围到处都是，这使得他们自身暴露于有害健康的危险源中。”[①] 由于过于拥挤的房屋、不卫生环境及缺少通风会滋生老鼠进而引发疫情，必须制定卫生法规，并在其中包含“控制建筑和街道、处理垃圾、消除不卫生地区、保护食物及饮水供给的强制性条目”[②]。然而上述设想的实现仍然困难重重。为应对鼠疫问题而成立的、公共卫生官员在其中发挥重大作用的鼠疫委员会同样遭到了孟买市政当局的抵制，相关改进“几乎立刻就被市政当局叫停，其产生疑问，依照流行病管理法规，鼠疫委员会是否有权对房屋采取改良措施”[③]。

虽然在1896年鼠疫疫情暴发之前，印度亦长期饱受疟疾、霍乱等传染病之苦，但这些疾病并未产生足够的震慑效果。究其原因，笔者认为有两点值得注意。首先，无论是长期肆虐于印度乡村地区的疟疾，还是流行于劳工营地、朝圣者及城市贫民之中的霍乱，这些疾病无一不是“农村穷人的疾病”，其并未对作为殖民统治中心的城市地区产生重大影响（印度军队卫生状况皇家委员会所关注的殖民军队驻地也多位于郊区或乡村地区，而非城市内部）。正如历史学家大卫·阿诺德所言：1896年于孟买最先出现的鼠疫疫情被给予了比霍乱更多的重视是因为这次疫情是“对于印度第二大港口及生产中心商业的威胁”[④]。与以往不同，这次鼠疫疫情已然威胁到了殖民统治命脉。其次，1896年鼠疫疫情的不同之处还在于：印度首次成为传染病的输入国，而非输出国。1896年以前，在印度长期肆虐的传染病往往都被视为生于兹长于兹的本土“热带病”。譬如霍乱，它“看起来在恒河三角洲地区流行，世界范围的流行一般都可以追溯到这一源头”[⑤]。而被视为印度

---

① J. A. Turner, *Report by J. A. Turner, Executive Health Officer, on History of Plague in Bombay from 1896-1907*, Bombay: The Times Press, 1907, p. 2.

② "Plague and Sanitation in India," *The British Medical Journal*, Vol. 1, No. 2160, 1902, pp. 1288-1289.

③ James Macnabb Campbell, *Report of the Bombay Plague Committee on the Plague in Bombay, for the Period Extending from the 1st July 1897 to the 30th April 1898, 1897-98*, Bombay: The Times of India Steam Press, 1898, p. 70.

④ David Arnold, "Cholera and Colonialism in British India," *Past & Present*, No. 113, 1986, pp. 118-151.

⑤ E. R. Stitt, *The Diagnostics and Treatment of Tropical Diseases (Third Edition)*, Philadelphia: P. Blakiston's Sons & Co., 1919, p. 171.

“第一公敌”[①] 的疟疾作为“将白种人从热带隔绝出去的障碍”[②]，无疑在欧洲殖民者来到印度前便已存在于当地的“热带”环境之中。换言之，疟疾与霍乱等传染病在印度长期存在，这一常态并不能成为引发殖民政府对公共卫生事务关注的适当契机。而1896年鼠疫疫情则不然，它是在国际交往和国际传染病防控日益强化的背景下，作为国际贸易港口城市的孟买“首度”遭遇的外来[③]疾病入侵。诚如后人在1946年《健康调查及发展委员会报告》中所言：

> 看起来，鼠疫对于印度来说不是一种新的疾病，但它对于现今一代的印度人来说是全新的，而且其在整个国家造成了十分严重的人员死亡。这一疾病的陌生、控制疾病过程中采取措施的不得人心和这些措施的无效，都使得人们从冷漠中惊醒。其引发了所有人的关注，特别是受教育阶层。他们对卫生的关注是其他事务远未得到的。更开明者开始意识到，现有疾病中的许多是可以预防的，许多死亡是不必要的。简而言之，他们意识到卫生的重要性、健康的经济价值、疾病与人口在成年之前提早死亡造成的巨大浪费。这表现为他们对于更好的水、更好的食物、更好的住房和更好的排水的要求。[④]

但鼠疫疫情对于印度殖民公共卫生发展历程的影响并不总是积极的。实际上，这场始于1896年的鼠疫疫情直到20世纪20年代仍未完全消退，最终致使印度数百万人死亡，经济社会受到严重破坏。面对鼠疫疫情，虽

---

① Theodore R. Flaiz, *Epidemics and How to Meet Them*, Poona: Oriental Watchman Publishing, 1945, p. 48.

② Malcolm Watson, “The Effect of Drainage and Other Measures on the Malaria of Klang Federated Malay States,” *The Journal of Tropical Medicine*, Vol. 6, 1903, London: John Bale Sons & Danielsson, Ltd., 1904, p. 349.

③ 根据孟买鼠疫委员会之调查，这场鼠疫疫情有数个可能的外来传染源：（1）从香港或中国内地南部地区传入；（2）经由波斯湾从美索不达米亚传入；（3）经由库马翁（Kumaon）或者加瓦尔山（Garhwal Hills）的朝圣者传入；（4）经由阿拉伯半岛的吉达（Jeddah）的朝圣者传入。考虑到香港在1894年、1895年和1896年都有鼠疫疫情，而阿拉伯半岛和中国内地则在1893~1896年有过鼠疫疫情，中国内地南部地区、香港或者阿拉伯半岛为此次鼠疫来源的可能性更大。

④ *Report of the Health Survey and Development Committee, Survey Vol. 1*, Calcutta: Government of India Press, 1946, pp. 23-24.

然殖民公共卫生部门通过成立鼠疫委员会等途径掌握了防疫的主动权，但这一权力带来了两大负面影响。其一，防疫措施无疑挤占了殖民地公共卫生改良措施所需资源并打乱了其推行节奏。正如马德拉斯卫生专员在 1898 年抱怨的那样，“一些市政当局在卫生上花费较少，因为它们将很大比例的公共卫生拨款置于一边，以在出现鼠疫时使用其处理之”①。其二，也是最为关键的一点，则在于疫情防控措施本身，这一由殖民卫生医官主导，参考其“环境致病”学说开展的卫生防疫战役最终不仅未能成功抑制鼠疫蔓延，还因其强制逐户搜查以确定“病屋”、为远离作为传染源的“病屋”（Infected House）而将病人强制送往鼠疫医院、将接触者撤出“病屋”送往隔离营地、环境消毒等措施而招致了印度民众的激烈反抗。② 随着鼠疫疫情的不断发展，不仅是卫生防疫措施本身，甚至是作为公共卫生学派理论基础的“环境致病”学说也遭受质疑。基于细菌学学术背景及医学实验的细菌学和免疫学则日渐流行，从而直接推动了公共卫生部门的去行政化/技术部门化。

于是乎在 1904 年，鼠疫委员会向印度政府提出印度卫生部门重组方案：设立由中央政府直接管理的医疗研究部（Medical Research Department），以管理计划设立的医疗卫生研究机构；正式设立 1895 年加尔各答印度医疗大会的公共卫生改革方案中所提议的印度卫生专员，以监管全印度范围内的医学卫生研究工作。卫生专员还有权就卫生学、细菌学等专业技术事务向中央政府提出建议，并就专业技术问题指导各省公共卫生事务。这一方案是殖民统治时期印度公共卫生史上的重要分界点。以此为界，殖民公共卫生官员逐渐放弃了确立中央公共卫生行政管理权的做法，转而尝试在科研技术指导层面发挥其影响力。整个殖民统治时期印度公共卫生机构框架由此发生根本转变。它开始从一个旨在管理全印度公共卫生事务，制定并实施公共卫生计划的行政管理部门向管理公共卫生相关科研工作的科研技术指导部门转变。

---

① 参见 Mark Harrison, *Public Health in British India: Anglo-Indian Preventive Medicine 1859–1914*, London: Cambridge University Press, 1994, pp. 185–186。

② 对于殖民当局鼠疫防控措施下的民众冲突这一研究主题，最经典的论述当属大卫·阿诺德的《殖民化身体：19 世纪印度的国家医学与传染病》一书。直至今日，他的这本著作仍是研究该时期印度鼠疫问题的必读书目。David Arnold, *Colonizing the Body: State Medicine and Epidemic Disease in Nineteenth-Century India*, Berkeley: University of California Press, 1993.

第四节　殖民统治时期印度公共卫生机构的调整（1904～1918）

印度殖民公共卫生机构在1904年鼠疫委员会报告之后的发展趋势可以概括为以下两点：权力下放与去行政化/技术部门化。从结果来看，这两大趋势都进一步削弱了原本已然十分脆弱的公共卫生机构体系，并致使公共卫生措施的推行愈发艰难。殖民公共卫生机构体系亦自此逐渐呈现衰落之势。

为了将殖民公共卫生部门去行政化并将其转变为单纯技术部门，殖民当局采取了一系列措施。在1904年以前，相关医学卫生研究工作多是印度卫生勤务下属军医自发为之。其科研工作不仅缺乏专门性研究机构的依托，也得不到殖民政府的有效资助。但这一阶段仍然涌现出众多研究成果，其中具有代表性的研究包括：G. M. 吉尔斯（G. M. Giles）围绕黑热病（Kala-azar）所从事的研究工作（1889～1890）、哈夫金霍乱疫苗的发明者俄国医学家瓦尔德马尔·莫德查·沃尔夫·哈夫金的霍乱研究（1895），以及发现疟疾与按蚊之间关联性的罗纳德·罗斯的疟疾研究等。虽然不乏在医学发展进程中具有里程碑意义的重大成果，但显然在1904年之前，印度殖民中央政府并未对这些研究给予足够关注。

以下两方面是导致殖民当局扭转其对于医学卫生研究态度的重要原因：其一为前文所述1896年鼠疫疫情及鼠疫委员会报告之影响，其二则为巴斯德细菌学说之兴起。细菌学说的出现使原本难以控制的各类“热带病”与传染病变得可控。这一变化不仅改变了“热带医学”本身，也影响了以此为基础确立的殖民公共卫生机构体系。细菌学及免疫学一时成为显学，以医学科学之名回归传统对抗疗法的各类医学卫生研究机构也陆续在印度各省和中央层面建立起来（见表2-2）。新医学分支学科的兴起及相关机构的成立为公共卫生机构向技术部门的转化提供了现实基础。为上述医学卫生研究机构建立一套自上而下的医学卫生科研管理体系也成为殖民公共卫生部门在被剥夺公共卫生行政管理权之后的唯一出路。

表 2-2　19 世纪末 20 世纪初印度设立的医学卫生研究机构

机构性质	机构所在地	机构名称	成立时间
省级（孟买）	帕雷尔（Parel）	哈夫金机构（Haffkine Institute）	1896~1899 年
全印度	卡绍利（Kasauli）	印度巴斯德机构（Pasteur Institute of India）	1900 年
省级（马德拉斯）	钦奈（Guindy）	预防医学国王机构（The King Institute of Preventive Medicine）	1903~1904 年
全印度	卡绍利	中央研究机构（Central Research Institute）	1906 年
省级（马德拉斯）	库努尔（Coonoor）	南部印度巴斯德机构（Pasteur Institute of South India）	1907 年
省级（阿萨姆）	西隆（Shillong）	巴斯德及医学研究机构（Pasteur and Medical Research Institute）	1917 年
省级（缅甸）	仰光	缅甸巴斯德机构（Pasteur Institute of Burma）	1915 年
省级（孟加拉）	加尔各答	热带医学院（School of Tropical Medicine）	1922 年

资料来源：Andrew Balfour，Henry Harold Scott，*Health Problems of the Empire: Past, Present and Future*, London: W. Collins Sons & Co.，1924，p. 131；*Indian Sanitary Policy, 1914: Being a Resolution Issued by the Governor General in Council on the 23rd May 1914*，Calcutta：Superintendent Government Printing，1914，pp. 5-6。笔者查阅相关资料绘制。

1904 年鼠疫委员会报告发布后，殖民公共卫生部门加快了其掌控全印医学卫生科研事务的步伐。1905 年，印度事务大臣批准了在印度卫生勤务中择选医师单独培养细菌学研究骨干的计划。此后，13 名（后增加为 15 名）骨干医师从印度各地的医学卫生研究机构中择选而出①。按照当时的惯例，这些骨干医师组成的班子被称为“细菌学部门”（Bacteriological Department）。职责方面，细菌学部门主要负责对细菌学、医学生物学（昆虫学、原生动物学及蠕虫学）、生物化学、药理学及医学统计学等新兴医学学科的研究工作进行统一技术援助与指导，并负责组织机构人员的交流与相互协作。细菌学部门并不只是一个印度各研究机构主事者的技术成果交

① 其中包括来自卡绍利的中央研究机构的 1 名主任（Director）及 3 名助理主任（Assistant Directors）、来自哈夫金机构的 3 名代表、来自预防医学国王机构的 2 名代表、来自南部印度巴斯德机构的 2 名代表以及来自卡绍利印度巴斯德机构的 2 名代表。而其后增加的 2 名代表则分属缅甸巴斯德机构与西隆的巴斯德及医学研究机构。

流平台，它也充当了管理全印度医学卫生研究机构及人员的管理委员会的角色。那么，这一由科研技术人员组成的中央科研管理机构是如何实现对地方研究机构及人员的有效管理的？

设立由中央政府部门直接管理的科研基金便是其手段之一。正如前文所言，印度医学卫生科研活动在1904年之前并未受到中央政府资助。多数情况下，研究者需要自行承担科研所需全部费用并自行采买设备。然而随着细菌学等一系列新兴医学分支学科相继兴起，这一制度逐渐成为相关研究深入发展的障碍。为解决上述难题，自1908年起，印度殖民中央政府每年固定向地方政府提供300万卢比（20万英镑）资金，用于扶植各省开展医学卫生研究工作。在这一资金的扶植下，印度各地陆续建立了一系列由殖民政府出资兴建的巴斯德细菌实验室及其他科研机构。1911年，印度研究基金协会成立。协会有权决定每年500000卢比的科研资助金及400000卢比的科研机构人员薪金的分配。这一权力对于印度公共卫生部门意义重大。显然，借助科研资助金制度，中央一级的印度研究基金协会可以充分实现对地方研究项目的引导和干预。同时，通过对于特定医学卫生研究课题的政策性倾斜，印度研究基金协会也可以对原本并无权进行行政干预的地方公共卫生事务实施间接指导与控制。譬如，在营养医学兴起之后，面对印度仅有罗伯特·麦卡里森一人从事相关研究工作的情况，印度医官慨叹于英帝国在这一领域的落后："在英格兰和美国有许多装备精良的正在运作的中心，其数量和种类还在不断增加。而在日本，一个大的帝国营养机构已经建成，并配有仅致力于这一课题的设备和人员。"① 这一危机感推动了印度殖民政府的倾斜性政策的实行。为了处理英帝国落后于人的"不适当"局面，印度库努尔营养研究实验室在印度中央政府及印度研究基金协会的资助下于1918年正式建立。当然，随着这一实验室的建立，营养医学研究机构及其人员也自然而然地被纳入了新的殖民中央科研管理体系之中。

相较以科研资助间接干预地方公共卫生事务的隐晦，印度研究基金协会掌握400000卢比的科研机构人员薪金分配权的意图显然更加直白：其旨

---

① *Report of the Committee on the Organization of Medical Research under the Government of India*, Calcutta: Government of India Publication, 1928, p. 69.

在通过支付各地方政府医学卫生科研人员薪金的方式控制和影响地方卫生官员的人事安排。随着印度各地医学卫生研究机构的不断增加，细菌学部门的人员也不断扩充。1914年，在原15名骨干的基础上新增了15名从各地印度卫生勤务、地方医官中择选的成员。这15个新增职位在官员等级层面与卫生主任相似，但因其并无具体职务而被称为“未规定职位医官”(Non-Specified Officer)。笔者认为，这一“未规定职位医官”的设置有双重含义。一方面，其目的在于缓和长期以来印度军方（印度卫生勤务）与民事部门之间的矛盾。如前所述，由殖民军医们率先提出并引领的印度公共卫生改革在推行过程中遭到了印度殖民体系内地方民事官员的激烈抵制。其结果便是印度公共卫生管理权“条块分割”问题严重：中央公共卫生部门难以确立其对地方公共卫生事务的行政管理权，中央部门主张的各项措施难以得到贯彻。因此，新的医学卫生科研管理体制若要顺利建立并巩固，就必须针对公共卫生领域的军事-民事冲突问题提出可行的解决方案。在1905年“细菌学部门”成立之初，其成员几乎涵盖了当时印度所有医学卫生研究机构的骨干力量。虽然自印度各科研机构中遴选出最具科研能力的研究人员以推动新兴医学学科研究发展是这一做法的初衷，但随着印度研究基金协会的成立，将“细菌学部门”逐渐转变为统辖全印度的科研行政管理部门便成为殖民公共卫生机构改革的新目标。1914年新增的15名“未规定职位医官”正是因此而设立的。这15人并非按照“能者为之”的原则自各科研机构中选出，择选过程严格贯彻了军队与民事医师出身平等的原则。军队出身的印度卫生勤务人员为8人，其余7人则为非军方民事医师。不仅如此，为了平息印度卫生勤务与非军方背景卫生官员之间的矛盾，印度研究基金协会极力确保在处置人事问题时尽力公平：所有医学卫生研究部门的新增职位应向印度卫生勤务和非印度卫生勤务人员平等开放；由于“现有的非印度卫生勤务人才的薪金不能吸引到最佳的印度医学人才”[1]，要确保非印度卫生勤务人员的薪金不仅不能低于印度卫生勤务人员的薪金，还要高过它；停止一切低薪金卫生官员的招募；考虑到印度卫生勤务人员多资历较老，须停止一切按资定薪的行为，推广依才定

---

① *Report of the Committee on the Organization of Medical Research under the Government of India*, Calcutta: Government of India Publication, 1928, p. 63.

薪。实际上，如果我们将原15名“细菌学部门”骨干比作足以决定全印医学卫生科研事务的“议会下院”的话，那么主张调和军民两方利益的15名“未规定职位医官”则完全可以被视为印度医学卫生领域的“议会上院”。这一“上院”的设立无疑起到了安抚民事医官，并为避免“下院”做出偏袒性决定提供“安全阀”的作用。另一方面，设立这些不参与医学卫生科研工作的“未规定职位医官”也是出于加强中央公共卫生行政管理权的需要。由于不参与科研相关工作，这些“未规定职位医官”自然可以全身心投入科研行政事务之中。事实上，“未规定职位医官”作为行政官员，专职负责统计地方科研工作情况，监督地方研究活动及资助金的使用情况，进行相关人员的薪金、补贴及调动等人事安排，加强中央与地方“协作”等日常工作。

通过上述措施，殖民卫生官员们成功依托中央科研管理机构及印度研究基金协会建立起一套管辖地方医学卫生科研事务的科研管理体制。印度研究基金协会在实际上成为殖民中央政府下的医学研究管理部门，负责对全印度科研机构、研究项目及人员进行指导与管理。正如1928年《印度政府医学研究组织报告》（*Report of the Committee on the Organization of Medical Research under the Government of India*）所言：“我们满足于各省相关机构继续按照如今方式依其自身步调运行以满足各地方需求，并在各省政府管理之下逐步拓展其（医学卫生）建议之可用性。借助任何形式的任何中央机构控制这些省级机构不会有任何有益目的，除非我们相信一个有效的中央医学研究组织会在许多方面协助这些机构。”① 因此我们可以断言，1911年印度研究基金协会的设立标志着印度初步确立了中央政府对地方科研事务的管理权。对于其意义，3年后（1914）颁布的《印度卫生政策》所言颇为直白：“印度政府的政策是将研究控制在它之下而将其他分支下放。一个帝国（中央）部门的设立也不会背离这一政策……不要对各省政府有任何干预。”②

但这一机制并非完美无缺，权力的分散与割裂仍是制约中央科研管理权顺利实施的顽疾。军队医生（印度卫生勤务）与民事医师的矛盾在以印

---

① *Report of the Committee on the Organization of Medical Research under the Government of India*, Calcutta: Government of India Publication, 1928, p. 21.

② *Indian Sanitary Policy, 1914: Being a Resolution Issued by the Governor General in Council on the 23rd May 1914*, Calcutta: Superintendent Government Printing, 1914, p. 9.

度研究基金协会及“细菌学部门”（后亦称医疗研究部）为中心的新管理体制中仍然严重。印度研究基金协会成立后仅一年（1912），由于“掌握实验室的人员（的时间）日益被许多行政职责和（疫苗药品）生产中的日常工作占据，这是以其真正的研究工作为代价的”①，民事官员出身的卫生专员迅速被剥夺了其对于医疗研究部及印度研究基金协会的行政管理权。方才确立的中央科研管理权再次被印度卫生勤务出身的卫生署长夺取。此后，印度科研管理体制被强制分割为两个管理框架：由各地方民事官员出身的卫生专员组成的医疗研究部为技术及卫生事务顾问，只关注技术及科学事务；而所有人事安排、医疗研究部的部门管理事务，以及各种科研项目的审批都由印度卫生勤务出身的卫生署长掌控。具体而言，卫生署长为医疗研究部的行政长官，其职责是就相关卫生“官员升迁及行政职位”问题向各级政府提出“建议”②。卫生署长同时亦为印度研究基金协会的权力机关科学建议理事会（Scientific Advisory Board）主席，可以通过决定资助与否来控制全印医学卫生研究事务。此外，卫生署长还下辖负责日常办公事务的副卫生署长（Deputy Director General）以及管理民间药仓的助理卫生署长（Assistant Director General），其辅助卫生署长的日常工作。而被剥夺了行政管理权的民事官员出身卫生专员的职权则几乎只剩下了作为印度中央政府代表参与国际卫生事务一项：卫生专员有权就足以影响其他国家的印度“国际”公共卫生事务（如港口防疫、海上医疗等）提出建议，负责收集包括移民、朝圣事务等在内的全印公共卫生数据，每年就全国健康问题撰写报告以提供参政参考等。但其在印度研究基金协会中仅为协会秘书，只有处理协会日常办公事务的有限职权。

在经过一番波折后，印度公共卫生事务的行政管理权再次回到殖民军医的手中。尽管当局希望通过设置“未规定职位医官”来改变军医和民事医师之间的不平等地位，但新的医学卫生科研行政上层架构仍然围绕印度卫生勤务及卫生署长而设。显然，殖民军医不仅不愿意放弃其于1859年起逐渐掌握的公共卫生管理权，更要抓住一切机会扩大这一权力。1922年9月23日，

---

① *Report of the Committee on the Organization of Medical Research under the Government of India*, Calcutta: Government of India Publication, 1928, p. 11.

② *Report of the Health Survey and Development Committee, Survey Vol. 1*, Calcutta: Government of India Press, 1946, p. 27.

印度立法议会（Indian Legislative Assembly）通过决议，决定将卡绍利的印度巴斯德机构、德里新成立的研究机构一并交由德里的首席主任（Director-in-Chief）管理，并希望以首席主任为首，由其下辖所有主任及助理主任（Assistant Director）成立帝国/中央健康委员会（Imperial/Central Health Board），以建立全印医学卫生科研事务的新中央行政管理机构。显然，设立帝国/中央健康委员会的目的在于进一步强化以卫生署长为核心的中央科研行政管理体系。这使得其计划最终因印度节支委员会（Indian Retrenchment Committee）决议而未被通过也在情理之中。毕竟殖民地方政府无法接受一个新成立的中央权力部门对于其内部的公共卫生事务横加干涉，更何况这一部门还是由与民事管理体制相抵触的殖民军队势力掌握的。

除了来自地方民事官员的抵制外，殖民军医所期望确立的中央公共卫生管理权还面临来自其他殖民中央部门的威胁：卫生署长无权干涉城市工厂及工人相关公共卫生事务，因其由殖民劳工部（Labour Department）管辖；他也无权处置危险药品与鸦片，这属于殖民财政部（Finance Department）的职权范围；精神疾病及有毒物质相关事务为内政部（Home Department）所管辖；一战爆发后，军营的健康管理事务也被分离出来，交由国防部（Defence Department）管理；他甚至不能过多干预铁路沿线及铁路员工的健康相关事务，因为这是殖民铁道理事会（Railway Board）权力所及之处。而对于地方公共卫生事务，卫生署长同样无权干涉。公共卫生权力分散在中央各部门中、中央政府缺乏对地方公共卫生事务强大的推行力以及军队和民事两套殖民官僚体制的冲突使印度的殖民公共卫生改革措施难以得到贯彻。显然，殖民医官们充分认识到了这一权力分散状况带来的弊端："卫生部门未来的发展计划应考虑到将尽可能多的健康职能置于一个卫生部（Ministry of Health）之类的一元机构之下的必要性与可能性，并考虑由其行使那些至今仍在其他机构之下的健康职责……例如，制定出一个任意地区一般民众、工厂工人、监狱罪犯及铁路员工皆可适用的健康勤务人员协同发展计划。这可以避免多方机构、人事和设备重复带来的公共资金浪费。"[1] 一言以蔽之，缺乏强有力的单一中央公共卫生权力中枢正是殖民统

① *Report of the Health Survey and Development Committee, Survey Vol. 1*, Calcutta: Government of India Press, 1946, pp. 29-30.

治时期印度公共卫生改革措施难以得到贯彻的主要原因。

第五节 殖民统治时期印度公共卫生机构的衰落（1918~1935）

作为英属印度殖民体系的组成部分，殖民公共卫生机构的发展必然要受到作为大背景的英国殖民政治生态的制约。第一次世界大战爆发后，元气大伤的英帝国决定收缩其海外力量。英帝国主张在条件成熟的殖民地仿照本国政治模式成立自治政府，以借助政治模式上的亲子关系及经济贸易共同体实现由直接统治向间接统治模式的过渡。为此，英属印度殖民政府采纳了《蒙太古-蔡姆斯福改革方案》，并就此确定了在印度逐步建立自治政府的殖民改革方案。这一事件为殖民地印度的政治格局带来了巨大影响。随着自治政府改革措施的不断推进，殖民政府不得不逐步放弃更多政府职权并将其交由印度民众自行管理。由于殖民政府不愿将中央政府权力一次性交予印度民众，这一改革采取了如同“挤牙膏”一般的渐进方式：殖民中央政府分阶段依次将原属中央政府的各项职权下放到各地方政府中由印度人担任的“部长”手中。换言之，印度自治政府改革进程即殖民中央政府权力逐步下放过程。在这一进程中，殖民中央政府选择将无关痛痒的政府职权优先下放，而暂时保留与英国殖民统治及英帝国整体利益息息相关的政府职权。因此，农业、森林及林产品、渔业相关产业与河流保护“及可由印度（中央）政府给予权力”[①] 的公共工程（道路与建筑、大型与小型灌溉工程、有轨电车轨道、轻型轨道与铁路支线、排水与筑坝工程等）、教育、医疗卫生这些或资金投入较大，或对于殖民中央政府而言无关痛痒的事务（例如，铁路相关事务方面，仅轻轨与铁路支线的修筑管理权被下放，而关键主干线路的管理权仍在中央政府的手中）都被率先下放给印度地方自治政府。公共卫生事务因其耗资巨大，亦在下放事务之列。这一巨大变动对于方兴未艾的印度公共卫生机构体系无疑产生了消极影响。

前文已述，印度殖民公共卫生机构的核心问题并不在于其中央机构对地

---

① *Report on Indian Constitutional Reforms*, Calcutta: Superintendent Government Printing, 1918, p. 233.

方政府自主性的限制。恰恰相反，孱弱且分散的中央公共卫生管理权是印度公共卫生管理体制面临的首要问题。这意味着在以权力下放为基调的殖民政府政治改革大背景之下，殖民公共卫生机构的衰落已成定局。第一次世界大战结束后不久，英属印度殖民政府便启动了其权力下放的改革步骤。根据 1919 年《印度政府法令》（The Government of India Act），公共卫生及医疗事务应作为“移交事务”（Transferred Subject）交予各省政府，并由省督任命的印度本土部长们（Ministers）进行管理：“公共卫生、医院、药房、麻风病院、巴斯德研究机构、疗养院、医疗机构相关事务，各省间的朝圣”[①] 都在“移交事务”之列。移交之后，这些事务将成为省级事务而免于受到中央政府的管辖与控制。不仅如此，法令还对地方自治政府的公共卫生管理权限做出明确规定：“公共卫生、安全及便利之相关条款……建筑管理、城镇规划、房屋改良……公害、供水……管理食物和饮品出售、烟雾公害、处置死尸、沐浴及清洗之处……排水和下水道、动物的控制”[②] 等事务都应归各省部长管理。此后，上述事务便不再由中央政府直接管理和维持，而是作为印度各省地方事务由其自行管理运行、筹款实施。这一措施造成了灾难性后果。虽然作为过渡办法，殖民中央政府约定为各省部分医学卫生研究机构（主要是巴斯德研究机构的支出）提供补助拨款（Grant），但面对总额巨大、名目繁多的公共卫生及医疗支出，这显然杯水车薪。公共卫生及医疗支出的不断增加，使各级地方政府无力承担，最终只能选择放弃。由于资金严重不足，印度民众推选的部长们手中接过的各项自治权力最终反而成为一个个烂摊子。

如在马德拉斯，1913～1914 年医疗卫生总支出为 708.1 万卢比。这一数字在 1921～1922 年已然升至 853.2 万卢比。[③] 这一现象并非马德拉斯独有的。全印度范围内，1921～1922 年各省医疗卫生支出总计 2850 万卢比，其中公共卫生支出为 1410 万卢比。仅过去 8 年时间（至 1929～1930 年），相关数字便分别增至 4060 万卢比与 2620 万卢比，增幅分别高达 42.46%与

---

① *Report on Indian Constitutional Reforms*, Calcutta: Superintendent Government Printing, 1918, p. 233.

② *Report on Indian Constitutional Reforms*, Calcutta: Superintendent Government Printing, 1918, p. 234.

③ *Report of the Madras Retrenchment Committee, 1922－23. Vol. I Report and Apendices*, Madras: The Superintendent, Government Press, 1923, p. 3.

85.82%。基层层面，各市政当局1921~1922年医疗卫生支出总计为670万卢比，其中供水、排水及清洁支出4280万卢比。上述数字在8年后分别增至930万卢比与5840万卢比，增幅分别为38.81%及36.44%。[①] 不断增加的公共卫生及医疗支出不仅是殖民政府最终决定将其下放移交的直接原因，更给刚刚接手这一移交事务的地方政府带来了沉重的财政负担。

医学进步与公共卫生改革的不断推进是造成相关支出居高不下的原因之一。以孟买市政当局为例，孟买市政委员会在其1925年市政节支及改革报告中指出，该市1924~1925年公共卫生、医院及医疗救济支出为1180367卢比，这一数字较1913~1914年增加了650639卢比，较1920~1921年则增加了484526卢比。报告认为，医疗卫生支出类目的增加是造成这一现象的主要原因。许多在1913年并不存在的支出名目在其后被陆续设立，如传染病支出（38746卢比）、疟疾支出（土地租用、工具、药品、设备和偶发事故相关6700卢比）、对抗肺结核联盟（Anti-Tuberculosis League）费用（68218卢比）等。[②] 讽刺的是，公共卫生改革越推进，也就越可能因其庞大的支出而被殖民政府彻底抛弃。随着公共卫生措施的不断推进，各级殖民政府反而愈加不堪财政重负。后者只能通过权力下放或者财政节支的方式解决日益吃紧的财政难题。不仅如此，医疗卫生机构的发展也使得相关专业人员队伍不断增加，人事薪金总体支出也因此水涨船高。根据旨在全印度范围内削减政府开支的《印度节支委员会报告（1922~1923）》所做的统计，1922~1923年全印度范围内医疗公务人员薪酬补贴总支出预计为3284000卢比/年，较1913~1914年数据（1272000卢比/年）增幅高达158%。而公共卫生相关人事总支出则预计为1632000卢比/年，其较1913~1914年（1046000卢比/年）也增长了56%。[③] 高昂的日常事务与人员薪金支出无疑使得印度殖民政府的财政状况雪上加霜。

然而，医疗及公共卫生事务的庞大支出并不会因为殖民中央政府的权力下放改革而就此消失，其负担最终还是会落到各地方政府肩上。事实

① *Joint Memorandum Submitted by the British Indian Delegation to the Joint Parliamentary on Indian Constitutional Reform*, London: H. M. Stationery Office, 1934, Appendix A.

② *City of Bombay Municipal Retrenchment and Reform: Final Report by the Retrenchment Adviser*, Bombay: The Indian Daily Mail Press, 1925, p. 108.

③ *Report of the Indian Retrenchment Committee (1922 – 23)*, Delhi: Superintendent Government Printing, 1923, p 203.

上，自印度政府改革开始后，地方财政问题便始终是影响医疗及公共卫生等移交事务顺利施行的顽疾。究其原因，中央与地方税收分离的财政制度无疑难辞其咎。这一制度始于1918年，是年《印度宪法改革报告》（*Report on Indian Constitutional Reforms*）确定了“印度（中央）与各省的税收名目要彻底分离”[①] 的改革方针。在税收分离后，各省级政府被赋予了“如地税等主要税收来源”，“所有部门支出，如教育、地方自治、公共卫生与公共工程则会在各部长的控制之下”[②]。这意味着各省部长尽管被赋予了掌管部门支出的职责，但往往会因无权干涉各省财政收入分配而无钱可用。不仅如此，各省政府也不愿把有限的财政收入投入公共卫生事务这样的“无底洞”中去。随着公共卫生支出项目与覆盖人口总数的不断增加，各省以地税为主的有限财政收入使其也日益捉襟见肘。巨大的财政缺口意味着其必须有所舍弃。在短时期内收效甚微的公共卫生事务自然成为首先被割舍的对象。这种情况并非首次出现。马德拉斯《1884年地方理事会法令》（Local Boards Act，1884）通过后，通信、教育、医疗救助、卫生等省级职权被迅速下放至各基层地方理事会。中央政府下放财政支出权而抓牢财政收入权的结果便是，各个地方理事会的财政严重入不敷出。其多数最终只有依靠上级政府的救济金才能维持下去。对此，马德拉斯省政府在其财政节支报告中抱怨道：“授予地方组织的诸类职能（的相关支出）不得不使用法令提供的（财政补贴）收入来支付……1911年过后，印度政府给予地方政府救济金（Doles），并由后者交予地方组织用以花销。这一救济金体系对于地方组织来说有一个令人泄气的作用：它使得其相信这一资助会永远存在，这使得地方组织的支出一直存在（而不减少）。只有地方组织收入得以长期性增加，这些机构才能一直发挥作用……当救济金由于价格上涨而被停止之后，地方组织便会很快卷入困境之中：它们无法继续开展被政府认为应该实施的政府常规职能管理工作。”[③] 显然，借权力下放获得公

① *Report on Indian Constitutional Reforms*, Calcutta: Superintendent Government Printing, 1918, p. 229.

② *Letter from the Government of India, dated 5th March 1919, and Enclosures, on the Questions Raised in the Report on Indian Constitutional Reforms*, Calcutta: Superintendent Government Printing, 1919, p. 66.

③ *Report of the Madras Retrenchment Committee, 1922 - 23. Vol. I Report and Apendices*, Madras: The Superintendent, Government Press, 1923, p. 126.

共卫生等各项职能管理权的地方政府并没有足够的资金来履行上述职能。因此在马德拉斯的例子中，公共卫生职能也成为地方政府首先抛弃的对象。对此，该省节支报告继续说道："总量可观的金钱被花费到了没有必要的小规模卫生工程上，这些在其后依财政关系委员会（Financial Relations Committee）建议被制止。"①

无论是1918年以前各省职权向地方基层的下放，还是始于1918年的中央政府（向各省政府的）权力下放改革，都导致了同样的后果（急于收缩其职权范围的印度殖民当局有意忽视了以往的教训）。实际上，英国本土于19世纪中后期也尝试过将公共卫生管理权交予地方。这一改革在推行过程中也同样出现过"下放即放弃"的情况。正如P.S.西瓦萨瓦美·艾耶（P.S. Sivaswamy Aiyer）在《印度宪法问题》（*Indian Constitutional Problems*）一书中所言："1868年至1871年皇家卫生委员会（Royal Sanitary Commission）报告表明，地方政府是如何一直保持毫无实际行动的状态的，尽管其各自行政区中不卫生环境是如此之盛行。它也表明地方自治机制是如何被证明不足以将公共卫生的科学法律转变为实际管理的。恶臭的水源与不科学的排水系统、不卫生的房屋和过度拥挤导致产生了各种本地疾病和传染病并使之增殖。"② 显然，以往的例子已经生动地证明：具有政府公益性质、投入巨大且短期内收效不明显的公共卫生事务并不适合被彻底下放给地方政府，由其自行筹款实施。将公共卫生事务彻底交给财政有限的地方政府管理的结果是：后者不得不割舍或者长期搁置这类事务。

在1918年改革约20年之后的1933年，孟加拉军医卡多根少校（Major Cadogan）在回顾这一改革对于地方财政的影响时坦言："以我出身的孟加拉省为例，我们感到自上次改革以后我们就一直缺少经费。而掌控移交部门的部长们并没有实际机会在其政府层面令人满意地施政。我们认为他们受到了阻碍。我们认为，正如我所言，如果足够的财政资助无法通过，其必定会将新（地方）政府置于重压之下。"③《1931年迈索尔节支委员会

---

① *Report of the Madras Retrenchment Committee, 1922-23. Vol. I Report and Apendices*, Madras: The Superintendent, Government Press, 1923, p. 126.

② P. S. Sivaswamy Aiyer, *Indian Constitutional Problems*, Bombay: D. B. Taraporevala Sons & Co., 1928, p. 298.

③ *Minutes of Evidence Taken before the Joint Committee on Indian Constitutional Reform, 2nd June 1933 to 3rd August 1933*, London: H. M. Stationery Office, 1933, p. 612.

报告》（*Report of the Mysore Retrenchment Committee, 1931*）则一针见血地指出了维持公共卫生部门的困难："维持一个单独的公共卫生部门涉及相当数量的额外支出，特别是对于更高级别官员的支出。很明显，只要无法凑够足够的资金来为本邦一个有效的卫生改良计划所用，那么无论是出于经济考虑还是出于民意考量都不足以维持一个如此高花销的单独组织。"① 显然，作为移交事务的公共卫生事务的开展在权力移交后不得不受制于地方各级政府有限的财政收入，并因其特性成为各项政府职能中最先被放弃和忽视的。

不仅如此，在1918年中央政府权力下放后，节支与机构裁撤热潮也在20世纪20年代几乎紧随权力下放改革而在整个英属印度流行开来。公共卫生部门自然难以在这一历史洪流中免受波及。在《印度节支委员会报告（1922～1923）》中，已经成为各省移交事务的公共卫生事务的管理部门无疑是殖民政府的裁撤重点："我们被告知指派一位具有特殊职责的官员之事应在1923～1924年被废除，我们进一步建议，临时性助理卫生副署长（Deputy Assistant Director General）这一作为战时措施设立的职位也应被废除。"② 该报告甚至提议直接废除卫生专员一职，将其职权交给卫生署长："在现有情况下，我们对于保留单独任命的卫生专员的理由并不满意。我们被告知其主要职能（这一职能还不能轻易地被移交）是出席国际会议等诸如此类。但是我们认为上述职责应该可以由一位处于休假期的高级官员或者刚刚退休的官员履行。如果可以的话，可以专门为其提供一份酬金。我们确信在科研工作方面，其职位存在一定的权责重叠。因此我们建议，卫生专员的职权应该移交给印度卫生勤务所属卫生署长。而后者，如果可能的话，将会成为有着公共卫生事务经验的两名官员代表的其中之一。"③ 虽然最后卫生专员这一职位得以保留，但其人数及财政投入都被削减。

甚至连印度医学卫生研究机构也不能幸免，考虑到印度研究基金协会每年50万卢比的经费中只有23万被直接用于资助相关研究工作，其余全

① *Report of the Mysore Retrenchment Committee, 1931*, Bangalore: The Government Press, 1931, p. 95.

② *Report of the Indian Retrenchment Committee (1922－23)*, Delhi: Superintendent Government Printing, 1923, p. 204.

③ *Report of the Indian Retrenchment Committee (1922－23)*, Delhi: Superintendent Government Printing, 1923, p. 204.

为支付人员薪金所用，因而必须尽可能地裁撤相关人员，只有这样才能实现殖民政府的节支目标。节支委员会因此建议：印度研究基金协会所属细菌学官员必须废除，新设立一名医学研究主任（Director of Medical Research）的提议必须驳回。按其最终目标，殖民中央政府将逐渐取消对于包括印度研究基金协会在内的印度医学卫生研究机构的补助金，以使其最终实现自给自足。这对于刚刚确立的以印度研究基金协会为核心的中央科研管理体系显然是致命的。

但英帝国在印度殖民地的“减负”并未就此结束，在经历了20世纪20年代中央与地方各级政府大刀阔斧推行的裁撤公务人员、节约政府开支的改革浪潮之后，20世纪30年代迎来了印度权力下放改革的又一高潮。1935年印度政府改革方案对于中央与地方政府事务进行了进一步界定，并将其分为联邦政府事务、省级事务及并存事务（Concurrent Subjects）三类。其中涉及公共卫生及医疗方面的事务包括：（1）联邦政府事务，包括境外朝圣，港口检疫与海军医院，联邦层面的研究、专业技术培训及有助于相关研究之机构，全印度范围的医疗卫生调查；（2）省级事务，包括位于各省领域内或为其所用的医院、药房、福利机构，公共卫生或卫生事务，印度境内朝圣活动，公共工程（供水、灌溉与水渠、排水与堤坝、贮水与水能），烟气公害，食物与其他产品掺假等；（3）并存事务，主要涉及毒物及有害药物问题。经过这次改革，殖民中央政府几乎放弃了除涉外（涉及英帝国及其国际贸易体系的）公共卫生事务以外的所有医疗与公共卫生职能。仅部分中央研究及调查职能得以保留。位于卡绍利的中央研究机构最终得以保留，但这一机构再也无法发挥统辖全印医学卫生研究机构的管理中枢作用：“现有的中央研究机构会继续在联邦政府的单独控制之下，但其只能在确保各省和土邦仍给予其支持的情况下发展壮大。”[①] 言外之意，中央研究机构必须依仗地方研究机构的“主动”配合才能开展全印度范围的研究调查工作，其对于地方研究机构再无任何管理及指导权[②]。

---

① *The Report of the Joint Committee on Indian Constitutional Reform (Session 1933-1934), Vol. I Part II, Proceedings*, London: H. M. Stationery Office, 1934, p. 114.

② 德里省、阿兹梅尔-梅尔华拉省（Ajmer-Merwara）、俾路支省（Baluchistan）等地为“中央管辖区域”（Centrally Administered Areas），殖民中央政府对这些地区包括公共卫生事务在内的各项事务有管理权。

单独的医疗或公共卫生部门建制亦不复存在，相关职能由新成立的“教育、健康和土地部”（Department of Education，Health and Lands）履行。第二次世界大战结束后，其骨干人员仅存12人（印度卫生勤务人员6人，非印度卫生勤务人员6人）[①]。这一情况直到印度独立前夕（1945年9月1日）随着卫生部（Health Department）的单独设立才有所改变。

因此可以断言，随着1935年印度政府改革的推行，此前印度卫生医师们尽力建立的中央科研管理体系逐渐土崩瓦解。在“自治政府”原则的影响下，中央卫生官员几乎完全丧失了干预地方医疗及公共卫生事务的权力，只剩下“商议及商谈”（Consult and Confer）[②] 权。包括中央研究机构官员在内的帝国官员不得与地方卫生官员保持任何“官方”联系，只能维持研究者个人之间的“非官方联系”。这使得印度公共卫生改革措施的推行愈加步履艰难。

值得一提的是，尽管殖民中央政府在印度自治政府改革过程中逐渐丧失了对于地方医疗及公共卫生事务的直接管辖权，但这并不意味着这一决定得到了所有殖民卫生官员的拥护。事实上，殖民卫生官员们始终并未放弃其对于中央医疗卫生权威的追求。在英帝国殖民转型的大背景下，他们仍然在艰难地维护着得来不易的公共卫生管理权。确保印度卫生勤务的地位及其中的欧洲人员比例正是其追求的目标之一。如在1918年改革后，具有军方背景的印度卫生勤务作为印度医疗及公共卫生事务核心的地位并未受到根本影响（虽然中央官员与地方官员之间的官方联系被切断）。诚如以调查印度公务人员配置及待遇问题为目的成立的1923年“李委员会”所言，“在印度政府的重组过程中，这些队伍的维持对于印度利益至关重要，其有效性在很大程度上取决于其帝国地位。而现在将它的主要控制权交予民选印度政府，这一定会直接或间接地引起其退化。因为西方科学及其相关资格是不为印度民众所理解的。其队伍也不会再如以往，吸引到来自医学院的

① 实际上，第二次世界大战的爆发反而成为延缓殖民地印度公共卫生机构进一步衰落的重要契机。战争期间突出的军民公共卫生及医疗问题使得印度卫生官员不得不担负起为盟军军医提供专门医疗卫生培训的重任。

② “Reorganization of the Indian Sanitary Department,” *The British Medical Journal*, Vol. 2, No. 2285, 1904, pp. 1023-1024.

最佳人选”①。虽然其打着符合印度利益的旗号，但在实际上，在公共卫生及医疗权力下放进程中维持殖民军医的地位才是这一言论的真实目的。

但印度卫生勤务及殖民公共卫生部门的黄金时代还是终结了。在1935年印度政府改革推行2年后（1937年6月），为了恢复中央对地方医学卫生研究事务的“指导”作用，名为“中央健康顾问理事会”（Central Advisory Board of Health）的机构设立。但这一机构未能彻底恢复以往由印度卫生署长单独掌握的中央科研管理权。理事会不仅吸纳了印度卫生官员，也包括来自国防部、铁道部等涉及公共卫生事务的部门代表。这意味着这一顾问理事会的性质已经不同以往，与其说它是公共卫生部门借以恢复中央卫生医疗事务指导权的工具，毋宁说其是中央政府借以了解全印整体医疗卫生情况的智囊会议。因此，“中央健康顾问理事会”中的“顾问”，并不是指为地方公共卫生事务出谋划策，而是为殖民中央政府提供参考。事实是，在缺乏管理权的情况下，这样一个中央顾问机构的建议几乎不可能为地方政府所接受，以其对于各地方市政委员会发挥的作用为例：“在过去的20～25年中……一些著名的城镇设计者访问印度并给各省政府提供建议。在一些情况下，他们甚至准备了针对特定城市的具体计划，但是很少有（城市）能采取实际行动实施（这些计划）。”②

印度殖民公共卫生机构体系最终还是难以避免衰落的命运。印度殖民公共卫生改革也因此落得个虎头蛇尾的命运，以致在独立前夕印度这一国家的公共卫生状况也远未达到其宗主国的水平。不仅“整个国家缺乏良好发展的健康机构”③，也没有全印度范围的医疗卫生统计数据。因此在某种意义上，正是英帝国自己摧毁了它于19世纪中期起逐步建立的殖民公共卫生机构体制。相关机构的殖民主义性质无疑是造成这一现象的根本原因。殖民统治时期印度公共卫生机构及其措施的殖民主义性质，使得其在繁盛之时不愿将权力交予非军队出身的卫生专员，并坚持由具有军方背景的印度卫生勤务掌握。也正是因为这一性质，公共卫生部门不得不受制于英帝

---

① F. E. Fremantle, *The Health of the Nation (Second Edition)*, London: Philip Allan & Co., 1929, p. 185.

② *Report of the Health Survey and Development Committee, Survey Vol. 1*, Calcutta: Government of India Press, 1946, p. 135.

③ *Report of the Health Survey and Development Committee, Survey Vol. 1*, Calcutta: Government of India Press, 1946, p. 10.

国殖民发展整体框架。在英帝国自帝国向联邦的殖民政策调整进程之中，英属印度政府公共卫生部门的首要职责已经不再是在印度各地推行公共卫生措施，而是尽力避免印度疾病借海上、陆上、空中[①]途径传播扩散，以避免其影响英联邦及全球贸易体系。出于这一考虑，殖民中央政府将其重点放在了境外朝圣、港口检疫与海军医院等国际检疫职能方面。而中央科研工作与全印数据调查等职能也因其成果足以造福整个英帝国（而非仅仅造福印度地方民众）而被保留。至于已然成为严重财政负担的各省医疗与公共卫生事务，则全部以赋予印度民众自治权力的借口被下放。显然，作为宗主国的英国并不在意权力下放改革后这些事务能否顺利推行，其只在意如何更方便地将“包袱”丢给印度人并令其自生自灭。

作为宗主国主动去殖民化进程的一部分，殖民公共卫生管理体系的衰落并未给印度民众带来过多好处。正如殖民公共卫生措施的推行是出于殖民利益考虑的，印度公共卫生措施停摆背后的动机也离不开英帝国对于整体殖民利益的权衡考量。因此，除了在印度设立了几个“模范街区/村庄”外，这样一种“虎头蛇尾”的殖民公共卫生改革并不能从根本上改变印度整体医疗及公共卫生状况。英帝国鼓吹“还政于民”的权力下放改革，不仅不能充分调动印度基层社会的公共卫生热情，还给独立后的印度新政府留下了一个中央与地方各行其是的公共卫生管理烂摊子（新政府不得不重新考虑依靠国家整体规划处理公共卫生问题）。如此看来，殖民统治时期的印度公共卫生改革并不能被视作一次成功的改革。它最终只是以公共卫生措施造就了只属于外来殖民者与印度上层阶层的“卫生伊甸园”，广大印度下层民众的公共卫生状况几乎没有取得实质性进步。

---

① 随着国际航空运输贸易业日趋发达，通过航空传播传染病的风险亦逐渐引发重视。1933年《国际航空卫生公约》（International Sanitary Convention for Aerial Navigation）因此颁布。而作为国际联盟重要成员国之一的印度，无疑也受到该条约的约束。

第三章　殖民统治时期印度城市水体公共卫生改革措施

城市水体是殖民统治时期印度城市公共卫生改革关注的重要方面，其相关措施对于殖民地印度的民众健康、疾病及周边生态环境产生了复杂影响。以约翰·斯诺（John Snow）“水媒”（Water Theory）理论、“热带病”观念与“热带医学”及公共卫生的全球整体化趋势为基础，英帝国开始以其本土经验为蓝本在殖民地印度的城市中推行公共卫生措施。为了防治霍乱、疟疾、鼠疫等“热带病”，殖民当局不仅在印度主要城市周边拦河建坝、修建巨大的人工水库以确保洁净供水，更通过对城市周边河流的“驯化”将一条条大河改造为城市的天然排污管道。这些措施虽然在一定程度上抑制了城市中传染病的流行，但其效果因权力斗争、偷工减料及功利主义目标等大打折扣。不仅如此，其更通过一系列供水及排水工程对城市周边生态环境及疾病产生了深远影响。

疾病与环境之间存在着复杂的互动关系：其不仅表现为周围环境对于特定疾病的潜在致病性，也体现在人类在意识到这一关联后对周围环境的改造过程中。从理查德·格罗夫对于早期殖民医师群体与殖民环境意识之间关系的研究①中不难看出：医学借殖民主义对殖民地环境施加了重要影响。而殖民当局推行的旨在防控疾病的公共卫生措施，亦成为考察人类活动、疾病与自然环境之间交互作用的绝佳课题。

尽管如此，目前学术界却存在忽视殖民统治时期印度城市史，仅重视

---

① Richard H. Grove, *Green Imperialism: Colonial Expansion, Tropical Island Edens and the Origins of Environmentalism*, *1600–1860*, Cambridge: Cambridge University Press, 1995.

1947 年印度独立以后相关历史的趋势。[①] 在独立后印度政府的政治塑造中，新政府在城市开展的公共卫生改革被赋予了消除贫困、民主关怀等政治色彩。与之相对，殖民统治时期公共卫生措施的历史则因其权力控制和攫取殖民利益的定性[②]而被有意无视。这直接导致殖民统治时期印度城市史研究，特别是从医疗环境史视角审视殖民统治时期相关问题的研究相对较少。诚如历史学家约翰·布罗伊希所总结的，印度殖民环境史学缺少对于殖民城市环境历史的关注，而将研究重心“主要集中在了人们使用土地的策略及殖民化过程中涉及的特定植物和动物物种上”[③]。

第一节　致病环境：医学观念与印度殖民城市公共卫生改革

殖民城市公共卫生措施的推行与医学观念及其变迁密切相关。“瘴气说”是中世纪以来欧洲医学的重要理论。这一理论的支持者相信沼泽、湿地等“停滞的水”（Stagnant Water）及垃圾和粪便会污染空气，从而产生夹杂致命毒素的潮湿瘴气。直到 19 世纪四五十年代，英格兰医师约翰·斯诺在调查伦敦霍乱疫情的过程中归纳出了著名的“水媒”理论。与以“瘴气说”为代表的“气媒”理论不同，“水媒”理论认为被污染的水是霍乱等传染病传播的主要媒介。然而无论是“瘴气说”还是“水媒”理论，都强调自然环境对于疾病特别是传染病的致病作用。通过上述医学理论，自

---

① 参见张尹《印度孟买贫民窟住房问题研究（1947-2000）》，硕士学位论文，华东师范大学，2007；雪娟《论二十世纪七十年代印度城市化》，硕士学位论文，西北大学，2004；俞金尧《20 世纪发展中国家城市化历史反思——以拉丁美洲和印度为主要对象的分析》，《世界历史》2011 年第 3 期；Annapurna Shaw, “The Planning and Development of New Bombay,” *Modern Asia Studies*, Vol. 33, Issue 4, 1999；等等。

② 玛娜西·帕比阿尼的研究分析了殖民时期孟买城市规划过程中涉及的权力及利益关系，指出商业利益是孟买城市改造的重要诱因。Maansi Parpiani, “Urban Planning in Bombay (1898-1928): Ambivalences, Inconsistencies and Struggles of the Colonial State,” *Economic and Political Weekly*, Vol. 47, No. 28, 2012, pp. 64-70. 萨帕纳·多西则分析了孟买城市供水分配过程中涉及的权力及利益关系。Sapana Doshi, “Imperial Water, Urban Crisis: A Political Ecology of Colonial State Formation in Bombay, 1850-1890,” *Review (Fernand Braudel Center)*, Vol. 37, No. 3-4, 2014, pp. 173-218.

③ John Broich, “Engineering the Empire: British Water Supply Systems and Colonial Societies, 1850-1900,” *Journal of British Studies*, Vol. 46, No. 2, 2007, pp. 346-365.

然环境与疾病传播之间的因果联系被确立，这使得在 20 世纪 30 年代疫苗及免疫学正式立足之前[①]，改造“不卫生”（Insanitary）环境成为治疗传染病的主要方式和途径。

在斯诺理论的影响下，建设洁净卫生的供水系统及有效的排水系统成为城市防治疾病的重要手段。约翰·R. 麦克尼尔认为 1850 年是欧洲城市供水的重要转折点[②]。正是在这一时期，以埃德温·查德威克在英国推行的关注改造城市供水及排水的公共卫生改革运动为开端，欧洲主要大城市都开始陆续对其城市供水和排水系统进行改造。19 世纪后半期，随着主要欧洲国家城市供水及排水体系基本完善，借助全球知识网络和殖民主义体系，这一城市公共卫生改革模式开始向世界其他城市扩散。被殖民统治的城市如孟买、香港[③]、新加坡[④]及科伦坡都陆续开始按照英国及其他西欧模式进行城市供水及排水系统改造。这种西方模式甚至借助殖民主义体系及全球知识网络传播到了日本。[⑤]

“热带病”观念[⑥]的兴起亦对殖民统治时期城市公共卫生措施影响颇深。根据 1911 年第一届全印卫生大会（All India Sanitary Conference）的定

---

① 桑杰·巴塔查亚通过对殖民时期印度天花疫苗推广过程的分析，论述了疫苗学说与包括瘴气说在内的环境致病医学理念之间的关系。详见 Sanjoy Bhattacharya, “From Foe to Friend: Geographical and Environmental Factors and the Control and Eradication of Smallpox in India,” *History and Philosophy of the Life Sciences*, Vol. 25, No. 3, 2003, pp. 299-317。

② 〔美〕约翰·R. 麦克尼尔：《太阳底下的新鲜事：20 世纪人与环境的全球互动》，李芬芳译，中信出版社，2017，第 115 页。

③ 香港的城市供水及排水问题于 1859 年开始得到政府重视，是年香港政府任命了公害问题督查（Inspector of Nuisances）以处理香港的城市卫生问题。1862 年，霍乱疫情迫使殖民当局成立了卫生委员会（Sanitary Committee）。1881 年，查德威克之子奥斯伯特·查德威克（Osbert Chadwick）开始调查香港的城市供水问题。1883 年，卫生理事会（Sanitary Board）成立，同年香港《公共卫生法》（Public Health Bill）出台。详见 Ka-che Yip, *Disease, Colonialism, and the State: Malaria in Modern East Asian History*, Hong Kong: Hong Kong University Press, 2009。

④ 1872 年，英国殖民政府命罗伯特·罗林森（Robert Rawlinson）在新加坡考察建设城市供水系统。

⑤ 张箭：《金鸡纳的发展传播研究——兼论疟疾的防治史》（上），《贵州社会科学》2016 年第 12 期，第 61~74 页。

⑥ 王林亚在其研究中分析了美国“热带病”观念的发展历程。但笔者研究发现，英帝国与美国对于“热带病”的观念认知存在差异，双方各成一派。详见王林亚《种族主义和殖民主义：美国知识界对热带环境的观念建构及其影响（1898—1920）》，《世界历史》2018 年第 4 期，第 77~90、157~158 页。

义，所谓“热带病”，指的是包括鼠疫、疟疾、霍乱及痢疾（Dysentery）在内的所有适合在热带环境传播的疾病。[①]“热带病”观念及其衍生的“热带医学”或“热带卫生学”强调在包括印度在内的热带殖民地肆虐的疾病具有特殊性。这一特殊性源自其有别于欧洲的独特气候、环境及公共卫生状况。因此必须在包括印度、非洲在内的热带殖民地采取特殊的治疗和预防措施。譬如霍乱就被认为是由殖民地“热带”环境诱发的疾病：“（霍乱）实际上并不由人类接触而传播……而在那些居住在地势低、通风不佳的驻地的，那些暴露在潮湿的空气和突然变化的天气中的……那些喜欢食用未加工过的和未成熟的水果的人中传播。”[②]

随着医学的进步及19世纪末瓜分非洲殖民热潮的到来，“热带病”观念逐渐为人们所接受，官方支持的“热带医学”亦开始在整个英帝国建立起来。1888年3月11日，约瑟夫·张伯伦在英国医学总会（General Medical Council）及医学院发表演说，为“热带医学”摇旗呐喊：“确保所有医官被择选并指派到热带地区十分重要，其应该具备处理在热带气候中流行的诸疾病所必需的专业知识，以使之投身其事业。”[③] 1898年5月28日，时任殖民大臣的张伯伦知会所有殖民总督，责令各个殖民地，特别是热带非洲及印度的总督建立“热带医学”体系。其主要措施包括：首先，“应设立热带医学的特别培训学校”，以使各热带殖民地的殖民医官可以掌握相关医学知识；其次，英国各医学院应该联合起来以确保热带医学的主导性；最后，各个热带殖民地应该定期向帝国报告相关医疗卫生状况。在这一背景下，印度的霍乱、疟疾、痢疾、鼠疫、天花等疾病都被纳入“热带医学”的框架中，从而得到了殖民当局的重视。

然而事实上，“热带病”及“热带医学”只是殖民者的一种“东方主义”想象。许多“热带病”并非源自印度，也不是热带地区特有的或原生的传染病。疟疾及鼠疫正是如此。疟疾首次出现在公元前15世纪的埃及与北非地区，之后便开始肆虐欧亚非各洲。中世纪以来，欧洲的意大利及荷

① *The Proceedings of the First All India Sanitary Conference Held at Bombay from 13th to 14th November 1911*, Calcutta: Superintendent Government Printing, 1912, p. 1.

② Mark Harrison, “Tropical Medicine in Nineteenth-Century India,” *The British Journal for the History of Science*, Vol. 25, No. 3, 1992, pp. 299-318.

③ Andrew Balfour, Henry Harold Scott, *Health Problems of the Empire: Past, Present and Future*, London: W. Collins Sons & Co., 1924, p. 25.

兰更是著名的疟疾疫区。[①] 由此看来，疟疾显然不是热带地区特有的传染病。而鼠疫不仅从中世纪起就在欧洲肆虐，其在印度也是直到1896年8月才首次出现影响全境的大规模疫情的。事实上，即便是这一疫情也被认为极有可能是通过港口贸易及船运从温带地区的中国输入的。[②] 因此，“热带病”观念及“热带医学”兴起的真正原因与相关疾病本身的独特性并无过多关联。殖民主义扩张过程中对热带殖民地疾病、人们的身体及自然的控制才是“热带病”观念及“热带医学”得以兴起的根本原因。正如一位殖民官员所感叹的：“在本世纪结束时，我们已经见证了英帝国的伟大扩张和稳固，却没有相应的控制疾病和有利于健康的力量的发展。”[③]

全球整体化趋势也在塑造和扩散“热带病”这一殖民观念的过程中发挥了重要作用。19世纪中期以来，海陆交通及通信技术的进步使得各国的交往更加频繁，全球日益成为统一的整体。但国际航运的便捷也意味着“热带病”经由海陆通道从殖民地传播至西方世界变得更为便利。例如在英帝国中，“从国外港口进入利物浦的船只，总是被（传染病）感染，印度港口也总是有鼠疫”[④]。全球整体化趋势更促进了医疗疾病观念、传染病防治及公共卫生经验的全球传播。殖民地肆虐的传染病不再只是其自身问题，逐渐成为影响包括宗主国在内的整个世界的重要课题。在相关国际卫生会议上，印度、土耳其等“东方”国家或被视作包括霍乱、鼠疫、黄热病等在内的众多“热带病”的传染源，或被看作上述疾病传播至西方世界的重要中转站。换言之，时人认为，殖民地的疾病及公共卫生问题如不被控制管理，必将会对宗主国、殖民帝国乃至整个西方世界构成威胁。

学者瓦莱斯卡·休伯认为霍乱等传染病引发全球性关注始于1851年召开的巴黎第一届国际卫生会议（The International Sanitary Conference，Paris，

---

① 意大利长期饱受疟疾之苦，为此意大利政府采取了各项措施。而在荷兰，为了开发沿海低地地区以发展农业并消除疟疾，无数的风车被立起来，用以排水和提供水能。

② J. A. Turner, *Report by J. A. Turner, Executive Health Officer, on History of Plague in Bombay from 1896–1907*, Bombay: The Times Press, 1907, p. 1.

③ Andrew Balfour, Henry Harold Scott, *Health Problems of the Empire: Past, Present and Future*, London: W. Collins Sons & Co., 1924, p. 27.

④ C. W. Hutt, *International Hygiene*, London: Methuen & Co., Ltd., 1927, p. 6.

1851.7.23-1852.1.19)[①]。而事实上，巴黎国际卫生会议的确有着鲜明的殖民主义和“东方主义”色彩。防止霍乱等疾病从“东方”世界向“西方”世界传播是该会议的重要主题。不仅“印度的卫生缺陷成为文明世界的固定威胁”[②]，土耳其这一东西方文明交汇之地也成为需要格外注意公共卫生防疫的地区[③]。与会者更普遍认为，苏伊士运河的开通使运河及红海地区自然而然地肩负起了防控来自印度等地区传染病的重任。[④] 自巴黎会议始，国际卫生会议频繁召开，[⑤] 极大地促进了西方世界对于印度及非洲等热带殖民地国家及其“热带病”的关注。

如果说“瘴气说”和“水媒”理论为殖民者关注疾病背后的自然环境提供了医学逻辑的话，那么，借助“热带病”观念及全球化的医学知识及卫生防疫体系，殖民者对殖民地传染病的认识则实现了从“原住民疾病”到“帝国疾病”和“全球疾病”的转变。这一切都为从环境入手防控疾病的印度公共卫生运动提供了重要前提。

第二节　殖民统治时期印度城市的供水设施改革

在众多“热带病”中，霍乱这一疾病在英印两国城市公共卫生改革中

---

① Valeska Huber, “The Unification of the Globe by Disease? The International Sanitary Conferences on Cholera, 1851-1894,” *The Historical Journal*, Vol. 49, No. 2, 2006, pp. 453-476.

② “Cholera and Indian Water Supplies,” *The British Medical Journal*, Vol. 1, No. 1681, 1893, pp. 600-601.

③ 1866 年 2 月 13 日至 9 月 26 日于君士坦丁堡举办的第三届国际卫生会议反对麦加朝圣活动，认为朝圣活动会导致霍乱等传染病流行，这使“土耳其不仅要保护它自己，因其地理位置也不得不保护欧洲”。Valeska Huber, “The Unification of the Globe by Disease? The International Sanitary Conferences on Cholera, 1851-1894,” *The Historical Journal*, Vol. 49, No. 2, 2006, pp. 453-476.

④ 1912 年 1 月 17 日签订的《巴黎国际卫生公约》第 67~88 条对于苏伊士运河的航运防疫措施进行了专门规定。如第 69 条规定由埃及政府卫生委员会、海运委员会及检疫委员会三部门管理通过运河的船只并负责其检疫工作，其可以对于偏离预定航线的船只加以处罚（第 79 条），同时禁止途经苏伊士运河的船只在中途靠岸转载货物和乘客并严格限制其停靠口岸（第 82 条）等。详见“International Sanitary Convention of Paris of January 17, 1912, Revised June 22, 1926,” *Public Health Reports(1896-1970)*, Vol. 43, No. 28, 1928, pp. 1785-1854。

⑤ 巴黎国际卫生会议之后召开的国际卫生会议包括：1866 年君士坦丁堡会议、1874 年维也纳会议、1881 年华盛顿会议、1885 年罗马会议、1892 年威尼斯会议、1893 年德累斯顿会议、1894 年巴黎会议、1897 年威尼斯会议、1903 年巴黎会议等。

都发挥了重大作用。霍乱被认为是一种“污秽病”和“发酵病”，其与涉及排污净水的城市公共卫生改革具有密切联系：“它推动了新的供水工程的迅速完工，通过它城市确保了洁净的水源供应；市政当局正在热心调查最佳的排水系统以尽快改进。”[①] 在英国人看来，霍乱是一种东方疾病（Asiatic Chorera），英帝国医学界也普遍将印度恒河三角洲地区视作霍乱病菌的重要发源地之一。但实际上，殖民主义在印度霍乱的传播过程中发挥了巨大作用。尽管早在殖民者到来之前印度就曾频繁暴发瘟疫，[②] 但可以确定的是，殖民者在印度推行的铁路及交通网络建设在加剧霍乱疾病传播的过程中发挥了重要作用。[③] 1817 年疫情（1821 年结束）暴发，霍乱这一疾病的影响范围首次从印度局部地区扩大到整个印度。也正是从这次疫情开始，霍乱这一“原住民疾病”因在殖民军营及城市的传播而被殖民者重新“发现”。1831 年，霍乱更经由海上贸易传至英国本土。这次疫情不仅使得这一“新疾病”在英国扎下根来，也成为始于英国的全球城市供水及排水改革的重要动因。

斯诺的“水媒”理论对于城市供水及排水改革发挥了重大作用。但这一理论在 19 世纪 40 年代提出之际并未得到医学界的普遍重视。“瘴气说”及由其引申而来的疾病的“气流（传播）”（Air Currents）说与“流行病波”（Pandemic Waves）理论长期占据疾病传播理论的主导地位。直到 19 世纪 60 年代[④]，“在这一观点（斯诺的‘水媒’理论）提出 20 年后”，医学界对其的接受程度仍然有限。如 1861 年约翰·斯特雷奇（John Strachey）撰写的孟加拉迈纽梅尔（Meean Meer）地区霍乱调查报告就对霍乱“水媒”理论仍表述暧昧，报告虽然承认“饮用水的污染会引发疾病”，但

---

① Geo. M. Sternberg, "The International Sanitary Conference at Rome," *Science*, Vol. 6, No. 131, 1885, pp. 101-103.

② 由于缺乏记录，其具体情况目前难以考证。直到 19 世纪 60 年代殖民当局才真正开始统计霍乱等传染病的死亡人数及传播情况。David Arnold, "Cholera and Colonialism in British India," *Past & Present*, No. 113, 1986, pp. 118-151.

③ J. Lewtas, "Cholera And Railways," *The British Medical Journal*, Vol. 1, No. 1800, 1895, p. 1461.

④ 显然，英国本土霍乱疫情及其后推行的公共卫生改革对于殖民地印度产生了重要影响，“霍乱推动了《1866 年公共卫生法令》颁布。对于公共卫生措施来说，这是一个重要措施”。Andrew Balfour, Henry Harold Scott, *Health Problems of the Empire: Past, Present and Future*, London: W. Collins Sons & Co., 1924, p. 14.

也指出“其并不会引发霍乱”。[①] 同样，在勒克瑙城，由于“瘴气说”等“气媒”理论的流行，市政当局对于改革城市供水及排水一事一直心存疑虑。正如《不列颠医学杂志》载文所示：“官员们有必要首先放弃对所有‘气流（传播）’及‘流行病波’假说的不切实际的依赖，而且认识到使得供水免于污染是一个必须率先采取的重要步骤，以至于其他的（事项）应为其后延。”[②] 不仅如此，印度严重的河流污染问题[③]也使得在靠近城市的河流下游地区开展供水工程的计划难以实施：“河流在其源头是洁净的，但很快就在平原地区被农田的排水、腐烂的排泄物、施过肥料的土地的冲刷物、被污染的衣物的洗衣水以及被抛进河中的腐烂的儿童与动物尸体所污染。”[④] 这使得在河流上游花费巨资修建水坝以建造人工水库成为殖民城市洁净供水的唯一方式。

尽管医学观念的偏见、成本原因及背后的权力斗争[⑤]使得殖民城市供水改革措施的推行在起初并不顺利，但以1860年孟买维哈尔湖（Vihar Lake）供水体系的建立为标志，殖民地印度主要城市开始按照英格兰模式建立其近代城市供水体系。这一供水体系的基本模式是：首先通过在远离城市的山谷地区或者低洼地区人为修筑水坝并导引河水以形成水库；其次则以水渠、金属管道或引水渠引水至沉淀池；最后，在沉淀池过滤过的洁净水将由管道运至城市。以维哈尔湖供水体系为例，其包括占地2500英亩的人工水库（维哈尔湖）、3座用以截留河水的大型水坝、作为沉淀池及备

---

① N. C. Macnamara, “Sanitary Pioneers in India,” *The British Medical Journal*, Vol. 1, No. 1798, 1895, p. 1358.

② “Cholera and Indian Water Supplies,” *The British Medical Journal*, Vol. 1, No. 1681, 1893, pp. 600-601.

③ 流经城市的河流遭到严重污染的现象并非印度独有。事实上，流经伦敦的泰晤士河就因为长期污染而被称为“肮脏的泰晤士老爹”。详情见梅雪芹《“老父亲泰晤士”——一条河流的污染与治理》，《经济—社会史评论》2008年第1辑，第75~87页。

④ N. R. Dharmavir, *Public Health in India*, Lahore: Rama Krishna & Sons, 1934, p. 8.

⑤ 约翰·钱德勒·休谟通过分析旁遮普卫生专员德伦佐（Derenzy）与军医督察长兼印度卫生专员（Surgeon General and Sanitary Commissioner with the Government of India）詹姆斯·麦克纳布·坎宁安（James Macnabb Cuningham）之间围绕“水媒”和“气媒”理论的冲突，深刻地阐释了其背后的中央与地方、不同医学派别之间的权力摩擦与权力斗争。详情参见 John Chandler Hume, “Colonialism and Sanitary Medicine: The Development of Preventive Health Policy in the Punjab, 1860 to 1900,” *Modern Asian Studies*, Vol. 20, No. 4, 1986, pp. 703-724。

用水库的巴哈达瓦达水库（Bhandarwada Reservoir）以及足以供应88亿加仑洁净水的铸铁管道体系。

从疾病控制角度来看，维哈尔湖供水体系确实取得了一定的效果。数据统计表明，在维哈尔湖洁净水引入之前，孟买城每年死于霍乱的人数为2241人，随着工程的完工，人数迅速降至507人，而到了1890年这一数字已仅为10人。[①] 这一成绩为“水媒”理论的确立提供了绝佳依据。正如帕蒂·卢基斯（Pardy Lukis）所说，“印度科学卫生的现代史可以说始于上世纪（19世纪）末”[②]。19世纪70～90年代，随着细菌学说的确立及各类疾病病原的发现，霍乱及疟疾等“热带病”与城市用水之间的关系得到广泛承认。以此为基础，印度主要城市都加快了城市供水体系建设的步伐。孟买城在维哈尔湖供水体系之后，相继于1879年及1892年建立了图尔西湖（Tulsi Lake）与坦萨湖（Tansa Lake）两大供水体系。前者的蓄水水库面积1385英亩，可为城市提供23亿600万加仑自来水。而坦萨湖供水体系更创造了当时的世界之最，其不仅有着当时世界上最大的砌石坝（Masonry Dam），占地面积更达到了33600英亩，供应的自来水水量高达186亿加仑。不仅如此，从1890年开始，阿拉哈巴德（Allahabad）、贝纳勒斯（Benares）、阿格拉（Agra）、勒克瑙、巴雷利（Bareilly）及联合省的主要城市也都“依英格兰最新准则建立了完全供水（体系）”[③]。殖民公共供水模式因此在整个印度的城市中得到广泛推广。

但以孟买为代表的殖民城市供水体系并非完美无缺。其主要问题可以归纳为以下几点。

首先，供水体系本身存在缺陷。供水严重不足是首要问题。一方面，印度旱季炎热干旱、雨季台风洪水的气候使得印度季节性干旱情况明显。这给殖民城市供水带来巨大压力。干旱情况亦使得“印度人比欧洲人喝更

---

① C. E. Shelly, ed., *Transactions of the Seventh International Congress of Hygiene and Demography, London, August 10th - 17th, 1891. Vol. XII Municipal Hygiene and Demography*, London: Eyre and Spottiswoode, 1892, p. 135.

② 转引自 Andrew Balfour, Henry Harold Scott, *Health Problems of the Empire: Past, Present and Future*, London: W. Collins Sons & Co., 1924, p. 131。

③ “Cholera and Indian Water Supplies,” *The British Medical Journal*, Vol. 1, No. 1681, 1893, pp. 600-601.

多水”，导致自来水供应紧张，进而使得“由饮水导致的疾病增加”。[1] 另一方面，孟买的自来水供水分配并不平等。诚如萨帕纳·多西所说：孟买城包括供水在内的公共卫生措施的目的之一在于“最大化地获得孟买的棉花贸易利益”[2]。所以当维哈尔湖供水体系建成后，其产出的自来水多数都被供应给孟买商人和棉花生产者，以用于商品农业。而且尽管孟买政府免费提供水龙头，但民众仍然要支付水管的相关费用。昂贵的水费及水管的附加费用使得家内自来水成为孟买上层阶层的奢侈之物。在自家水井因“卫生原因”被封后，广大下层民众只得选择依赖容易受到二次污染的自来水公共水池。不仅如此，随着孟买供水体系的规模扩大，其巨额的建设及维护成本也被逐渐转嫁到了孟买民众身上。在 1860 年维哈尔湖供水体系建成之初，孟买主要向土地及房屋的所有者征收自来水水费。这一措施引发了孟买上层阶层的强烈不满，愤怒的孟买上层居民甚至提出了“无代表不纳税”的主张。政治局势不稳迫使殖民当局在图尔西湖供水工程建设中改变了水费征收办法：将从原本向房主或土地所有者征收改为和照明费等一道向租住户征收。通过这一措施，原本由土地所有者负担的城市供水费用被成功转嫁给了以租房为生的下层无地民众。也正是因此，于 1898 年成立的孟买改良委员会（Bombay Improvement Trust）也“变成了十分不受欢迎的团体，尤其是因为当地的民族主义报刊对它有着一种坚持不懈的敌意”[3]。

殖民当局对孟买的干旱状况估计不足。孟买稠密的人口是城市供水不足的重要原因。以 1841 年为例，伦敦的城市人口平均占地为 115 平方英码[4]/人，而孟买则仅为 9.5 平方英码/人。规模庞大的人口使得位于海岛之上的孟买主城长期缺水。在 19 世纪 40～50 年代，孟买不得不依靠船只

---

① Rai Kailas Chandra Bose Bahadur, “Water-Supply of Calcutta, Its Present System of Analysis and Its Disadvantages,” in *Proceedings of the Second All India Sanitary Conference Held at Madras-November 11th and 16th, 1912. Vol. II Hygiene*, Simla: Government Central Branch Press, 1918, pp. 282-289.

② Sapana Doshi, “Imperial Water, Urban Crisis: A Political Ecology of Colonial State Formation in Bombay, 1850-1890,” *Review (Fernand Braudel Center)*, Vol. 37, No. 3-4, 2014, pp. 173-218.

③ Prashant Kidambi, “Nationalism and the City in Colonial India: Bombay, c. 1890 - 1940,” *Journal of Urban History*, Vol. 38, No. 5, 2012, pp. 950-967.

④ 1 英码约合 0.9 米。

及铁路从内陆地区运送饮用水。殖民公共卫生官员低估了孟买的城市供水缺口。当有着当时世界上最大的砌石坝的坦萨湖供水工程于 1892 年 3 月 31 完工通水之后，殖民当局无奈地发现，这一原本预计可以确保孟买城 30 年供水的伟大工程远远无法解决这一城市的供水紧缺问题。[①]

供水设施自身亦存在众多缺陷。地下金属水管的泄漏是家常便饭。地下水的盐分过高及为节约成本偷工减料都是造成地下水管泄漏的重要原因。如孟买的柯里路（Currey Road）及卡马提普拉区（Kamathipura District）就都发生过地下水污染自来水的事件。而作为蓄水及沉淀池的马拉巴尔山及巴哈达瓦达水库的泄漏更被认为是导致周边马拉巴尔山及库姆巴拉山（Cumballa Hills）等地区疟疾疫情的直接原因。旁遮普也出现了类似问题："没有一个旁遮普的城镇的供水是不被污水污染的。"[②] 不仅如此，含铅水管本身也成为自来水的重要污染源。酸性自来水通过与金属水管反应释放大量铅元素，直接导致民众因饮用自来水而铅中毒。水管的频繁泄漏更浪费了大量自来水。根据殖民当局的统计，每天有高达 1500 万加仑的水被浪费，其中因水管泄漏而产生的浪费就高达 500~600 加仑。[③] 自来水的严重不足使得孟买的停水及限时供水成为家常便饭。一些地区在午夜人们睡意正酣时供水，另一些则只在下层民众仍在外做工的下午 4 时供水。上述缺陷因此成为当地居民及民族主义者反对殖民城市公共卫生措施的重要理由。

其次，在新供水体系的推广过程中，殖民政府的做法激发了其与民众的严重冲突。孟买推行来自城外水库自来水（Tap Water）的过程正是如此。在维哈尔湖供水体系建立之前，孟买居民主要依靠其住宅周围的水井解决住宅饮水问题。但这些水井一方面容易成为蚊虫的繁殖场所进而协助疟疾传播，另一方面则容易受到城市污水及不卫生取水习惯的污染。因此，随着 1907~1908 年孟买疟疾疫情的暴发，孟买市政委员会借此之机组

---

① C. E. Shelly, ed., *Transactions of the Seventh International Congress of Hygiene and Demography, London, August 10th–17th, 1891. Vol. XII Municipal Hygiene and Demography*, London: Eyre and Spottiswoode, 1892, p. 364.

② A. C. C. De Renzy, "Sanitary Improvement in India," *The British Medical Journal*, Vol. 2, No. 616, 1872, pp. 432–436.

③ William Ernest Jennings, ed., *Transactions of the Bombay Medical Congress, 1909*, Bombay: Bennett, Coleman & Co., 1909, p. 365.

建了以查理斯·本特利为首的调查委员会。根据委员会在两年半内对1686口水井的调查结果，其中多数（1412口）水井的卫生条件达不到饮用标准。[①] 因此，封死这些“不卫生”的水井就成为殖民当局的重要目标。尽管市政委员会强调“在实施疟疾行动时应尽一切手段避免伤害宗教感情及碰巧成为有水井房屋屋主之人的感受”[②]，但强制关闭水井的措施还是引发了孟买市民的严重不满。市民指责执行公共卫生措施的市政官员借关闭水井之机谋取权力和利益。一位孟买市民愤怒地说：“有必要将这些‘信件’中的一些‘摘录’出来以展示那些疟疾官员的态度。他们太急于提升其权威。因为疟疾官员急于表明他并不在乎房屋居民的便利及其社会宗教惯例，他想要的只是（对水井）施加无论你是否愿意都必须实施的监管”[③]。

不仅如此，诚如独立后印度政府的大坝修建过程[④]所揭示的，大坝的修建也必然伴随着“大坝难民”的出现。以殖民统治时期孟买的城市供水工程为例，为了修建维哈尔湖水库，附近的维哈尔村就被淹没。其村民也因此成为大坝难民。为了维护自身权利，1853年该村村民在杰姆塞特依·吉基荷（Jamsetjee Jejeebhoy）的领导下展开了与殖民当局的斗争。[⑤] 一些地区虽并未被直接淹没，但殖民公共卫生部门和林业部门一道，以保护饮用水水质为由建立了面积甚广的“荒野保持林”（Wilderness Preserve）。如在坦萨湖供水工程建设过程中，就产生了大约8平方英里[⑥]的排水区（Catchment Area）。由于上述区域将在大坝水位升至最高点时被淹没，为了对这一地区进行“卫生控制”，“整片区域应该被作为保留林（Reserved Forest）”[⑦] 以禁止周边居民进入。

---

① *Bombay Municipal Corporation Malaria Committee Papers*, Bombay: The Times Press, 1915, p. 5.

② *Bombay Municipal Corporation Malaria Committee Papers*, Bombay: The Times Press, 1915, p. 26.

③ *Bombay Municipal Corporation Malaria Committee Papers*, Bombay: The Times Press, 1915, p. 105.

④ 〔印〕马德哈尔·加吉尔、拉马钱德拉·古哈：《这片开裂的土地：印度生态史》，滕海建译，中国环境科学出版社，2012。

⑤ 详情可见 John Broich, “Engineering the Empire: British Water Supply Systems and Colonial Societies, 1850-1900,” *Journal of British Studies*, Vol. 46, No. 2, 2007, pp. 346-365。

⑥ 1英里约合1.6千米。

⑦ *Reports on the Tansa Water Supply Project, October 1885*, Bombay: The Times of India Steam Press, 1885, p. 3.

殖民法律在这一权力强化过程中扮演了重要角色。如《1888 年孟买城市市政法令》就针对水源保护做出如下规定："市政专员（Municipal Commissioner）有权随时将部分河岸和其他适合于归属孟买市政委员会管辖的用以公众沐浴、清洁牲畜及洗涤衣物的地点单独划分出来。反之亦然。"①而《1901 年孟买农村城镇市政事务改良法》（Bombay Act No. Ⅲ of 1901：An Act for the Better Management of Municipal Affairs in Mofussil Towns and Cities）则将市政当局对水源的控制扩大到了乡村地区："总督有权防范对于市政区域边界以外供水水源、供水路径及用于配送水（资源）之设备的损害。"② 通过颁布相关市政法律，殖民当局强化了对孟买等城市水资源的控制。同时，其借口水源保护，将这一控制权更沿着河流与湖泊扩展到了城市边界之外。③ 因此，借助城市供水设施建设，殖民者不仅完成了对殖民地"热带病"的征服，也实现了对于城市水资源及其周边环境的掌控。但仅仅依靠城市供水体系并不能完全消除霍乱、疟疾等"热带病"，殖民城市公共卫生改革也需要关注殖民城市的城市污水及排水问题。

第三节　殖民统治时期印度城市的排水设施改革及其环境影响

殖民统治时期城市供水与排水措施关系密切。不仅地下水会被肮脏的城市污水所污染，城市内大量存在的污水坑、恶臭的池塘、湿地及水池也会因其能滋生蚊虫、传播病菌而影响城市居民。诚如本特利所说："（孟买）城市排水设施建设的缺陷是这个城市疟疾及鼠疫流行的根本原因。"④事实上，在如何对待城市排水的问题上，以往争论不休的"瘴气说"和

① *Acts Passed by the Governor of Bombay in Council in the Years 1887 and 1888*, Bombay: Government Central Press, 1889, pp. 190-191.

② *The Bombay Code Vol. IV The Unrepeated Acts of the Government of Bombay in Council in Force in Bombay*, from *1898 to 1908*, Calcutta: Superintendent Government Printing, 1909, p. 1556.

③ 宗教在围绕水源的斗争和冲突中扮演了重要角色。如孟买城封闭水井的措施就给当地民众举行宗教仪式造成了不便。而人工水库的修建必然也会淹没一些重要的宗教圣地与遗迹。贝拿勒斯（今瓦拉纳西）就因殖民者在恒河沿岸圣地修建供水设施导致淹没圣地而爆发了印度教徒暴动（1892）。

④ *Bombay Municipal Corporation Malaria Committee Papers*, Bombay: The Times Press, 1915, p. 25.

"水媒"理论，乃至随着现代医学进步应运而生的细菌学说的支持者们却一反常态，一致认为必须根治城市污水问题。对于"水媒"理论的支持者来说，城市中存留的污水自然是各种"热带病"的最佳传播路径；而以"瘴气说"为核心的"气媒"理论也将停滞的水、沼泽与潮湿的土地视作产生致病瘴气的天然"发酵场"；罗纳德·罗斯对疟疾蚊虫传播方式的研究及以此为基础确立的细菌微生物医学也认为城市中排水不畅、污水横流必然会导致病菌通过空气、土壤、食物、饮水、蚊虫及其他动物传播。在此基础上，受到污水污染的土壤开始被视作疾病的重要传播媒介。医师乔治·维维安·普尔（George Vivian Poore）的"活着的土壤"（The Living Earth）理论认为：地面以下3英寸[①]的土壤为富含细菌的"活着的土壤"，这些土壤能够将有机物分解氧化为硝酸盐等无机物，从而供植物吸收，开垦土地等农业活动会提高土壤的活力，被水浸没或积水则会使之失去这一有机功能；地表4英尺[②]以下的土壤因为细菌逐渐消失，而只能成为"死掉的土壤"（Dead Earth）。[③] 这一理论通过确立土壤在疾病传播中的作用而进一步突出了污水防治及城市排水的重要价值。

因此，为了防止城市污水通过土壤污染饮用水，就必须首先消除城市内部随处可见的化粪池（Cesspools）并建设可将包含粪便、垃圾的城市污水及雨季产生的多余雨水排放出去的城市排水设施。而这也恰是英国本土公共卫生改革的重要内容之一。城市排水与城市疾病密切相关。在英国，伦敦的排水设施建设使这一城市摆脱了"死亡陷阱"恶名[④]。在医官罗伯特·罗林森（Robert Rawlinson）看来，随着1848年伦敦废除城市中的化粪池而建立下水道系统，它就成为"世界上最为洁净的大城市"。[⑤] 从特丁顿（Teddington）到北海的城市污水排水工程也使泰晤士河不再被用来排

① 1英寸约合2.54厘米。

② 1英尺约合0.3米。

③ George Vivian Poore, " 'The Living Earth': Abstract of Address to Section I of the Sanitary Congress Held at Brighton," *The Lancet*, Vol. 136, Issue 3498, 1890, pp. 550–553.

④ "伦敦从某些方面来看是一个死亡陷阱，许多城镇肮脏且疾病缠身，农村地区则热病、瘟疫流行。" Andrew Balfour, Henry Harold Scott, *Health Problems of the Empire: Past, Present and Future*, London: W. Collins Sons & Co., 1924, pp. 4–5.

⑤ "The Dublin Meeting of The Sanitary Institute," *The British Medical Journal*, Vol. 2, No. 1240, 1884, pp. 679–680.

放城市污水，从而彻底改善了这座城市的公共卫生状况。宗主国的成功经验促进了城市排水工程在全球城市的开展。借助全球知识网络及殖民主义体系，殖民地印度亦不甘落后，城市排水工程陆续在各大主要城市开展起来。但在排水工程建设过程中，宗主国的经验发挥的作用并不总是积极的。其消极作用集中体现在殖民地污水运输方式的选择过程中。在当时，城市污水的运输方式主要有运用人力运输污水的污水马车系统（Water Carriage System）、依赖地下管道（Under Ground Pipe）的地下排水系统以及借助路面阴沟的街边地表排水（Street Side Drain）三种。在殖民城市选择何种污水运输方式的问题上，英国的公共卫生经验使得殖民当局一度认为，地下排水系统是最适合印度城市的方式："（必须坚持）直到引进地下排水系统被认为是不合适的及当情况有变时注定会失败的时刻为止。地下排水系统会很容易被引进，地表排水或许在其后仅被用于排放雨水。"[①] 但印度雨水较多，多数地区的地下水水位较高，故而不利于地下排水管道的铺设。因此，英国的地下排水管道模式在印度的推广并不顺利。事实上，马德拉斯在1902年至1903年开展的地下排水管道建设就因为地下水水位高遭遇了失败。可以说，与在供水设施建设中照搬宗主国经验时遭遇的挫折类似，殖民地按照英国模式推广地下排水管道的尝试及其失败亦是证明"单向的"殖民公共卫生知识体系自身弊端的重要例子[②]。

城市排水与城市供水的密切关系可以从殖民统治时期孟买的城市公共卫生史中窥见。几乎三面环海的孟买主城海拔较低，城市地基也与海平面基本持平，许多地区甚至低于海平面，加之孟买城市的许多地区是由围海造陆得来的，这使得孟买的地下水水位极高。而过高的地下水水位意味着城市水源极易被城市污水污染，进而引发疾病。殖民当局所做的调查显

---

① V. Devasikhamani Pillai, "Town Improvement and Drainage in India," in *Proceedings of the Second All India Sanitary Conference Held at Madras-November 11th and 16th, 1912. Vol. II Hygiene*, Simla: Government Central Branch Press, 1918, pp. 102-112.

② 虽然殖民者在早期确有学习借鉴印度经验之处，但随着其自身公共卫生改革的成功推行，西方各国开始对印度经验及印度医学嗤之以鼻。两者相互平等交流的蜜月期结束了。详情可见 Mark Harrison, "Tropical Medicine in Nineteenth-Century India," *The British Journal for the History of Science*, Vol. 25, No. 3, 1992, pp. 299-318。

示：地下水水位与城市儿童的死亡率之间呈正相关。[①] 因此，从1845年起孟买市政当局便进行城市排水设施建设。1856年，从克劳福德市场（Crawford Market）到福克兰路（Falkland Road）的该城首段排水工程完工。其不仅可以及时将集市产生的污水排放出去，也可以处理雨季产生的大量暴雨雨水（Storm Water）。至1893年，孟买的多数城区的排水设施都已完工。马德拉斯管区则从1884年开始修建乔治城地表排水（George Town Surface Drain）设施。1912年，唐迪尔派特排水工程（Tondiarpet Drainage）亦开工建设。在殖民城市排水设施建设过程中，殖民法律依然起到了确立公共卫生官员权力的作用。如《1888年孟买城市市政法令》就对市政专员的市政排水设施的建设和管理权做出了明确规定："市政专员应该维护和不断修理市政排水设施。在市政委员会的授权下，可不时建设新的排水设施以有效实现城市排水。"[②]

排污口位置亦是城市排水问题的重要方面。受季风的限制，孟买的排污口并不宜设置在城市的西部及北部地区。因为西北季风会将排污口产生的臭气和病菌送回城市。事实上，对于孟买这样的沿海城市，将城市污水直接排放到南部海洋中显然是一个更"方便"的和"没有任何可行的理由反对"[③] 的选择。而这亦是当时包括宗主国英国在内的几乎所有沿海城市的普遍做法："所有位于海边的英格兰大城镇的下水道，毫无疑问，都（将污水）排入海中。而最近，英格兰的城镇和村庄群落已经建成了长达20公里的排水管道，以将污水排放至海中而不是排放到邻近的土地上，后者会带来麻烦和产生费用。"[④] 而在印度，欧洲公共卫生工程师鲍德温·莱瑟（Baldwin Lathan）于1890年来到孟买，专门处理这一城市的下水道及排水问题。在考察了孟买城市周边包括风向、地形、气候、潮汐与地下水水位在内的各种自然地理状况后，鲍德温得出结论："十分明显，孟买排

① William Ernest Jennings, ed., *Transactions of the Bombay Medical Congress, 1909*, Bombay: Bennett, Coleman & Co., 1909, p. 344.

② *Acts Passed by the Governor of Bombay in Council in the Years 1887 and 1888*, Bombay: Government Central Press, 1889, pp. 118–119.

③ "The Dublin Meeting of The Sanitary Institute," *The British Medical Journal*, Vol. 2, No. 1240, 1884, pp. 679–680.

④ Baldwin Latham, *Report on the Sanitation of Bombay*, London: William Clowes and Sons, Ltd., 1890, p. 47.

污口的合适位置应该在岛的最南端。现在（东西海岸）两侧污水在潮汐的任何时段都肆意排放。因而（污物）被每个紧邻海岸的涌流冲回。这使得整个西海岸恶臭无比，而这里正是盛行风将新鲜空气带给城市以滋养居民的方向。”① 但孟买市政当局并不愿改变城市的排污口位置。考虑到改动城市排污口的巨大资金投入，市政当局“遗憾地”表示他的计划提出得“太迟了”，当前只能考虑依其建议按潮汐规律排放污水。

然而随着孟买城市的发展，西部排污口造成的污染开始成为城市发展的障碍：“在马哈拉克米（Mahalaxmi）与沃里岛（Worli）之间的地区，其位置适合且得到了海风的完全恩惠。但其变得完全无法用于居民区发展，城市在这一方向的自然扩展被极大延后。”② 在城市扩张的实际需求下，鲍德温·莱瑟的南部排污口方案终于在提出10年（1899~1909）后为其医学同仁所接受，“几乎所有专家③都同意现有在洛夫格罗夫（Love Grove）和沃里岛的西部的排污口位置是一个可怕的错误”④。但在孟买岛南端克拉巴（Colaba/Kolaba）设立排污口依然引发了附近殖民驻军的强烈反对。周边的殖民驻军认为这一排污口会导致军队驻地附近疾病的流行，并为此专门委派桑托·科力普（Santo Crimp）组建了调查委员会。迫于军方压力，孟买市政当局选择让步。该城的排污口最终还是设置在了岛屿的西北部。

殖民统治时期德里的城市建设亦与城市排水问题关系密切。1912年12月12日，布拉德福·莱斯利（Bradford Leslie）在伦敦皇家艺术协会（Royal Society of Arts in London）发表演说，指出应在印度北部建设新城，并以亚穆纳河（Jumma River）供应该城的城市用水，以使之成为英属印度殖民地的新首府。这一演说揭开了殖民者依照西方方式改造德里城市的历史序幕。正如其后成立的德里城市规划委员会（Delhi Town Planning Com-

① Baldwin Latham, *Papers Regarding Certain Remarks of Mr. Baldwin Latham on the Bombay Drainage System*, Bombay: The Times of India Steam Press, 1899, p. 3.

② William Ernest Jennings, ed., *Transactions of the Bombay Medical Congress, 1909*, Bombay: Bennett, Coleman & Co., 1909, p. 447.

③ 罗伯特·罗林森、梅杰·塔洛克（Major Tulloch）反对将排污口设置在南部海边，认为这会导致对南部海水的污染并波及港口地区。其建议依孟买半岛自然坡度，利用岛上天然的水流流向在城市北部及西北部设置排污口。

④ William Ernest Jennings, ed., *Transactions of the Bombay Medical Congress, 1909*, Bombay: Bennett, Coleman & Co., 1909, p. 451.

mittee）所说：“委员会明白其（德里）将按照字面的真正含义成为一个首都。它的发展是为了实现英国王室之决定：将印度政府所在地从加尔各答迁往德里。”①

在英属印度殖民地新首都的建设过程中，城市排水设施被赋予了发电、抗洪、排污等多重功能。按照布拉德福·莱斯利的北部计划，殖民当局应该在德里城北亚穆纳河左岸费罗斯·沙·克特拉城堡附近修建人工水库。一旦这一工程依其计划完工，其将不仅能在抗洪之余以水能满足杜巴（Durbar）地区的排水水泵电力需求，亦可截留河水以使被河水淹没的低洼地区免于疟疾之苦。但反对者则认为如若实施此计划，则必须斥巨资以“驯服”亚穆纳河。这难度甚大且可能导致入不敷出。因此，耗资较少的南部计划自然就成为德里城市排水工程建设的最终方案。依照这一计划，德里在城市排水方面将严格区分城市污水及城市洪涝雨水：城市污水将依管道排入因德拉帕特（Indarpat）附近的亚穆纳河中，德里也将在此设立污水农场；而所有城市雨水则将以德里城南一天然峡谷为排水通道，最终流入柯里科瑞（Kilokri）巴拉普拉桥（Bara Pula Bridge）附近的河中。但无论采取哪种方案，亚穆纳河作为德里的排污管道的命运都将难以改变。

城市排水问题亦与位于恒河三角洲的加尔各答的城市建设密不可分。但与孟买利用人工管道将城市污水排放至邻近海域的做法不同的是，加尔各答充分利用恒河三角洲地区发达的水系解决城市污水排放问题。首先是流经加尔各答的胡格利河（Hooghly River）。为了便于加尔各答的城市排水，胡格利河下游西南侧支流被选来用于城市排水及航运，而城市东南侧经巴里亚哥特（Baliagot）流入东部三角洲的支流则被人为封堵。1833 年，殖民政府开始修建科西西普尔水闸（Cossipore Lock）以将胡格利河东南支流封堵，从而最终将西南支流改造为城市排水专用河道。1882 年达阿帕水闸（Dhappa Lock）建成，1897 年班戈运河（Bhangor Canal）建成，整个东南支流水系被人为截断。但随着加尔各答城市的发展，城市污水量逐年增加。这使得常年容纳城市污水的胡格利河下游开始出现严重的淤塞现象。殖民政府不得不选择备用排水河道，加尔各答东南方向的比德亚得哈

① *Second Report of the Delhi Town Planning Committee Regarding the North Site with Medical Report and Two Maps*, London: H. M. Stationery Office, 1913, p. 1.

里河（Bidyadhari River）因此成为新的排水河道。在摧毁东南地区的天然水道后，殖民政府最终不得不修建人工沟渠以恢复胡格利河与其东南支流的联系。1910 年，克里斯特普尔运河（Kristopur Canal）建成，此后比德亚得哈里河取代胡格利河成为整个西孟加拉地区城市群污水的主要排放通道。

这一以城市排水和污水处理为主要目标的河道工程遗留了许多环境问题。首要的仍然是河道淤塞问题。在完工后不到 20 年，比德亚得哈里河发生淤塞。对此殖民当局在 1931 年的报告中指出："比德亚得哈里河的淤积将会继续下去，随着污水的增加，淤积将会逐渐向南扩展，使得河岸及三角洲的延伸部分日渐无法居住。"① 同样以比德亚得哈里河为例，在 1903 年相关排水工程建设之前，其水深为 20 英尺，而孟加拉潮汐导致的潮差为 9 英尺；但在污水淤塞的作用下，至 1931 年其河床竟已增高了 11 英尺，导致潮差仅为 3 英尺。对此，1924 年成立的比德亚得哈里河特别委员会（Bidyadhari Special Committee）得出结论：比德亚得哈里河及中央湖水渠（Central Lake Channel）的淤积已经十分严重，无法再用于城市污水排放。曾经波涛汹涌的比德亚得哈里河也因此变成了一条"蜿蜒"的小河。这不仅使三角洲地区的航运受到严重影响，也改变了原本水系发达的三角洲地区的自然环境。以城市排水工程为代表的殖民公共卫生工程彻底最终重塑了当地的自然地理环境，使得这一地区由天然水系发达的三角洲变为了河道支离破碎的湿地。

从公共卫生及疾病防治的角度来看，虽然加尔各答的城市排水工程在一定程度上减少了城市内部的"水媒"疾病发生，但其通过改造天然河道、集聚淤积污泥的方式将以疟疾为主的"水媒"疾病转移到了加尔各答城市之外的三角洲地区。在铁路公路交通网络、农业水渠与灌溉用水的共同作用下，"在孟加拉中部，除了 24 区（24 Parganas）外，情况些许不妙。恒河继续向东偏移，停止用其肥沃的淤泥继续肥沃土壤。其无数的以

① *Report of the Drainage Outfall Committee Appointed by the Government of Bengal in the Local Self-Government Department under Resolution 1732 P. H. dated the 29th July 1931*, Calcutta: Bengal Secretariat Book Depot, 1933, p. 8.

往直接排入海中的支流已经退化成了停滞的潟湖，人们的健康受到严重影响”[①]。加尔各答城市之外的广大三角洲及乡村地区因而成为加尔各答城市发展过程中的牺牲品。

在殖民统治时期的印度，城市排污设施成为城市与周边乡村地区环境、疾病与生态的重要媒介。前文所述，城市在排污设施建设过程中会通过截堵天然水道、修建人工运河的方式影响城市周边地区。但殖民当局并非没有尝试减少下游淤积、有效利用城市污水的做法。设立污水农场（Sewage Farm/Sullage Farm）正是这样一种措施。这一源自欧洲的手段主张将城市污水中的淤泥加以利用，这些淤泥不仅可以被晒干以用于扩大农场土地，也可为农场作物提供必要的养料并在旱季提供必要的灌溉用水。但污水农场对污水的处理有着明显的季节性。以亚穆纳河旁的污水农场为例，其在炎热的夏季可以处理 100 万加仑的城市污水，但在冬季及下雨时节仅能处理 75 万加仑。[②]

然而，殖民当局设立污水农场的出发点并不是改善河流下游区域环境或卫生。获得经济利益是设立污水农场的首要目的。大黍（Guinea Grass/Megathyrsus Maximus）、霍瑞尔利草（Hurrialie Grass）等牧草是污水农场的主要经济作物。此外，如甘蔗、烟草、冬甘蓝（Winter Cabbage）、玉蜀黍（Indian Corn）等经济作物亦多被种植。以马德拉斯为例，该管区于 1869 年开始在市政工程师斯坦迪什·李（Standish Lee）的建议下设立污水农场。农场经济效益甚佳，至 1884 年，相关农场的数量就增加至 12 家。管区殖民当局对于“污水农场”的收益十分满意：“市政当局会在此后 3 年，即从 1891 年 4 月 1 日至 1894 年 3 月 31 日，预计从污水农场获得 12533 卢比的利润，并处理超过 4500000 加仑的污水。”[③] 但污水农场这一过分重视经济效益的做法引发了公共卫生官员的不满，一位公共卫生官员抱怨道：

---

① Charles A. Bentley, *Malaria and Agriculture in Bengal: How to Reduce Malaria in Bengal by Irrigation*, Calcutta: Bengal Secretariat Book Depot, 1925, pp. 10-13.

② W. R. Macdonald, “Note on the Sullage Farm at Agra,” in *Proceedings of the Second All India Sanitary Conference Held at Madras-November 11th and 16th, 1912. Vol. II Hygiene*, Simla: Government Central Branch Press, 1918, pp. 418-427.

③ *Selections from the Records of the Government of India Home Department No. CCCXXXVII, Home Department Serial No. 19, Papers Relating to Village Sanitation in India, 1885-1895*, Calcutta: Superintendent Government Printing, 1896, p. 94.

“污水农场，例如在勒克瑙的两家，迄今为止都为了营利而设立。但应该更多地以处理全部污泥为目标进行，而不是以种植作物营利为目标。”①

污水农场亦造成了深远的环境影响。土地盐碱化正是其中之一。高盐分的污水在印度炎热的气候中被迅速蒸发，从而造成土地盐碱化：“事实上，在污水农场种植两年后土壤的含盐量仍是如此多，土地停止种植（作物）不过几日，盐斑就会覆盖整个地面。大量的大黍完全死亡。霍瑞尔利草也并不强势，唯一生存下来的草是生长在古沃姆河（Cooum River）沿岸被称为牛草（Cow Grass）的一种沼泽野草。然而其并不是马匹的合适肥料，虽然牲畜在贪婪地啃食着它们。”② 河流的转向亦是问题之一。出于便于使用污水的考虑，许多污水农场都设立于河流沿岸或河中小洲的河水较深、水流湍急一侧（浅滩一侧不利于水流流动）。但随着农场面积的不断增加，必然会在其设置一侧引发淤泥堆积。其结果便是河流原本水深湍急的一侧因城市污水淤泥而逐渐淤积。农场只能被迫转移到河流对岸。这一模式周而复始，最终往往导致整条河流因淤泥而彻底淤积。

不仅如此，污水农场也引发了殖民主义体系内部对于其可能传播疾病的担忧。如果说约翰·钱德勒·休谟的研究③讨论了殖民市政官员对有军事官员背景的公共卫生官员的敌意和警惕的话，那么围绕污水农场的争端更多的是源自驻扎在城市外围乡村地区的殖民军事官员对来自城市污物的担忧。1908 年至 1909 年，殖民军事官员对亚穆纳河城堡驻地的污水农场提出疑问，认为其会导致疟疾等“热带病”的暴发。对此，已经就城市排水问题达成一致的殖民市政及公共卫生官员只能试图通过英国本土及欧洲大陆④的类似例证来说明污水农场和一般农场别无二致。类似争端在殖民排水设施建设过程中也并不鲜见，其背后反映的正是殖民主义体系内部围

① W. R. Macdonald, “Note on the Sullage Farm at Agra,” in *Proceedings of the Second All India Sanitary Conference Held at Madras-November 11th and 16th, 1912. Vol. II Hygiene*, Simla: Government Central Branch Press, 1918, pp. 418-427.

② *Selections from the Records of the Government of India Home Department No. CCCXXXVII, Home Department Serial No. 19, Papers Relating to Village Sanitation in India, 1885-1895*, Calcutta: Superintendent Government Printing, 1896, pp. 94-95.

③ John Chandler Hume, “Colonialism and Sanitary Medicine: The Development of Preventive Health Policy in the Punjab, 1860 to 1900,” *Modern Asian Studies*, Vol. 20, No. 4, 1986, pp. 703-724.

④ 如法国巴黎附近热讷维耶（Gennevilliers）的污水农场。

绕疾病的权力斗争。

总之，围绕供水与排水的殖民公共卫生措施的实施过程亦是殖民者对于城市水体及相关疾病的控制和管理、对于城市及其周边环境的改造过程。殖民当局试图通过上述措施控制凭借“水媒”传播的“热带病”以降低城市内部居民的死亡率。从城市疾病控制角度来看，上述措施在总体上是成功的。洁净供水设施与城市排水体系的建成确实在一定程度上降低了城市中霍乱、疟疾、鼠疫等疾病的危害程度。但是，如果将视角置于整个印度，或者至少是殖民城市及其周边地区，那么这一以控制印度“热带病”为目标的城市供水及排水改革则遭遇了彻底失败。除天花这一更多通过人类传播的疾病外，殖民者不仅没有消除任何通过环境传播的疾病，还通过改造水道、排放污水等措施使疟疾等疾病在印度城市周边农村地区不断肆虐。其影响持续至今，并成为当代印度广大农村地区仍然饱受霍乱、疟疾等疾病蹂躏①的重要历史原因。

造成这一现象的原因是多方面的。一方面，殖民公共卫生改革措施中涉及的权力与利益关系是导致殖民统治时期城市供水和排水改革措施难以彻底实施的根本原因。权力冲突无处不在：驻扎在农村周边的殖民军队及其官员与城市民事官员之间（如针对污水农场、围绕孟买排污口的争端）、医官出身的公共卫生官员与市政官员之间、外来的公共卫生官员与本土官员之间［如来自欧洲的鲍德温·莱瑟围绕排水阀门与艾萨克·肖恩（Isaac Shone）的争论②］、殖民“热带医学”与印度本土医学之间、不同疾病理论支持者之间（如斯诺“水媒”理论与“气媒”理论支持者之间的矛盾）、殖民市政及公共卫生官员与印度民众之间（如强制关闭水井、供水设施建设过程中淹没村庄引发的矛盾）、印度城市中不同阶级之间（如孟

① 独立以后的印度政府迷信 DDT，视其为消除印度疟疾等疾病的灵丹妙药。在世界卫生组织于 1955 年发起的 DDT 卫生运动的鼓励下，印度国内掀起了 DDT 热潮。但很快，DDT 对人体的危害及蚊虫抗药性的事实被揭露出来。世界卫生组织于 1969 年紧急终止了 DDT 抗疟运动，印度的疟疾防治也因此以失败告终。

② 鲍德温·莱瑟认为以艾萨克·肖恩名字命名的肖恩抽气泵系统（Shone Ejector System）会导致空气进入排水管道，从而使更多恶臭气体排出。只有水泵系统才是安全卫生的，其也不会引发霍乱。归根到底，这一争论仍是“水媒”和“气媒”两派争斗的延续。详情见 Baldwin Latham，*Papers Regarding Certain Remarks of Mr. Baldwin Latham on the Bombay Drainage System*，Bombay：The Times of India Steam Press，1899。

买围绕城市供水资源分配不均爆发的冲突）都存在矛盾和冲突。在许多实例中，权力的冲突都是导致相关供水及排水工程弊端的重要原因。事实上，权力背后往往蕴含着巨大的利益争夺。公共卫生工程的巨大支出、水费等费用的征收、来自污水农场的利润都使得旨在消除疾病的公共卫生工程在本质上仍然是殖民者经营殖民地的一笔“好买卖”。诚如殖民者内部关注医疗卫生目标的少数官员始终呼吁的：公共卫生工程不应该以营利为主要目标，控制疾病才应是其的唯一关注。

另一方面，农村地区从来都不是殖民当局公共卫生改革措施关注的重点。虽然印度殖民公共卫生改革始于殖民驻军对印度农村地区致病环境的关注，但由于始终缺乏系统化的农村基层医疗卫生队伍，殖民公共卫生改革措施在印度农村地区的推行十分无力。不仅如此，随着英帝国开始在印度推行地方自治并下放管理事务，包括供水及排水在内的公共卫生事务也被下放给殖民地方政府，从而成为“建立在印度地方自治的原则上”① 的事务。在此原则上建立的城市自治机构独掌市政及公共卫生大权。这不仅引发了印度民众及民族主义者的反感，也使得市政当局很难关注其利益及权力掌握之外的广大农村地区。事实上，导致殖民公共卫生改革措施重视城市而忽视农村的根本原因在于：前者是白人殖民者及其家眷、印度上层阶层集中居住的地区，而后者只是落后的印度下层原住民的生活区。这一区别集中体现了殖民城市公共卫生改革措施的殖民主义性质。

环境影响方面，无论是城市供水体系还是排水体系，都不免涉及殖民者对于环境的控制和改造。事实上，通过封堵天然水道并以人工运河取而代之，殖民者不仅将传染病从城市“转移”到了农村，也彻底地改变了城市周边河流、湖泊及三角洲湿地的自然生态状况，加之以殖民城市为中心的复杂铁路公路网，以及为城市周边商品农业服务的农业水渠、水坝的建设，这些无疑都进一步将城市周边土地人为分割成了无数相互隔离的碎块。一旦雨水来袭，这些土地便很容易排水不畅，从而形成疟疾等疾病绝佳的培育温床。如在恒河三角洲地区，加尔各答的城市发展就直接导致西部、中部三角洲地区天然河道支离破碎，疟疾等疾病流行；而远离城市排

① “Resolutions of the Indian Government: A New Epoch in Indian Sanitation,” *The British Medical Journal*, Vol. 2, No. 1824, 1895, pp. 1518–1519.

水设施的东部三角洲地区则受影响较小。天然河道的变化也会对其中的动植物造成严重影响。不仅恒河鳄（Gavialis Gangeticus）、印度池鹭（Paddy Bird）、水獭、恒河豚等水生物种的生存环境发生了巨大变化，云鲥（Hilsa）等印度洄游鱼类也突然意识到，其祖先世代栖息的水流湍急的河道已经成为无法通行的浅滩。

不仅如此，通过将城市污水排放到周边海洋，殖民公共卫生改革措施也影响了周边海洋的生态系统。海水的富营养化是其重要结果。但显然，当时的公共卫生官员并不能认识到城市污水与近海无鱼之间的因果联系。[①] 一些殖民官员甚至认为将污水排放至海洋会促进渔业发展："我们发现将污水排入海洋中这一原本认为的巨大浪费其实并非如此……污水成为食物，供养了众多小生物。其在自然生态中变成了鱼类的食物。"[②] 而事实上，根据吉尔伯特·J. 福勒（Gilbert J. Fowler）的研究，氮的化合作用在海水中不及在淡水中活跃。因此，当富含氮元素的污水烂泥（Sludge）直接排入海中的时候，会比排入淡水河湖中更难分解并产生更为浓烈的恶臭。[③] 殖民城市排污导致的海岸周边污染，加之殖民政府对近海鱼类的无节制捕捞，使得印度许多地区都出现近海鱼类减少的现象。而这也是殖民公共卫生改革措施的推行者始料未及的。

---

① 造成殖民统治时期近海渔业减产的原因包括：认为海洋渔业资源可以无限制捕捞的殖民捕捞政策，在近海丢弃提取过鱼油的鳐鱼、灰鳐、鲨鱼等鱼类的尸体，来自城市及农村的污水排放的影响等。

② Baldwin Latham, *Report on the Sanitation of Bombay*, London: William Clowes and Sons, Ltd., 1890, p. 46.

③ William Ernest Jennings, ed., *Transactions of the Bombay Medical Congress, 1909*, Bombay: Bennett, Coleman & Co., 1909, pp. 417-422.

第四章　殖民统治时期印度“不卫生”住房改造及城市规划

本章将围绕印度殖民当局在城市推行的贫民窟住房改造及城市规划措施展开论述。随着医疗观念的进步，英帝国逐渐意识到殖民地城市频繁肆虐的各类传染病可能成为整个西方世界的公共卫生威胁，其与城市中拥挤、肮脏、通风不良及光照缺乏的居住条件密切相关。在此基础上提出的“不卫生”或“U. H. H.”（不适合人类居住）（Unfit for Human Habitation）住房的概念由此成为孟买、加尔各答等城市贫民窟住房改造的指导思想。通过对市政权力的牢牢掌控，殖民当局开始借助住房改造及城市规划措施改造殖民城市，以使其摆脱疾病肆虐、居民高死亡率的“死亡陷阱”恶名。然而在实施过程中，相关措施不仅受制于巨大的资金缺口，也因市政权力争夺而受到影响。这最终导致殖民统治时期贫民窟住房改造及城市规划措施虎头蛇尾。其仅满足于缓慢建设供上层阶层享受的卫生“模范街区”，而广大下层民众只能在这一过程中被不断驱赶、排斥和规训。

殖民统治时期印度城市规划与这一时期的公共卫生改革密切相关。在公共卫生改革推行者看来，殖民城市中肆虐的传染病与贫困、饮食欠缺及糟糕的居住条件密切相关：“热病是食物不足、衣物不足、住房不舒适的委婉说法。”[①] 正如易罹患各种传染病的英国下层工人阶级往往居住在卫生条件极差的贫民窟中，贫困亦是造成印度下层居民居住条件“不卫生”的重要原因。一位殖民医官在20世纪初写道：“正如在我们的土地上一样，卫生问题实际上是贫困问题。两者不可分割。十分之一的印度城乡人口无力支付真正卫生建筑的房租。他们被迫生活在糟糕的小棚屋或者分间出租

① Moti Lal Ghosh, “Rural Sanitation in Bengal: Past and Present,” in *Proceedings of the Second All India Sanitary Conference Held at Madras-November 11th and 16th, 1912. Vol. II Hygiene*, Simla: Government Central Branch Press, 1918, p. 7.

宿舍（Chawls）中。其黑暗、低矮、狭小，建立在不卫生的地点，没有地基，房屋和街道都挤作一团，人畜生活在同一屋檐下，土壤、空气和水的污染也成为其自然结果。”① 因此，印度过于拥挤的住房与其炎热的气候、巨大的昼夜温差、肆虐的洪水、潮湿的土壤、艰难的冬季、过劳、酗酒及贫困一道，被视作印度人高死亡率的重要原因。而缺少阳光、通风不佳的居住环境甚至成为印度民众被剥夺生存健康权的重要表征：“阳光与空气是上天的免费礼物，其不需要管道或者水耗以确保供应。是人们的愚蠢和贪婪将这一与生俱来的权利（Birth Right）从贫困的人那里偷走的。”因此，英帝国必须解决住房卫生条件不佳导致的高死亡率问题，以在根本上消除这一困扰英帝国的“严重的政治恶行”。②

然而殖民当局推行的印度城市卫生改造并非出于人道主义考虑，对于殖民地疾病向西方世界传播的忧虑是其出台相关改革措施的重要原因。随着19世纪后半期以来交通运输技术的日益进步（尤其是苏伊士运河的开通），各种传染病通过便捷的国际交通网络疯狂肆虐。在这一背景下，殖民地印度的霍乱、疟疾、鼠疫等疾病开始不再只是其自身问题，其理所当然地成为整个英帝国，甚至西方世界的潜在威胁。因此，在英帝国看来，作为“热带病”的重要疫区和传播源，印度正通过殖民主义活动及国际贸易将其因不卫生而产生的疾病传播给包括宗主国英国在内的整个世界：“在这些日子里，即使是最为隔绝的国家间的相互交往亦在迅速发展。我们不能预计任何一个有影响的恶行不会传播甚远。事实上，我们已经在所有文明世界中见识到了印度作为公认的传染病中心的坏名声。”③ 在1887年维也纳卫生会议（Vienna Hygienic Congress）上，印度疾病及公共卫生状况引发了西方世界的关注。以英国、德国等欧洲国家医学权威为核心的与会者普遍认为，印度的公共卫生改革措施将成为在世界范围内消灭霍

① “Civil Sanitation in India,” *The British Medical Journal*, Vol. 1, No. 2153, 1902, pp. 847-848.

② S. A. Harriss, “Notes on Building Bye-laws,” in *Proceedings of the Second All India Sanitary Conference Held at Madras-November 11th and 16th, 1912. Vol. II Hygiene*, Simla: Government Central Branch Press, 1918, p. 2.

③ *Selections from the Records of the Government of India Home Department No. CCCXXXVII, Home Department Serial No. 19, Papers Relating to Village Sanitation in India, 1885-1895*, Calcutta: Superintendent Government Printing, 1896, p. 23.

乱、疟疾等疾病的关键。诚如与会者所言：

> 一位著名的卫生学者最近对于欧洲的普遍观念给予了准确表述。他将印度现有（不卫生）情况视为全世界面临的公共卫生威胁，这对于印度居民来说是让人无法开心的事实。但他无法对于下列事实熟视无睹：借苏伊士运河，这一国家的（海运）交通无疑导致了现在地中海沿岸地区霍乱的每年暴发。①

殖民统治时期印度城市糟糕的卫生状况是造成其成为西方世界的“威胁”的重要原因。孟买、加尔各答等殖民城市不仅是人口的密集区、殖民政权的统治节点及殖民地与西方世界直接接触的商贸港口，更是众多传染病的传播中心。事实上，1896 年鼠疫疫情就是从孟买海港登陆进而传播至整个南亚次大陆的。而英国本土与印度海港城市的贸易交往亦被视作英国本土接触殖民地霍乱病菌的重要途径。因此，出于整个英帝国的疾病防治考量，殖民城市成为包括贫民窟住房改造及城市规划在内的殖民公共卫生改革推行的重要舞台。随着英国本土对工人阶级住房改造过程的推进，通过改造“不卫生”居住环境提升城市整体公共卫生水平，以此减缓城市疾病传播的思想亦在英属印度广为传播。在此背景下，殖民当局开始按照英国本土经验对“不卫生的行政区及地区制定改良计划”，同时“为穷人及工人阶级建设住房”。② 以贫民窟住房改造及城市规划为代表的殖民城市公共卫生改革就此兴起。

第一节 “不卫生”住房观念的形成

借助英帝国殖民知识体系，英国本土城市工人阶级住房改造与城市规划的意识、方法及观念逐渐传播到殖民地国家。在南非，殖民当局对当地民众的住房状况深感忧虑，“人口中的相当一部分，不仅是原住民和有色

① *Selections from the Records of the Government of India Home Department No. CCCXXXVII, Home Department Serial No. 19, Papers Relating to Village Sanitation in India, 1885–1895*, Calcutta: Superintendent Government Printing, 1896, p. 48.

② *The Bombay Code Vol. IV The Unrepeated Acts of the Government of Bombay in Council in Force in Bombay, from 1898 to 1908*, Calcutta: Superintendent Government Printing, 1909, p. 1428.

人种，甚至连欧洲人也居住在过于拥挤和不卫生的房屋中”①。同一时期，甚至日本也接受了“不卫生”住房的观念，积极清除贫民窟并加宽道路。印度更被视作世界范围内“不卫生”居住习惯的反面典型。在谈及毛里求斯城市的居住环境时，殖民医官遗憾地表示：

> 除非相关（卫生）条例被积极地颁布和执行……否则毛里求斯会很快和印度一道被视作可怕的霍乱的流行和肆虐地……事实上，尽管如此毛里求斯还是走上了印度的老路。白人居民可以照顾自己。但是印度人、克里奥人和中国人被允许在令人震惊的卫生条件下生活，其（住房）会不可避免地伴随着疾病和死亡。②

在殖民地相关官员看来，“不卫生”的住房更便于鼠疫传播。在1896年8月始于孟买，后蔓延至整个印度的鼠疫疫情中，所有病患的房屋都被隔离、消毒和清洁。这一疫情也唤起了殖民当局对所有具有疾病传播隐患房屋的关注。孟买主管医官（Executive Health Officer）J. A. 特纳遗憾地指出：“有几百万人生活在最不卫生的空气、空间和采光环境中。污物在屋内及房屋周围到处都是，这使得他们自身暴露于有害健康的危险源中。”③至此，住房的卫生情况便与鼠疫防治密切结合起来：“一个人可以通过在其住房中使用砖石地板和砖石墙，为每个房间配备提供足够的光照和空气的窗户，防止堆积鼠类会在其中筑巢的垃圾来保护自己。鼠类需要庇护场以繁殖，其有着夜间活动的习惯。因此其比起光亮更喜欢黑暗。”④“借助拆除围墙和通道改善（房屋）通风”⑤ 等房屋改良方式亦因此被殖民当局

① Andrew Balfour, Henry Harold Scott, *Health Problems of the Empire: Past, Present and Future*, London: W. Collins Sons & Co., 1924, p. 90.

② Andrew Balfour, Henry Harold Scott, *Health Problems of the Empire: Past, Present and Future*, London: W. Collins Sons & Co., 1924, p. 122.

③ J. A. Turner, *Report by J. A. Turner, Executive Health Officer, on History of Plague in Bombay from 1896–1907*, Bombay: The Times Press, 1907, p. 2.

④ *Indian Sanitary Policy, 1914: Being a Resolution Issued by the Governor General in Council on the 23rd May 1914*, Calcutta: Superintendent Government Printing, 1914, p. 15.

⑤ James Macnabb Campbell, *Report of the Bombay Plague Committee on the Plague in Bombay, for the Period Extending from the 1st July 1897 to the 30th April 1898, 1897–98*, Bombay: The Times of India Steam Press, 1898, p. 22.

视作控制鼠疫的重要手段而推行。

肺结核也被殖民当局认为与“不卫生”住房结伴而生。一部分殖民官员甚至认为印度中上层比下层民众更易感染肺结核是由于“印度穷人在谋取生计时要进入阳光之中”[①]。针对印度女性的传统深闺制度（Purdah）亦被视作增加女性罹患痨病概率的罪魁祸首。在殖民医官看来，女性在结婚之前尚可花费更多时间在“不卫生”住房外面的开阔地上进行户外活动，这一情况“在其婚后开始出现变化，她们被幽禁起来。缺少（新鲜）空气和通风”。[②] 甚至连当时医学难以解释的癌症，也被认为与住房卫生条件密切相关。缺乏通风、光照不足及污水排放不畅的房屋很可能成为“癌症屋”（Cancer Houses）[③]，从而使得居住于其中的居民更易患病。

造成住房“不卫生”的原因众多，通风不佳正是其中之一。许多印度富裕中产阶级的住房都不符合通风标准，“这些房屋因为都被封闭在墙里，所以没有合适的通风口，房间也是如此的黑以至于需要昼夜点灯”[④]。甚至甘地也认为房屋的通风对于健康至关重要。在其看来，充分的空气流通不仅会减少致病的机会，也是治愈各种疾病的重要手段。甘地认为房屋内部的污浊空气是导致人们罹患各种疾病的重要原因：“我们总是变更我们的居住房屋，相信一个长期（使人）染病的房子是由于恶灵作祟。但这只是一个错觉。因为这些例子中真正的‘恶灵’实际上是屋子中的恶臭空气。”[⑤] 一个人不用担心因门窗大开而着凉感冒，反而应该尽可能地与户外接触，甚至可能的话直接睡在户外。甘地认为各种疾病都可以通过使人们远离通风不良的房屋或直接处于户外得到医治。如肺结核，“现在在欧洲，

---

① Theodore R. Flaiz, *Epidemics and How to Meet Them*, Poona: Oriental Watchman Publishing, 1945, pp. 53-54.

② Andrew Balfour, Henry Harold Scott, *Health Problems of the Empire: Past, Present and Future*, London: W. Collins Sons & Co., 1924, p. 275.

③ N. R. Dharmavir, *Public Health in India*, Lahore: Rama Krishna & Sons, 1934, p. 52.

④ *Selections from the Records of the Government of India Home Department No. CCCXXXVII, Home Department Serial No. 19, Papers Relating to Village Sanitation in India, 1885-1895*, Calcutta: Superintendent Government Printing, 1896, p. 6.

⑤ M. K. Gandhi, *Guide to Health*, A. Rama Iyer trans., Madras: S. Ganesan Publisher, 1930, p. 76.

给予肺痨病患的房屋应该以使得新鲜空气总是可以存在的方式修建”[1]。而对于鼠疫病人、各种发热病人、头痛病人甚至疟疾病人，使其躺在户外无疑是重要的治疗手段之一。殖民医官 G. M. 吉尔斯也认为“总是可以通过在夜晚完全睡在开阔的户外来补偿白天（由炎热天气导致）的通风不足”[2]。

殖民当局采取了多种手段以防止房屋通风不佳。例如《1888 年孟买城市市政法令》就做出如下规定：每栋房屋应至少确保 8 英尺高；街道两侧的房屋不得高于街道宽度的 1.5 倍（以防止遮挡阳光）；“每个房间至少有一侧应有一面外墙或者临近内部的开放空间”；“每个房间的表面积不应少于 80 平方英尺”；每个房间都应为通风设置门窗，门窗直接朝向室外以确保新鲜室外空气流通。[3]

采光不良也是“不卫生”住房的重要表征。由于孟买中心城区地价日益上涨，许多房主都拼命加盖房屋以增加可供出租的房间数量。房屋往往相互依靠，拥挤不堪。一些房屋甚至高达 50~60 英尺。这不仅增加了拆除重建的难度，更使得下面楼层几乎终日不见阳光。对此，甘地认为“当阳光不能够渗入（房屋）时，空气也永远无法洁净”[4]，所以黑暗的房间往往也和各种疾病直接相关。对此吉尔斯指出，“适合鼠疫传播的最重要的条件看起来是过于拥挤、住房中空间不足及缺少通风，特别是缺少光照”[5]，因此人们就必须时刻避免关闭窗户以使得阳光照射进来。他甚至认为光照并不会引发房屋的过分炎热：“位于明亮区域、周围没有树木的房屋一般

---

① M. K. Gandhi, *Guide to Health*, A. Rama Iyer trans., Madras: S. Ganesan Publisher, 1930, p. 20.

② George Michael Giles, *Climate and Health in Hot Countries and the Outlines of Tropical Climatology: A Popular Treatise on Personal Hygiene in the Hotter Parts of the World, and on the Climates that Will Be Met with within Them*, London: John Bale Sons & Danielsson, Ltd., 1904, p. 6.

③ *Acts Passed by the Governor of Bombay in Council in the Years 1887 and 1888*, Bombay: Government Central Press, 1889, pp. 175-176.

④ M. K. Gandhi, *Guide to Health*, A. Rama Iyer trans., Madras: S. Ganesan Publisher, 1930, p. 21.

⑤ George Michael Giles, *Climate and Health in Hot Countries and the Outlines of Tropical Climatology: A Popular Treatise on Personal Hygiene in the Hotter Parts of the World, and on the Climates that Will Be Met with within Them*, London: John Bale Sons & Danielsson, Ltd., 1904, p. 156.

比被许多树木围绕的更加凉爽。”[①] 阳光照射甚至被视为能够杀死孑孓并消除肺结核的重要疗法，诚如殖民医官 J. P. 奥尔（J. P. Orr）在谈及印度城市肺结核防治时所说：

> 在提供医院与疗养院来为肺结核受难者减轻痛苦方面我们已经做出了值得赞扬的努力。但是令我震惊的是其解决问题的方向是错误的。防止人们生活在黑暗的臭窝中是根治这一问题的更好的办法，也是使得医院和疗养院无用的办法。这些臭窝是传播肺结核和其他疾病的病灶，我们必须在清除一些的同时将另一些通过自然无偿提供的两大治愈力——阳光与空气转变为健康住宅。[②]

“不卫生”住房往往伴随着空间不足的现象。殖民统治时期（20 世纪初）的孟买城总面积仅有 14300 平方英亩，却居住了近 100 万人口，从而使得这一城市成为当时“世界上人口最密集的城市”。孟买城市的核心区域是殖民要塞周边的、被称为“要塞区”（Fort Area）的老城区。由于孟买军事要塞提供的绝佳安全庇护，这一地区吸引了城市中绝大多数人口居住。该地区的人口是如此集中，以至于在部分街区中平均每栋房屋竟然居住了 43 人。[③] 无怪乎在旅行者看来，19 世纪前期的孟买“更像是一个不规整的大村庄而不是一个城镇……房屋紧密地挤在一起，（堆积的）十分高，多数则是木质建筑”[④]。

在评价孟买贫民窟时，殖民官员指出：“来到这一地区的人非常贫困，

---

① George Michael Giles, *Climate and Health in Hot Countries and the Outlines of Tropical Climatology: A Popular Treatise on Personal Hygiene in the Hotter Parts of the World, and on the Climates that Will Be Met with within Them*, London: John Bale Sons & Danielsson, Ltd., 1904, p. 2.

② J. P. Orr, “Light and Air in Dwellings in Bombay,” in *Proceedings of the Second All India Sanitary Conference Held at Madras-November 11th and 16th, 1912. Vol. II Hygiene*, Simla: Government Central Branch Press, 1918, p. 4.

③ Sapana Doshi, “Imperial Water, Urban Crisis: A Political Ecology of Colonial State Formation in Bombay, 1850-1890,” *Review (Fernand Braudel Center)*, Vol. 37, No. 3-4, 2014, pp. 173-218.

④ Amar Farooqui, “Urban Development in a Colonial Situation: Early Nineteenth Century Bombay,” *Economic and Political Weekly*, Vol. 31, No. 40, 1996, pp. 2746-2759.

他们满足于狭窄的房屋。一些房屋仅仅只有10英尺甚至7英尺宽。”① “群租房”现象在孟买十分普遍，根据统计，该城市中不少于八成的人口都居住在单间中，几代人睡觉、饮食及排泄都在一个房间中的现象十分普遍。根据特纳的描述：“4~5层的大型分间出租宿舍彼此之间以狭窄的沟渠相隔，每栋都有着200~400间房间……每栋房屋的房间中一般都住着不止一个家庭”。② 在殖民公共卫生官员看来，人均住宅面积的狭小意味着可供每个人呼吸的空气不足，亦使得租户更容易在通风不佳的室内环境中感染各种传染病：“大多数租户有着十分狭小的房间。其通风不佳、潮湿且不卫生。其中通常都挤满了人，许多人在白天大多数时候外出工作，而那些晚上回到家中的人不可能得到比仅仅一床之地更多的空间用以呼吸。”③

除了城市中各种通风不佳、采光不足、空间不足的“不卫生”建筑外，印度下层居民自古以来所使用的小屋（Hut）及棚屋（Sheds）也因不符合殖民当局的卫生标准而被视为“不卫生”建筑。加尔各答市政当局更将使用竹子及木板修建的当地传统房屋视为违法建筑，而借助法律大力鼓励修建更加“卫生”的欧洲砖瓦建筑。甚至印度乡村地区的房屋也因“都挤作一团，没有面向（开阔的）田地开放，而都是围在村庄外侧形成一道空白墙面而面向村庄内侧”④ 而遭到批评。而事实上，在以村庄集会场所、村庄广场或宗教仪式场地为核心的印度乡村社会中，所有建筑的门窗都朝向内部是顺理成章的。不仅如此，外墙朝向村外也可以在一定程度上确保在面临外敌（如土匪）时的相对安全并防范来自邻近丛林的毒蛇猛兽闯入屋内。对此，殖民公共卫生官员却仅仅从房屋通风角度考虑要求所有门窗一律朝向村外，这显然是一种不切实际的殖民主义思维。

在殖民当局看来，“不卫生”建筑不适合人类居住的原因在于其为居住者创造了一个更加容易罹患疾病的生活环境。而由于“一个国家最重要

① *Bombay Improvement Trust Improvement of Insanitary Areas*, Bombay: British India Press, 1915, p. 18.

② J. A. Turner, *Report by J. A. Turner, Executive Health Officer, on History of Plague in Bombay from 1896-1907*, Bombay: The Times Press, 1907, p. 2.

③ William Ernest Jennings, ed., *Transactions of the Bombay Medical Congress, 1909*, Bombay: Bennett, Coleman & Co., 1909, p. 364.

④ William Ernest Jennings, ed., *Transactions of the Bombay Medical Congress, 1909*, Bombay: Bennett, Coleman & Co., 1909, p. 112.

的财产是其人口的健康和出生率”[①]，其就必须保护殖民地民众免于因糟糕的居住环境而患病或死亡。因此，“或狭窄、密闭、安排不当的，或状况不佳的街道和建筑，或（具备同样情形的）这一范围内的建筑群落，或者需要任何光照、空气、通风的，或者需要更适当的厕所或存在其他卫生缺陷的，或者有着可能对该范围内的建筑或邻近建筑之居民产生健康威胁或对其健康有害的一处至多处诱因的（建筑）”[②]都成为必须由殖民城市改良委员会等市政机构加以管理的“公害”（Nuisances）。疾病及公共卫生也因此成为殖民市政当局借机管理、控制和规划殖民城市的最佳借口，“如果在市政专员看来任何用于居住的房屋过于拥挤以至于危害了其中居民的健康”[③]，就必须以法律等强制性措施对其加以管理和改造。

第二节　殖民统治时期印度城市“不卫生”住房改造进程

宗主国的经验在印度殖民城市住房改造过程中发挥了指导性作用。英国本土制定的1885年、1890年《工人阶级住宅法令》（Housing of Working Class Act，1885，1890）、1909年《房屋及城市规划法令》（Housing and Town Planning Act，1909）等法律成为指导孟买等殖民城市相关措施的纲领性文件。殖民城市几乎照搬了英国本土城市的住房改造模式。如勒克瑙市政官员就直白地指出：“这一城市的健康管理是以英格兰城镇的相同计划为蓝本进行的。”[④]

印度殖民城市的住房改造主要依靠各个城市的城市改良委员会（City Improvement Trust）推行。1898年成立的孟买改良委员会是殖民统治时期成立的首个相关机构。此后，印度其他主要城市纷纷效仿孟买设立了其各

① S. A. Harriss, “Notes on Building Bye-laws,” in *Proceedings of the Second All India Sanitary Conference Held at Madras-November 11th and 16th, 1912. Vol. II Hygiene*, Simla：Government Central Branch Press, 1918, p. 1.

② *The Bombay Code Vol. IV The Unrepeated Acts of the Government of Bombay in Council in Force in Bombay, from 1898 to 1908*, Calcutta：Superintendent Government Printing, 1909, p. 1444.

③ *Acts Passed by the Governor of Bombay in Council in the Years 1887 and 1888*, Bombay：Government Central Press, 1889, p. 187.

④ N. R. Dharmavir, *Public Health in India*, Lahore：Rama Krishna & Sons, 1934, p. 276.

自的城市改良委员会。[①] 各城市改良委员会很快接管了其各自城市的贫民窟住房改造大权。在主席 J. A. 特纳的主持下，1911 年 10 月，孟买改良委员会制定出台了联合土地经理（Land Manager）改造孟买贫民窟的初步方案。方案决定在委员会管理的诺罗杰山地块（Nowroj Hill Estate）率先进行试验，拆除所有阻碍城市公共卫生发展的房屋，并对通风、采光不良的房间予以关闭。1912 年 11 月 6 日，这一阶段的城市改造相关报告得以结集出版。在报告中，改良委员会总结概括了今后孟买城市改造的几个基本原则，它们是：（1）鉴于孟买城市改造工程是一个耗资巨大的工程，应该以循序渐进的方式加以实施，因此切不可进行大面积城市贫民窟整体拆迁；（2）委员会应该重点围绕房间卫生采取措施，对不符合卫生标准的“不卫生”房间予以关闭及改造；（3）孟买市政当局有权阻止房主在未经允许的情况下私自变更或扩建其房屋，以防止其影响周围房屋的通风及采光；（4）请求政府对于相关城市改造活动予以起初每年 45 万卢比，最后总计十年约 90 万卢比的资助；（5）制定相关城市住房法规，以法律强制力保障住房卫生条件。[②]

事实上，以孟买城市住房改造过程为例，法律等强制性措施发挥了巨大作用。确认、关闭和改造“不卫生”住房或房间是殖民市政当局的惯常做法。根据《1888 年孟买城市市政法令》，市政专员有权界定“不卫生”住房或房间：“如果任何意图或者正在用于居住的建筑因任何理由而使得市政专员认为其看起来不适合人类居住，（市政专员）可以向管区首席专员（Chief Presidency Commissioner）申请禁止这类建筑继续用于以上目的。”[③] 甚至在 1917 年之后，借助法律强制力，殖民市政当局可以将每个“不卫生”房间标上“U. H. H.”记号。“U. H. H.”房间的住户必须在 2 个月内搬离。不仅如此，除非经改良委员会许可，任何移除“U. H. H.”标记，或“在 2 个月的通告期限后，占据上述房间或任其被占据以用于人

① 加尔各答改良委员会（Calcutta Improvement Trust）于 1911 年成立，此后联合省、勒克瑙等地都建立了类似机构。

② 参见 *Bombay Improvement Trust Improvement of Insanitary Areas*, Bombay: British India Press, 1915, pp. 4-5。

③ *Acts Passed by the Governor of Bombay in Council in the Years 1887 and 1888*, Bombay: Government Central Press, 1889, p. 187.

类居住的行为，应该被处以200卢比的罚金”。[1]

除依靠法律手段强制拆除改建“不卫生”住房或关闭及改造“不适合人类居住”的房间外，以法律形式制定“模范房屋”（Model House）标准亦是殖民城市住房改造的重要手段。具体来讲，“卫生”的“模范房屋”应至少在以下几个方面达到标准。

首先，房屋位置及结构方面。在殖民当局看来，英国本土带有院落的中产阶级房屋显然是最为标准的“模范房屋”：“街道应该排列在平行线上；房屋不得背靠背；每栋房屋都要有一个后院，其可以至少使得房屋的高度翻倍（以确保光照充足、通风良好）；后院应该有10英尺宽的管理小道（Conservancy Lane）[2] 以确保其土地上没有任何‘公害’。”[3] 房屋周围不应有任何树木，以防止树荫阻碍通风、遮挡阳光。砖石结构亦被认为是较印度传统木结构或竹结构更为优良的建筑结构，其能有效减少老鼠滋生进而消除鼠疫：“经验已经告诉我们鼠疫不太容易在那些人们的生活习惯及其房屋结构与布局不利于老鼠的地方流行。”[4]

其次，房屋内部布局方面。前文已述，房屋的通风及采光是房屋是否“卫生”的关键指标。因此，《1888年孟买城市市政法令》就通过法律形式对于每栋街边房屋的高度做出了具体规定，以确保所有前室（Front Room）皆可实现良好的通风与采光效果。其中加尔各答参照英国本土做法改良实施的63.5°夹角原则是确保屋内光照的重要原则（见图4-1）。根据殖民地太阳角度和方位，阳光可以射入房屋的最小夹角为63.5°，即窗户至地面的高度与其距离房屋另一侧的垂直长度的正切比例应至少为2：1（一些殖民医官甚至主张这一比例应为2.5：1，即68°角）。

确保具有屋内厕所及污水排放设施亦是“模范房屋”的重要标准：“每栋房屋都应该被安装一个由市政办公室提供的标准样式的厕所……所

---

① J. P. Orr, “Light and Air in Dwellings in Bombay,” in *Proceedings of the Second All India Sanitary Conference Held at Madras-November 11th and 16th, 1912. Vol. II Hygiene*, Simla: Government Central Branch Press, 1918, p. 56.

② 便于清洁工清理垃圾和粪便等。

③ *The Proceedings of the First All India Sanitary Conference Held at Bombay from 13th to 14th November 1911*, Calcutta: Superintendent Government Printing, 1912, p. 5.

④ *The Proceedings of the First All India Sanitary Conference Held at Bombay from 13th to 14th November 1911*, Calcutta: Superintendent Government Printing, 1912, p. 15.

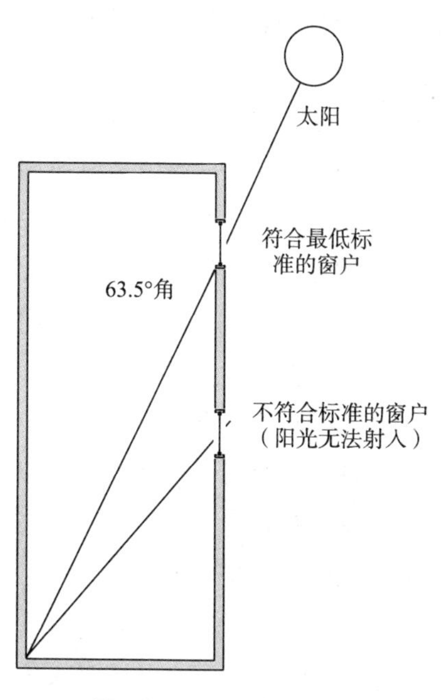

图 4-1　63. 5°夹角原则

资料来源：*Proceedings of the Second All India Sanitary Conference Held at Madras-November 11th and 16th, 1912. Vol. II Hygiene*, Simla：Government Central Branch Press，1918，p. 5，笔者据此书文字描述绘制。

有房屋的污水及洗澡水应该被排放到后院，其应该穿过围墙汇入市政污水下水道中。上述设施应该建于屋后的道路内。其不应该被排放到屋子前面的雨水排水道中。”① 同样出于室内排水考虑，在推行“模范房屋”标准的过程中也应消除室内泥地而使用水泥地面。为此，殖民政府专门针对印度房屋室内地面多为泥地的情况开展了强制使用水泥地面（Koba）运动，以防止印度居民因在房屋内席地而坐而感染地面病菌。

最后，住户方面。严格限制房间内住户的数量是房屋成为“模范房屋”的重要前提。在殖民城市改良委员会看来，即使房屋在通风、采光及建筑布局等方面达到了卫生标准，过多的住户仍然会使得该房屋沦落为“不卫生”房屋。因此，为了防止某一建筑因住户过多而产生卫生问题，殖民市政当局经常专门针对所有“超过 1 个家庭居住的建筑”进行卫生检

① *The Proceedings of the First All India Sanitary Conference Held at Bombay from 13th to 14th November 1911*, Calcutta：Superintendent Government Printing，1912，p. 71.

查。与此同时，强制将多余住户迁移出“不卫生”住宅亦是殖民当局在城市贫民窟住房改造过程中的惯用手段。

然而这场号称“针对不良采光及不良通风房间的战役”并未大获全胜。缺乏资金是相关计划难以大规模开展的重要原因之一。由于孟买市政当局不愿意支付庞大的贫民窟住房改造费用，导致其在1912年制定的住房改造新方案直到1915年仍然毫无进展。事实上，正如委员会官员所说，作为殖民城市效仿榜样的伦敦在解决贫民窟改造资金问题的过程中也并非一帆风顺：“我担心，以1890年英格兰法令（即1890年《工人阶级住宅法令》）为指导的工作并未解决其中涉及的经济问题。甚至如果将其与要求被提供（住房）的庞大人口相比的话，伦敦这9年以来工作的成果也十分有限。”① 为了获得改造工程所需资金，殖民城市改良委员会官员不得不以防治疾病为理由反复游说政府。城市改良委员会主席特纳就数次向殖民政府建言，指出一旦城市改良工程完工，每年将为当局节约30万卢比的鼠疫防治费用。但这一游说显然效果有限，殖民城市改良委员会只得自行解决贫民窟改造的资金问题。而也正是资金的缺乏使得城市住房改造工程只能以一系列“小的改良计划”的方式推行。

因此，殖民当局拆除或者改良“不适合人类居住”建筑的措施只能在有限的区域范围内实行，城市中大多数地区难以被这一措施惠及。诚如一位殖民官员所慨叹的：“或许再过去20~25年，进展缓慢的城市改良委员会的行动才能惠及他们（孟买居民）中的大部分人。”② 更重要的是，新“卫生”住宅的修建速度远远未赶上拆除改造旧有“不卫生”住房的速度，这直接导致大量租户无家可归。如仅在1909年，孟买改良委员会就使得14613个家庭失去家园，却只提供了4000个房间。③ 虽然殖民当局采取了一些措施解决上述“拆迁难民”的安置问题，但是多数人的住房问题仍然悬而未决。

---

① *Bombay Improvement Trust Improvement of Insanitary Areas*, Bombay: British India Press, 1915, p. 25.

② William Ernest Jennings, ed., *Transactions of the Bombay Medical Congress, 1909*, Bombay: Bennett, Coleman & Co., 1909, p. 362.

③ Maansi Parpiani, “Urban Planning in Bombay (1898-1928): Ambivalences, Inconsistencies and Struggles of the Colonial State,” *Economic and Political Weekly*, Vol. 47, No. 28, 2012, pp. 64-70.

除通过制定相关法律管理城市中房屋的构造、建造和改建之外，私搭乱建行为更使得城市住房改造变为需要殖民权力机关持续对住房进行监管的“持久战”。早在1839年，为了限制城市中心要塞区的私搭乱建行为，孟买就颁布了法令，规定房屋的高度不得高于50英尺。但法令并没有限制房屋的楼层数，这导致许多屋主在高昂房租的诱惑下疯狂加盖房屋楼层。其结果便是越来越多的出租宿舍楼层及越来越低的房间天花板。市政当局对此十分头疼：“（我们）发现在所展示地区近几年有许多扩建房屋。许多房屋增加了新的楼层。结果在许多情况下其周边和背面的房屋的采光和通风都变得比之前还糟糕……卫生官员一次次见证了下层阶层的习惯是如此根深蒂固，以至于其很可能将一栋‘卫生’建筑在短时间内变得‘不卫生’。因此必须在接下来通过长期监管对其进行系统教育。”[①]

从效果来看，殖民统治时期城市住房改造的成效实则十分有限。一方面，资金困难及小范围示范性质的缓慢拆除行动，使得印度贫民窟改造更像是展示殖民者权力、控制力和“优越性”的形象工程，而非关心整个城市公共卫生的城市改造工程。借助城市中个别经由殖民当局完美规划的“模范街区”（Represented Area），“和平统治（Peaceful Domination）及不列颠对于印度传统及人民的高贵统治（Dignified Rule）的理念”[②] 得以顺利传达。对此，医官乔治·弗利特（George Fleet）批评道：“真正需要的是在各处实行城镇规划，而不是仅在几个选定地点进行城市公共规划。（我们需要的是）各处都实现体面的居住条件而不是多数地区仍然为贫民窟，仅有几个地方成为市政天堂。”[③] 然而即使是这一仅在城市有限区域推行的贫民窟住房改造仍然存在许多问题。如何迁置被改造房屋的原有住户便是这一过程面临的难题之一。事实上，以解决某区域房屋住户密度过高问题为目标的改良措施往往会直接导致被驱赶的住户向周围区域扩散，从而在降低一个区域人口密度的同时反而增加了周边区域的住户人数：“（孟买）城市改良委员会在其成立的第一年匆忙拆除了几个‘不卫生’区域

① *Bombay Improvement Trust Improvement of Insanitary Areas*, Bombay: British India Press, 1915, pp. 8, 26.

② *The Final Report of the Delhi Town Planning Committee on the Town Planning of the New Imperial Capital: Map of the Layout of Avenues and Roads*, London: H. M. Stationery Office, 1913, p. 2.

③ *Bombay Improvement Trust Improvement of Insanitary Areas*, Bombay: British India Press, 1915, p. 520.

（的房屋），没有充分考虑在其中居住的人会突然迁出，也没有足够的措施确保为其提供临时住所。这致使过于拥挤及‘不卫生’住房这一祸害被极大增加。”①

另一方面，由于主要依靠法律强制力②，“不卫生”房间的关闭和改造过程往往也是殖民市政当局与印度民众的冲突过程。原本以公共卫生发展这一公共福祉为目标的殖民城市贫民窟住房改造工程，反而变成了殖民当局利用法律惩罚、控制和规训印度民众的手段。与英国本土市政当局一样，印度市政当局也要像管理产品一样管理城市房屋的规格、采光、通风和布局，要像管理工人一样对屋主和租户加以监督和惩罚。事实上，如果说1911年《印度工厂法令》是通过规则约束确保印度下层居民在工作场所的健康和卫生，那么城市住房的改造则是对其日常生活的规训。通过这一过程，“不卫生”住房和在其中居住的下层民众一起被管理、改造，这因此成为充分彰显殖民市政当局权威和控制力的重要途径。而这一特征亦体现在殖民市政当局对于印度殖民城市的整体规划过程中。

第三节　殖民统治时期印度的城市规划

土地是城市规划的核心问题。诚如历史学家帕德玛·普拉卡什所说：城市对于土地的控制是其实现对城市社会、经济及文化控制的第一步。③如何获得屋主的同意以占用其土地进行城市建设对城市规划的实现至关重要。在孟买，1894年颁布的《土地收购法令》（Land Acquisition Act，1894）为其城市发展奠定了法律基础。该法令在征地方式上吸收借鉴了德国城市规划过程中的“土地调整”（Lex Adikes/Land Rejustment）经验。而“地

① William Ernest Jennings，ed.，*Transactions of the Bombay Medical Congress, 1909*，Bombay：Bennett，Coleman & Co.，1909，p. 362.

② 摩黎陀萝·拉曼拉在其研究中论述了以1903年成立的孟买卫生协会（Bombay Sanitary Association）为代表的民间组织对于城市住房改造及公共卫生改革发挥的历史作用。但实际上，相关民间组织的影响力着实有限。如在分间出租宿舍卫生改良问题上，协会只能通过给予出租宿舍管理者（Bhayas/Caretakers of Chawls）奖金的方式来鼓励其监督租户确保房屋清洁通风。Mridula Ramanna，“Local Initiatives in Health Care：Bombay Presidency，1900-1920，” *Economic and Political Weekly*，Vol. 39，No. 41，2004，pp. 4560-4567.

③ Padma Prakash，“The Making of Bombay：Social，Cultural and Political Dimensions，” *Economic and Political Weekly*，Vol. 28，No. 40，1993，pp. 2119-2121.

价自然增值”（Unearned Increment）原则则是“土地调整”这一征地方式的核心理念。具体来讲，这一原则的基本运行机制如下。

政府首先会将需要进行重新规划建设的城市地块分为两类，一类是将要从土地所有者处征用以修建道路、市场、开阔地、公园等公共设施的，另一类则是将会退还给土地所有者的，之后政府依据地价自然增值原则，对于地产面积因被征用而减少的土地所有者给予相当于地价差额的现金或债券补偿（一般为当时市场地价的15%）。而对于建设费用，政府则需要通过向相关设施受益者征收“开发税”（Development Tax）的方式分年度征收。比如新修道路两侧的居民，其地价会因临街而上涨，故而可以被视作“开发税”的征收对象。诚如一位殖民官员所言：“在勒克瑙修建拉图什路（La Touche Road）时政府只征用足够修建道路的土地，其结果便是道路两侧的不动产增加了价值。拥有路边不动产的人不用在（道路）改良上花费1卢比就轻松赚到了近10万卢比。”①

在获得土地之后，市政当局首先要做的便是将殖民城市内零碎且不规整的地块重新按照欧洲城市规划的方式整理为横平竖直的规整地块。在孟买，“地块（Holdings）几乎都是很小的，其形状亦不规整。重新安排它们的机构有必要通过将地块分割成合适的形状和尺寸，并使得每个地块都可以与邻近道路相接的方式来改良”。② 因此，地块的规整往往都要以交通道路为中心展开。

交通道路是一个城市的重要生命线，殖民城市亦然。如在选择德里作为殖民新首都的决策过程中，交通通达度就被视作关键性的考量标准：“德里城市如不发展将产生不便，她是印度铁路系统的最中心点。”③ 相较德里，孟买的例子更能够说明交通对于城市发展的重要影响。孟买虽为殖民统治时期印度最为重要的商业港口和经济中心，但糟糕的陆上交通使之在政治影响力上远不及加尔各答和德里，“孟买不像加尔各答：它并不处

① Rai Ganga Prasad Varma Bahadur, “A Note on Town Planning and Town Improvement,” in *Proceedings of the Second All India Sanitary Conference Held at Madras-November 11th and 16th, 1912. Vol. II Hygiene*, Simla: Government Central Branch Press, 1918, p. 4.

② *Proceedings of the Second All India Sanitary Conference Held at Madras-November 11th and 16th, 1912. Vol. II Hygiene*, Simla: Government Central Branch Press, 1918, p. 1.

③ *Second Report of the Delhi Town Planning Committee Regarding the North Site with Medical Report and Two Maps*, London: H. M. Stationery Office, 1913, p. 8.

于几百条河流汇聚的海港地区；它不是甚佳的居住地；它没有那些被恒河浇灌肥沃的冲积平原，也没有孟加拉那样的道路网”[①]。事实上，主城区主要位于远离大陆的岛屿之上的事实使得孟买成为一块与印度大陆隔离的飞地。根据帕德玛·普拉卡什的研究，这一情况甚至成为孟买在公共卫生权力斗争中失势的重要原因：尽管其最早实行相关城市公共卫生措施，但印度中央政府的卫生专员一职始终为拥有便捷交通网络的孟加拉人所把控。[②]这一例证充分说明了城市交通与城市发展之间的重要联系。

市内交通对于城市发展亦十分重要，宽敞的道路是确保城市交通畅通的重要前提。各个殖民城市都力图通过各种手段确保城市主干道的畅通。在孟买，《1888 年孟买城市市政法令》就对城市主干道的宽度做出明确规定：“新的基于法令第 291 条建造的被用于交通运输的公共道路的路宽需不得少于 40 英尺；而若只用于步行，则不得少于 20 英尺。”[③] 卫生专员则有权划定公共道路两侧的标线，并禁止任何街道两侧的建筑甚至其一部分跨越此线。连道路两侧建筑门窗的开闭朝向也被限制，任何向道路一侧打开的门窗的修建都被禁止。在殖民城市规划过程中，交通往往是首要的考量因素。不仅贫民窟住房改造要确保每个地块都能毗邻街道（同时也是出于确保能够向其居民征收“开发税”的考虑），而且所有公共设施的设立要确保交通的通达性：“应该将所有办公机关、医院、市场、商店街等设立在新地点并确保交通通达，从而使得新城镇可以围绕其发展。开通新的轨道线路并在当地引入轻轨服务会极大地促进城镇扩张。”[④]

而在这一过程中除了将不规整且大小不一的地块变为规整地块外，确保所有地块都能毗邻道路亦是规划方案的重要原则之一。

除了对内部布局进行规划以外，确保城市有足够的扩展空间也是殖民

---

① Amar Farooqui, “Urban Development in a Colonial Situation: Early Nineteenth Century Bombay,” *Economic and Political Weekly*, Vol. 31, No. 40, 1996, pp. 2746-2759.

② Padma Prakash, “The Making of Bombay: Social, Cultural and Political Dimensions,” *Economic and Political Weekly*, Vol. 28, No. 40, 1993, pp. 2119-2121.

③ *Acts Passed by the Governor of Bombay in Council in the Years 1887 and 1888*, Bombay: Government Central Press, 1889, p. 150.

④ V. Devasikhamani Pillai, “Town Improvements and Drainage in India,” in *Proceedings of the Second All India Sanitary Conference Held at Madras-November 11th and 16th, 1912. Vol. II Hygiene*, Simla: Government Central Branch Press, 1918, p. 3.

城市规划的重要目标之一。如1898年8月30日颁布的《改良孟买城市及提供其未来扩展空间法令》（Bombay Act No. Ⅳ of 1898：An Act for the Improvement of the City of Bombay and to Provide Space for Its Future Expansion）就对城市的扩展问题做出明确规定并将其视为与城市规划、城市住房改造同等重要的目标。实际上，孟买城市发展过程中缺少扩展空间（由于处于岛上）的教训使得殖民当局相信，“新城市必须掌握影响健康的内在力量，拥有空间这一宝贵财富并有着足够的扩展空间，（确保）其不会因为时间流逝而丧失”[①]。在这一过程中，城市富裕阶层希望“逃离”拥挤、“不卫生”的城市中心的愿望亦发挥了巨大作用。由于“已经有部分城市中的富裕阶层表达了其要逃离现有不卫生的环境并在城市边界之外更开阔的地方获得房屋的日益强烈的愿望”[②]，殖民城市就需要确保为中上层逃离“不卫生”的城市中心提供新的扩展空间。

一般而言，殖民城市拓展城市范围的方式主要有以下几种。（1）侵占城市外围农业用地。相比繁荣的城市商业带来的巨大利益，获利有限的非商业作物农业用地自然首先成为牺牲品。事实上，来自殖民政府的支持对于促进城市外围农业用地转化意义重大。为了确保获得廉价土地，殖民政府在1912年7月26日的通函（Circular Letter）中明确指出：应该以低价获得城市外围农业用地。在这一政策的鼓励下，大片农田被转化为城市建设用地，从而为城市扩张提供了空间保证。（2）通过城市贫民窟住房改造获得城市发展用地。为了尽可能地节约征地成本，殖民当局对“不卫生地区”（Insanitary Areas）的改造充分借用了德国的地价自然增值原则，以征收“开发税”的方式缓解城市改造成本压力。同时坚决反对在殖民地印度照搬英格兰对土地所有者的“过度赔偿”经验，从而尽可能地减轻城市改造负担。（3）围海造地或者填平城市内部/周边的湖泊、湿地、水塘。在殖民当局看来，填平城市周边的湖泊、湿地及水塘是一举两得的良策：不仅可以消灭疟疾等“水媒”疾病，更能为城市扩张提供宝贵的土地空间。如加尔各答就“进一步抬升和填平盐湖（Salt Lake）以为城市的进一步扩

① *The Final Report of the Delhi Town Planning Committee on the Town Planning of the New Imperial Capital: Map of the Layout of Avenues and Roads*, London: H. M. Stationery Office, 1913, p. 2.

② *Indian Sanitary Policy, 1914: Being a Resolution Issued by the Governor General in Council on the 23rd May 1914*, Calcutta: Superintendent Government Printing, 1914, p. 37.

张提供空间”[1]。孟买也是采取这一城市扩张方式的典型城市。通过始于19世纪初的近一个世纪的围海造陆，孟买成功地从由群岛组成的“孟买岛”（Bombay Island）变成了与大陆相连的孟买半岛，从而实现了城市范围的自然扩展。

中心城区的地价高昂亦是促使城市不断向外扩展的重要因素之一。如孟买就在要塞周边中心区域的高地价驱使下不得不向城市北部未开垦的玛吞噶（Matunga）、塞韦里（Sewri）、达德拉（Dadar）、斯通（Ston）、沃里（Worli）、玛海姆（Mahim）、撒尔塞特（Salsette）等郊区发展。诚如孟买市政官员所说：“向北方郊区扩展的计划将会更加适合城市中下层及中等阶层的需求。”[2] 便捷的通勤则使得将城市人口从稠密的城市中心疏散到城外郊区成为可能。在殖民当局看来，修建连接城市中心与郊区的交通设施本身就是一项公共卫生措施：“这一有轨电车计划纯粹是一项卫生措施。因为除非提供与城镇中心的便利交流手段，否则郊区的存在是不可能的。”[3]

借助方便的交通设施，印度民众可以成功“逃离”拥挤且“不卫生”的城市中心地区，选择在风景优美的郊区居住。对此，历史学家大卫·阿诺德指出：“原住民上层、多数欧洲人居住在海拔更高或城镇中通风更佳的部分。”[4] 对于希望逃离“不卫生”且拥挤的城市中心的社会中层人士而言，孟买西部沿海高地克拉巴、滨海区（Esplanade）、马拉巴尔山等区域是绝佳选择。尤其是马拉巴尔山地区，这一有着绝佳海边景致、舒适海风的高地早在1803年就吸引了殖民市政当局的注意。在是年孟买大火后的城市重建过程中，马拉巴尔山地区就被政府认定为城市郊外印度中上阶层住宅区的绝佳修建地。

---

① *Report of the Drainage Outfall Committee Appointed by the Government of Bengal in the Local Self-Government Department under Resolution 1732 P. H. dated the 29th July 1931*, Calcutta: Bengal Secretariat Book Depot, 1933, p. 9.

② William Ernest Jennings, ed., *Transactions of the Bombay Medical Congress, 1909*, Bombay: Bennett, Coleman & Co., 1909, p. 376.

③ S. Amritaraj, “Relief of Congestion in the Civil and Military Station, Bangalore and Results,” in *Proceedings of the Second All India Sanitary Conference Held at Madras-November 11th and 16th, 1912. Vol. II Hygiene*, Simla: Government Central Branch Press, 1918, p. 3.

④ David Arnold, “Cholera and Colonialism in British India,” *Past & Present*, No. 113, 1986, pp. 118-151.

而为了吸引城市中上阶层前来居住，殖民当局就要首先为其提供优美、“卫生”的居住环境。（英格兰样式的）花园、遗迹及绿植被认为是马拉巴尔山等中上阶层居住区的关键吸引点。此时，被殖民公共卫生官员认定在人口集中的城市中心区域藏污纳垢、滋养蚊虫的树木，在由殖民者严格控制和管理的马拉巴尔山等地区却成为有益于健康的城市“绿肺”。因此，从1872年开始，孟买陆续建立了包括维多利亚花园（Victoria Gardens）在内的9个公园，总面积达179英亩。在“模范房屋”周围设计各种休闲空地亦是打造“卫生”居住环境的重要手段：“大型的中央休闲广场对于可以步行1~2英里前往的成人是可行的，但是那些小孩子才是我们提供它的（最初）目标。我们想要将其从黑暗的恶臭空气中解救出来，因其对于这种环境诱发的各种疾病的抵抗力也是最弱的。”[①] 但这一将中上阶层迁至郊区的措施的推行亦并不顺利。对于城市居民来说，虽然移居至城市郊区可以减少房屋租金，但这一优惠被高昂的通勤成本抵消。如在孟买，“大量人口将移居至达德拉北部，铁路公司将安排其日常通勤，但是（出行）成本问题再次出现”[②]。

与此同时，为了缓解城市中心的拥挤和公共卫生问题，殖民当局也有必要将一些可能产生污染或者传播疾病的基础设施迁移到城市外围郊区。例如，能够带来外来疾病传染源的铁路场地就要远离城市中心（当然亦要远离城市郊区的中上阶层居住区），殖民当局应“严格限制其占据更多的土地以建立大型场地”[③]；坐落于城市中心的以下层民众为主要劳力的工厂［如四轮马车工厂（Carriage Factory）及货运马车工厂（Waggon Factory）］则需要和其雇佣的下层劳动力一起被迁移到城市中心以外的郊区，以缓解城市中心的拥挤及“不卫生”状况。

殖民当局为此就必须为这些无力租房的苦力、妓女（Harlot）、洗衣人（Dhobis）及清洁工（Sweeper）提供专门设计的出租宿舍。诚如海得拉巴

---

① J. P. Orr, “Light and Air in Dwellings in Bombay,” in *Proceedings of the Second All India Sanitary Conference Held at Madras-November 11th and 16th, 1912. Vol. II Hygiene*, Simla: Government Central Branch Press, 1918, p. 14.

② *Bombay Improvement Trust Improvement of Insanitary Areas*, Bombay: British India Press, 1915, p. 25.

③ William Ernest Jennings, ed., *Transactions of the Bombay Medical Congress*, 1909, Bombay: Bennett, Coleman & Co., 1909, p. 375.

卫生工程师V. 蒂亚斯卡玛尼·皮莱（V. Devasikhamani Pillai）所说："乞讨者阶层、无所事事者、麻风病患者，只在农作物歉收时来到城镇的日工、磨坊帮工和其他人员会十分乐意居住在城镇外面。其应被提供可使得其在城市外围居住的合适安置场所：给年长者和体弱者提供的房屋，给麻风病人提供的精神病院，给雇工、小工匠、磨坊帮工提供的廉价出租房屋。为之提供前往城市的廉价交通方式。这会保证城市有更加卫生的状态。"①

提供给这些下层阶层的出租宿舍如同集体军营一般。其主要包括住房、单独设立的厨房、苦力营房（Peons' Quarter）、商店仓库（Store-Go-down）、疫病流行时的隔离专用房、厕所及供水设施等。显然，将可能成为城市疾病传染源的高危民众从城市中心驱赶出去是这一安排的根本目的。殖民当局也注意到了这些类似集体监狱的建筑引发入住者不快的可能，因而采取了一系列措施以避免使居住者产生身为囚犯的错觉，如防止家庭被拆散，尽可能地避免将男女分开等。

而要防止疾病在这些地方再次暴发，就要严格按照公共卫生标准"设计苦力居住之建筑并制定实施其医疗卫生及相关检疫措施"②。比如必须确保房屋的充分通风，要确保垃圾及粪便不残留和堆积，要确保厨房及饮用水的卫生，要确保地板高出地基并不渗水。建筑材料亦要被关注，"木材的引入要被小心避免，因其无法实现令人满意的清洁效果，也无法避免害虫滋生"③。通过上述措施，殖民当局成功地修建了一系列苦力住房，并在一定程度上实现了缓解城市中心区域拥挤情况的目标。

从前文不难看出，殖民城市住房改造及城市规划过程亦是殖民当局实施权力和控制的过程。对于欧洲殖民者及印度上层阶层来说，按照欧洲方式建造"卫生"的"模范房屋"成为其与充满各种"热带病"的殖民地环境及殖民地居民相隔绝的重要手段："那些想要以欧洲方式生活的欧洲

---

① V. Devasikhamani Pillai, "Town Improvements and Drainage in India," in *Proceedings of the Second All India Sanitary Conference Held at Madras-November 11th and 16th, 1912. Vol. II Hygiene*, Simla: Government Central Branch Press, 1918, p. 6.

② E. P. Charles, *Report on the Medical and Sanitary Arrangements at the Recruiting and Forwarding Agencies*, Calcutta: The Criterion Printing Works, 1920, p. 44.

③ E. P. Charles, *Report on the Medical and Sanitary Arrangements at the Recruiting and Forwarding Agencies*, Calcutta: The Criterion Printing Works, 1920, p. 45.

人及印度人因此可以生活在他的世界中，并设法逃离感染印度的许多传染病。”[1] “卫生”的城市环境因而成为殖民者及印度上层阶层的奢侈品及身份象征，对此甘地批判道：

> 然而，现代文明甚至将新鲜空气变作了昂贵之物，为了呼吸新鲜空气，我们不得不走出城镇。而这意味着花钱。例如孟买虽然确实提升了马泰兰（Matheran）或改进了马拉巴尔山的空气健康，但人们没法不花钱到达这些地方。[2]

虽然都是从城市中心地区迁移到城市外围郊区，但城市下层民众的体验与上层截然不同。与马拉巴尔山等城市西海岸区域中上阶层的优美洋房相比，下层苦力、妓女及清洁工却只能如牲畜一般生活在与马厩无异的苦力住地中。不仅如此，与居住在可以有效避免传播“水媒”疾病的山区的中上阶层截然相反，印度下层民众只能居住在海恩斯（Haines）北部等区域，这些由湿地及河流、湖泊改造而来的潮湿低地往往更容易传播各种“水媒”疾病。甚至为了在西海岸地区创造优美的居住环境，原本在孟买西海岸附近的城市排污口亦要被转移到下层民众居住的沃里及东北部的迪奥拿（Deonar）等地，从而使得下层民众成为以公共卫生发展为目标的贫民窟住房改造及城市规划的牺牲品。

事实上，英国本土的公共卫生改革虽然使得伦敦等城市摆脱了疾病横行的“死亡陷阱”的命运，但其同样是对城市贫民窟及“肮脏”下层居民的改造过程。宗主国城市公共卫生改革的这一特征被完美地复制到了殖民地印度。为了改造印度的“死亡陷阱”，殖民市政当局及相关委员会牢牢地控制着城市改造与规划大权。城市中的每栋建筑都因此被置于殖民者的管理之下：“每个想要建造建筑的人都应将其意图以表格形式向市政委员会进行报告……以说明将要建造的建筑的位置及其整体描述、用途与面

① N. R. Dharmavir, *Public Health in India*, Lahore: Rama Krishna & Sons, 1934, p. 328.

② M. K. Gandhi, *Guide to Health*, A. Rama Iyer trans., Madras: S. Ganesan Publisher, 1930, p. 13.

积。"[1] 而孟买改良委员会甚至因其权力膨胀而成为当地民族主义报纸及市民长期抨击的对象。[2]

但显然，城市市政当局及相关委员会和公共卫生官员并不总是在掌控殖民城市权力问题上达成共识。比如，1897 年为了控制孟买鼠疫疫情而成立的孟买鼠疫委员会就因其以疾控为由改造"不卫生"住房的行为引发了市政当局的不满。于是乎，"（房屋）改造计划几乎立刻就被市政当局叫停，其产生疑问，依据流行病管理法规，鼠疫委员会是否有权对房屋采取改良措施"[3]。而鼠疫委员会也试图通过对鼠疫的研究证明孟买改良委员会及孟买市政委员会以疾病为借口控制城市住房改造及城市规划的荒谬性。借助一系列研究，孟买鼠疫委员会证实了日本学者北里柴三郎[4]"不卫生的环境与鼠疫的暴发无关，除了其更加有利于老鼠出没"的结论。[5] 但显然，单纯的医学研究结论之于市政当局及相关委员会无异于蚍蜉撼树。这一例证充分反映了殖民统治时期住房改造及城市规划背后暗流涌动的权力博弈过程。

印度殖民统治后期的地方自治倾向也对城市公共卫生管理权产生了重要影响。实际上，以孟买市政委员会（1889 年 4 月 1 日成立）及孟买改良委员会为代表的一系列城市管理机构的设立就都与英帝国主张在印度进行权力下放，实现地方自治的政治倾向密切相关。在英属印度政府内部围绕分权或集权的冲突的影响下，市政委员会分权与集权问题便自然成为市政核心议题。如在加尔各答，亚历山大·麦肯齐（Alexander Mackenzie）提出的废除市政专员，完全由市政委员会主席独揽大权的计划就引发了激烈反对。反对者指出："它实际意味着将（市政）控制权从一个法人团体

---

① *Acts Passed by the Governor of Bombay in Council in the Years 1887 and 1888*, Bombay: Government Central Press, 1889, p. 168.

② Prashant Kidambi, "Nationalism and the City in Colonial India: Bombay, c. 1890-1940," *Journal of Urban History*, Vol. 38, No. 5, 2012, pp. 950-967.

③ James Macnabb Campbell, *Report of the Bombay Plague Committee on the Plague in Bombay, for the Period Extending from the 1st July 1897 to the 30th April 1898, 1897-98*, Bombay: The Times of India Steam Press, 1898, p. 70.

④ 北里柴三郎，日本著名传染病学家，于 1894 年首次发现鼠疫杆菌。通过一系列国际卫生会议，其学说对于英帝国医学界产生了深远影响。

⑤ William Ernest Jennings, ed., *Transactions of the Bombay Medical Congress, 1909*, Bombay: Bennett, Coleman & Co., 1909, p. X.

(Corporate Body) 转移到一个小委员会的主席那里。这颠覆了地方自治的基本原则，即法人团体应在各个方面掌握总体控制权。”① 对城市市政大权的控制与反制也因此成为影响殖民统治时期城市住房改造及市政规划进程的重要因素。

虽然从表面看，控制疾病是殖民城市住房改造及城市规划的首要目标。但实际上，为殖民城市获得更多工商业利益才是相关措施得以推进的内在动因。住房改造及城市规划除了为殖民地中上阶层提供卫生的“模范房屋”外，更肩负着促进城市资本及商业发展的重任。正如英国本土通过工人阶级住房改造方式为资本主义提供更加健康的劳动力大军一样，殖民者也希望借助类似措施在印度塑造一支健康的工人阶级队伍。殖民当局相信，通过对印度劳动阶层居住条件的改善，占孟买总人口约76%的这一阶层将会成为身体健康、道德完善②的雇佣劳动力。而这也会最终使得相关投资变得有利可图：“诚然，这些劳动阶层住房（Labour Class Dwellings）会导致租金上的一些损失。因为（随着群租人数的减少）从租户工资中扣除的租金只有一个确定的量。但这一损失在事实上可以通过使雇主获得实际利润的方式得到补偿。借助更健康的工作的人，健康工作日的数量也会增加……（因此），当劳动阶层对于住房有需求时，应该由劳工的雇主按照卫生方式提供（住房），因其会为雇主创造巨大和合理的财富。”③

总而言之，借助殖民城市贫民窟住房改造及城市规划措施，殖民市政当局、地产持有者及城市中上阶层成为最终的获利者。他们或者成为城市市政权力的支配者，或者因城市住房改造而发家，抑或者通过建造“模范房屋”及驱赶下层群众的方式享受到了“卫生”生活。而广大的印度下层民众却只能在殖民者缓慢的“模范街区”修建过程中如老鼠一般被从一个贫民窟驱逐到另一个。而这也正是殖民统治时期相关措施未能真正解决印度贫民窟问题的根本原因。

---

① *The Proposed Change in the Municipal Law of Calcutta*, *Part First: A Criticism on Sir Alexander Mackenzie's Speech Delivered at the Meeting of the Bengal Legislative Council Held on the 26th February 1898*, Calcutta: Calcutta Corporation, 1898, p. 10.

② 将身体健康、卫生条件与道德相联系是世界范围内公共卫生改革运动中的常见现象。

③ J. A. Turner, “Housing of Working Class in Large Cities in India,” in *Proceedings of the Second All India Sanitary Conference Held at Madras-November 11th and 16th, 1912. Vol. II Hygiene*, Simla: Government Central Branch Press, 1918, pp. 7-8.

第五章 殖民统治时期印度城市卫生管理措施

城市卫生管理（Urban Conservancy）是城市公共卫生的重要层面。在殖民统治时期的印度，殖民政府将城市卫生管理视作消除城市疾病隐患、管控城市卫生状况的重要手段。其内容包括：城市垃圾的收集、处理与丢弃，城市粪便的回收及再利用，城市内部水体、动植物等“公害”的处置及“有益”物种的引进等。通过一系列卫生管理措施，殖民当局以其医学认知为基础对城市环境各要素及其内部物种做出了价值判断，进而对城市生态环境造成了深远影响。不仅如此，殖民城市卫生管理亦深受宗主国所在西方世界知识体系的影响。实际上，无论是处置印度城市“致病环境”，还是判定并消除城市“公害”，都旨在复制英国本土公共卫生改革以在热带殖民地重现英格兰景致。这体现了印度殖民统治时期城市卫生管理措施的殖民主义烙印。

根据殖民统治时期对于城市公共卫生的基本认识，城市公共卫生主要涉及四方面内容：城市卫生管理、城市供水、城市排水、城市规划及住房改造。其中，城市卫生管理是首要方面。所谓“城市卫生管理”，就是通过相关措施管理城市内部的卫生状况，以确保城市卫生与清洁。城市卫生管理指通过对周围环境的管理与干预消除传染病，即“通过提升环境保护公众免于各种传染病的侵袭”[①]。它是在城市洁净供水、排水设施建设、城市住房改造及城市规划之外公共卫生措施的一个重要方面，是公共卫生改革的核心目标之一。根据相关历史材料，其主要包括以下内容：清扫街道并处理城市垃圾，设立公共厕所、住宅卫生间并处理城市粪便，清理或清

① *The Proceedings of the First All India Sanitary Conference Held at Bombay from 13th to 14th November 1911*, Calcutta: Superintendent Government Printing, 1912, p. 3.

除城市内部的水坑、湿地与水池，管理城市植物及处理城市有害动物等。

城市卫生管理与疾病防控关系密切。早在19世纪60年代，殖民公共卫生官员就借助“气媒”理论确定了涉及厕所、垃圾及污水的城市卫生问题与各类传染病的内在联系：“包含热病、腹泻、霍乱和痢疾在内的瘴气疾病（Miasmatic Diseases）实由升高的气温、糟糕的水、处置不当的厕所和污水池、排水不佳、肮脏街道、过度拥挤的兵营与临时小屋及相关病房所致。”[①] 随着殖民城市自治机构在印度各主要城市陆续建立，城市卫生管理也成为市政委员会职权范围内的重要事务。如《1888年孟买城市市政法令》就将建设、维持、清洁城市排水设施、公共厕所，清洁和处理城市排泄物、垃圾及其他污物，“重新改造不健康的地段，移除有毒的植物，并在总体上减少所有妨害（公共健康）的公害”[②] 等明确列为市政委员会的重要职责。

第一节　殖民统治时期印度城市的垃圾管理措施

城市垃圾处理是城市卫生管理的重要层面。同其他公共卫生观念类似，殖民地印度关于城市垃圾及其处理方式的观念也在很大程度上受到了宗主国乃至西方世界的影响。英国本土对于城市垃圾的关注始于13世纪。1287年，伦敦颁布法令，规定街道两侧的房屋主人有义务清扫其房产前的一段街道。但这一措施并未真正解决城市垃圾处理问题。由于城市公共垃圾管理手段的缺失，许多伦敦住户都选择将垃圾丢弃到泰晤士河中：“对于那些没有土地来埋藏垃圾与排泄物且因其房屋是（易燃的）木结构而不敢焚烧（垃圾）的或者缺少燃料这么做的人，（他们）发现泰晤士河这条相对不大的河是一条有用的下水道，于是便将所有粪便和垃圾丢入其中，直至其出现淤积的危险。”[③] 为了解决泰晤士河河道垃圾问题，爱德华三世

---

① James Bird, “On the Vital and Sanitary Statistics of Our European Army in India, Compared with Those of French Troops under Like Conditions of Climate and Locality,” *Journal of the Statistical Society of London*, Vol. 26, No. 4, 1863, pp. 384-405.

② *Acts Passed by the Governor of Bombay in Council in the Years 1887 and 1888*, Bombay: Government Central Press, 1889, p. 46.

③ Andrew Balfour, Henry Harold Scott, *Health Problems of the Empire: Past, Present and Future*, London: W. Collins Sons & Co., 1924, pp. 3-4.

下令禁止污染泰晤士河及护城河河道，并开始用马车将城市垃圾运至城郊处理。但直到1848年公共卫生改革实行时，以垃圾处理为代表的城市卫生管理措施才得以真正推行。严重影响城市公共卫生状况的各类乱象亦从此时开始得到整治。

“热带病”及医疗卫生知识的全球扩散加速了公共卫生观念的传播。在此基础上，殖民地印度在垃圾处理等问题上接纳了包括宗主国在内的西方世界的观念、态度和方法。殖民城市中遍布的垃圾堆及粪坑被认为是污染城市饮水和传播霍乱、鼠疫及疟疾等疾病的重要传染源。如旁遮普的阿姆利则（Amritsar）就因其城市遍布填满垃圾的大坑及充满污水的壕沟而被诟病为疾病多发地。[①] 事实上，殖民当局对城市垃圾问题的关注多是重大疫情后的“亡羊补牢”。如1896年起肆虐全印度的鼠疫疫情就引发了殖民公共卫生官员对于垃圾的关注：“垃圾吸引老鼠因而帮助鼠疫传播……所以对于人类来说，鼠疫是种由环境不洁引发的疾病。尽快和适当地清除地面垃圾可以在极大程度上降低老鼠的光顾，从而减少鼠疫的传染。”[②] 一些印度家庭喜欢在其庭院内堆积垃圾以供牲畜食用或将之作为肥料使用，这一做法也被殖民公共卫生官员视作公共卫生的潜在威胁：“人们在其房屋的院子里收集碎屑（Debris）和垃圾的不洁习惯可以被视作流行热病在房屋居住者中流行的原因之一”。[③] 因此，出于疾病防控考虑，对城市垃圾进行管理就成为当务之急。

垃圾的收集是城市垃圾管理的第一步。为了能更好地收集城市垃圾，殖民当局在许多城市都设置了垃圾箱（Dustbin）。然而印度居民并未立刻适应这一突如其来的习惯变化：“虽然将其屋内垃圾存放在最近的垃圾箱中是房屋居住者的职责，但这很少能够被做到。大多数本地房屋（居民）都将垃圾

① A. C. De Renzy, “Sanitary Improvement in India,” *The British Medical Journal*, Vol. 2, No. 616, 1872, pp. 432-436.

② A. G. Newell, “Conservancy in the Tropics: An Important Work of the Health Department,” in *Proceedings of the Second All India Sanitary Conference Held at Madras-November 11th and 16th, 1912. Vol. II Hygiene*, Simla: Government Central Branch Press, 1918, pp. 320-323.

③ Rai Bahadur Kailas Chandra Bose, “The Outbreak of Epidemic Fever in Calcutta,” in *Proceedings of the Second All India Sanitary Conference Held at Madras-November 11th and 16th, 1912. Vol. II Hygiene*, Simla: Government Central Branch Press, 1918, pp. 340-341.

从侧廊（Side Passage）和街边的窗户处抛出。”① 因此，法律又一次成为殖民当局防止堆积及随意丢弃垃圾的重要手段。《1888年孟买城市市政法令》规定：任何人不得使尘土、灰烬、废弃物（Refuse）、垃圾（Rubbish）、有臭气的物品及其他污染物在其地产上堆积超过24小时，亦不得采取任何措施妨碍其被运走。虽然采取了相应措施限制城市垃圾的堆积及随意丢弃，但如何运输这些收集来的垃圾始终是各个殖民城市面临的难题。以孟买为例，虽然殖民当局曾考虑借助夜间列车甚至按照英国本土方式让汽车勤务（Motor Service）人员将垃圾运离城市，但高昂的成本使得上述方案难以实现。海上运输亦因其价格昂贵且易受天气影响而作罢。这直接使得牛车成为印度独立前大多数城市运输垃圾及粪便的主要方式。

那么如何处理收集来的大量城市垃圾呢？就殖民统治时期的技术而言，城市垃圾的处理方式无非以下三种：将垃圾掩埋、倾倒到土地上以利用土壤中的细菌将其缓慢分解；将垃圾排放到海洋中以利用鱼类和微生物对其加以分解；使用焚烧炉焚烧垃圾。

在殖民城市公共卫生改革措施推行前，直接填埋显然是印度城市垃圾处理的主要方式。垃圾填埋对于伦敦、新加坡、香港及孟买这样的沿海城市亦有其重要意义，其往往是这些沿海城市围海造地的重要方式。事实上，上述城市的城市扩展史往往就是一部用城市垃圾围海造地的历史。但直接将垃圾填埋至海岸及低地反而造成了严重的公共卫生危害。垃圾填埋地区极易发生疟疾、霍乱等传染病。对此，殖民公共卫生官员直白地指出：虽然将垃圾填埋至低地和沼泽看似是种节约成本的做法，但殖民政府必须为此付出疾病带来的高昂代价（修建公共卫生工程及防治疾病的相关费用），因为没有什么“比疾病本身更昂贵”。② 单纯从公共卫生观点来看，以填埋造地为借口的垃圾倾倒是最为致病和不明智的垃圾处理方式之一。未经处理的垃圾的到处堆积亦在许多地方成为严重“公害”：“将未经处理的垃圾存放在旧水井、水池、低地或者城镇及村庄周围的危险不容忽视。

---

① William Ernest Jennings, ed., *Transactions of the Bombay Medical Congress, 1909*, Bombay: Bennett, Coleman & Co., 1909, p. 463.

② D. B. Master, “Is It Right to Reclaim Low-lying Lands and Swamps with Refuse,” in *Proceedings of the Second All India Sanitary Conference Held at Madras-November 11th and 16th, 1912. Vol. II Hygiene*, Simla: Government Central Branch Press, 1918, pp. 432-435.

因为这对于空气与水的污染已经被认作一个确定无疑的祸害。”① 不仅如此，因城市发展而不断扩展的城市边界也使得原有城市郊区终会变为新的人口居住区。这必然会成为引爆这些以往垃圾填埋区域公共卫生隐患的导火索。城市扩张也意味着运送垃圾出城的成本不断增加，从而使得垃圾填埋难成长远之计。

对于沿海城市来说，将垃圾直接弃至海中是一个可行办法。英国本土许多沿海城市（如利物浦）就依此法处理垃圾。在 1890 年城市排污管道完工之前，孟买以牛车收集到的城市垃圾和粪便也多被运至码头以便抛入近海。随着公共卫生观念的推广，向近海地区丢弃垃圾的做法开始因其潜在的公共卫生危害遭到禁止。但对于殖民医官而言，将垃圾抛进近海虽然不可行，但将其沉入远海海底并无不妥：垃圾不会因潮汐被重新带回海岸，同时以有机物为主的垃圾被“运至远海，它们将会在此处与海水混合。我们将看不到任何剩余物质漂浮在海面上”。② 在殖民医官看来，粪便、菜叶等有机垃圾将很快在海水中降解。医官 M. B. 卡马（M. B. Cama）甚至认为将垃圾直接抛入海中是孟买等沿海城市处理城市垃圾的“最快速、最洁净和最安全的办法”③。然而事实上，这一垃圾处理方式远非完美无缺。一方面，由于必须借助拖船或储料驳船（Hopper Barges）才能顺利将垃圾运至远海，垃圾运输成本直线飙升。印度洋的台风天气更会影响垃圾运输船只出海，进而引发垃圾积压这一严重的公共卫生灾难。另一方面，正如孟买在设置城市排污口时遭遇的批评一样，其向海中投放垃圾的行为同样引发了沿岸孟买殖民驻军的反对。殖民军方担心运至尖齿灯塔（Prong's Lighthouse）及克拉巴海域的城市垃圾会因潮汐而被带回军营附近海域，从而影响士兵健康。上述因素致使向海中丢弃垃圾的做法实难维持。

焚烧因此成为殖民统治时期城市垃圾处理的最佳方式，“在城镇和村庄，这一处理方式是目前为止最安全和在大多数情况下最廉价的垃圾处理

① W. R. Macdonald, “Disposal of Rubbish by Means of Small Incinerators in the City of Madras,” in *Proceedings of the Second All India Sanitary Conference Held at Madras-November 11th and 16th, 1912. Vol. II Hygiene*, Simla: Government Central Branch Press, 1918, pp. 404-417.

② Baldwin Latham, *Report on the Sanitation of Bombay*, London: William Clowes and Sons, Ltd., 1890, p. 46.

③ 转引自 William Ernest Jennings, ed., *Transactions of the Bombay Medical Congress, 1909*, Bombay: Bennett, Coleman & Co., 1909, p. 440。

方式”[①]。直接焚烧垃圾和粪便的最大优点在于其低成本，正如阿萨姆市政官员所说：“在使用焚烧炉的时候没有什么问题出现，其程序非常简单，所有粪便和垃圾都被烧光并变得无害。”[②] 因此，大约从 19 世纪 60 年代起，殖民地印度各个主要城市都逐渐借鉴欧洲经验，引入城市垃圾焚烧炉。然而这一模式向殖民地印度的扩散过程并非一帆风顺。首先出现的问题便是宗主国与殖民地之间城市垃圾种类的差异性。英国本土的城市垃圾多为可燃物，如取暖、照明及工厂使用后残留的煤渣、煤块、木块等。此外，因马车流行而产生的大量厩肥、人畜粪便及市场垃圾等亦是以伦敦为代表的欧洲大城市的主要垃圾品类。殖民地印度的城市垃圾则因其没有城市取暖需求而在构成上截然迥异：印度的城市垃圾以粪便、菜叶等不易燃烧的有机肥料为主[③]，几乎没有煤炭、木材等可燃物。这一差异性直接导致印度在推行垃圾焚烧发电的过程中遭遇挫折，尽管这一模式在英国利物浦、诺丁汉、伍尔弗汉普顿（Wolverhampton）、普雷斯顿等英国本土城市中已经取得显著成效。可燃垃圾的不足也对印度城市垃圾焚烧炉的炉温提出了比英国本土更苛刻的要求。许多直接从英国本土引入的垃圾焚烧炉往往因其炉温不足而无法完成殖民地城市的垃圾焚烧任务[④]。为此，殖民官员不得不屡次从英国本土引进更加先进的焚烧炉[⑤]，如霍斯福尔焚烧炉（Horsefall Incinerator），以尝试解决这一难题。

也正是出于这一原因，殖民城市只能通过严格执行垃圾分类标准确保垃圾焚烧炉的效率。如在马德拉斯管区，城市垃圾在被放入焚烧炉焚烧前要经历以下分拣过程。首先，由垃圾运输车夫及清洁工负责在每日上午对

---

① W. R. Macdonald, “Disposal of Rubbish by Means of Small Incinerators in the City of Madras,” in *Proceedings of the Second All India Sanitary Conference Held at Madras-November 11th and 16th, 1912. Vol. II Hygiene*, Simla: Government Central Branch Press, 1918, pp. 404-417.

② E. P. Charles, *Report on the Medical and Sanitary Arrangements at the Recruiting and Forwarding Agencies*, Calcutta: The Criterion Printing Works, 1920, p. 47.

③ 一般而言，殖民统治时期印度城市家庭的垃圾主要包括：人畜粪便、蔬果皮、稻谷壳、木豆壳、各种果壳、废纸、破布、碎陶、玻璃容器及灰土等。

④ 如甘力克焚烧炉（Ganlick's Incinerator）就被发现“无法实现其意图之用途”，而只得“被最终放弃”。

⑤ 关于相关焚烧炉的具体情况，可参见 Rai Bahadur Jaising P. Modi, *Elements of Hygiene and Public Health: For the Use of Medical Students and Practitioners*, Calcutta: Butterworth & Co., 1920, pp. 205-206。

清晨清扫及收集来的垃圾进行简单分类。可燃垃圾将于上午被送入垃圾焚烧炉，余下的不可燃垃圾则在下午被运送至垃圾处理厂。其次，垃圾处理厂工人会使用搂耙、叉或徒手将垃圾中的可燃垃圾及可用作肥料的粪便筛选出来。最后，工人利用网筛（Screeners）将尘土筛除。只有经历上述步骤，才能确保焚烧工作正常完成。

垃圾焚烧炉位置的选择亦是殖民城市卫生管理的重要内容。一般而言，远离住宅区的开阔高地是合适的位置。其地面高度可以确保其在雨季时不会被积水淹没从而引发污染。而开阔场地则不仅便于堆积垃圾，也在交通上方便接收来自城市各个区域的垃圾。在马德拉斯、孟买等沿海城市，垃圾处理过程与城市扩张密切相关。因此在上述殖民城市中，临近池塘、湿地的低洼地区也是垃圾焚烧炉选址的重要标准。靠近低洼地段的目的在于将城市垃圾分拣过程中筛选出的尘土用来填平湿地、湖泊，从而获得更多可耕或宜居地块："（焚烧炉）地点的选择揭示了焚烧炉筛选出来的土块与尘土首要的且最终的用途：将池塘及荒地重新改造为耕地。"① 最初，殖民当局通常直接将尘土等倒入池塘中以造陆，但未经处理、包含有机物质和细菌的尘土等使得池水出现了发酵现象并产生恶臭空气。不仅如此，在孟买，直接将垃圾丢到低洼处的做法也同样使得堆积的垃圾借助潮气变成了蚊虫的绝佳繁育场所。为此，当局不得不改变方法，将用以填埋造地的垃圾于太阳下暴晒几日后方才加以使用，同时在低地种植树木以改善其潮湿状况。除此之外，被筛选出的尘土等垃圾也被广泛用于椰子种植园。垃圾焚烧炉中余下的灰烬则被当局用作极佳的草木灰肥料。② 其亦可与粪便混合使用，如在浦那，"垃圾被烧成灰烬并用来和粪便混合生产混合肥料（Poudrette）"③。事实上，焚烧后的垃圾灰烬往往与城市粪便一同在垃圾处理厂被处理。因此，城市垃圾与粪便问题在本质上是同一问题。

---

① W. R. Macdonald, "Disposal of Rubbish by Means of Small Incinerators in the City of Madras," in *Proceedings of the Second All India Sanitary Conference Held at Madras-November 11th and 16th, 1912. Vol. II Hygiene*, Simla: Government Central Branch Press, 1918, pp. 404-417.

② C. L. Cox, "Note on a Colombo Refuse Destructor," in *Proceedings of the Second All India Sanitary Conference Held at Madras-November 11th and 16th, 1912. Vol. II Hygiene*, Simla: Government Central Branch Press, 1918, pp. 436-439.

③ *The Administration Report of the Poona City Municipality for 1893-1994*, Poona: Poona Municipal Corporation, 1894, p. 16.

第二节　殖民统治时期印度城市厕所及粪便问题

城市厕所及粪便问题是城市卫生管理的重要内容。在殖民公共卫生官员看来，城市中随意堆积的粪便是导致霍乱等“污秽病”集中暴发的重要原因。除了污染水源、产生恶臭的致病空气外，城市中堆积的粪便更是苍蝇、蚊虫等害虫的重要繁育场所。通过蚊蝇，粪便成为传播各类“热带病”的温床：“各种苍蝇和许多其他昆虫被认为会在污秽（Filth）如粪便（Manure）及垃圾堆中繁育。而且一些疾病是由苍蝇、蠓、床虱等传播的，或许其他热带病也与昆虫有关。”[①] 上述原因为城市粪便管理提供了依据：“应收集和处置人类排泄物，无论是固体还是液体。这必须根据当地情况按照合理方针进行，并由具备必要知识的人加以管理”[②]。在殖民公共卫生改革实施之前，城市居民解决个人问题一般有两种方式：要么随地解决，要么使用类似恭桶的木桶将屎尿接住以等待贱民种姓将其运走。实际上，随地便溺现象并不为印度所独有，几乎所有文明地区在公共卫生改革之前都有过类似现象，东西方世界皆是如此。[③] 殖民帝国对殖民地随地便溺问题态度的转变与其公共卫生改革进程及相关观念的变化密切相关。随着西欧公共卫生改革的推行，殖民地随地大小便这一以往再正常不过的习俗亦逐渐被殖民官员视作难以容忍的恶行。在桑给巴尔，殖民官员便突然对原本习以为常的当地民众随地排便现象加以批判：“尽管采取了相关措施加以禁止，但海边仍然继续在全天各个时段被男女黑人作为公共厕所（使用）……在桑给巴尔土地上的外乡人中没有不表达出其对于海滩的极度恶心的。一些人产生了严重的恶心和呕吐，嗅觉和视觉都受到影响……臭气来自海边 1.5~2 英里区域，此地是城镇污物的大型存放处。这十分可怕，在晚上尤其如此。其十分恶心，以至于你（在沙滩上）随意一犁便可弄到足够一个花园使用的粪肥。这个地方不应该叫桑给巴尔，而应该叫‘恶心

---

① A. G. Newell, “Conservancy in the Tropics: An Important Work of the Health Department,” in *Proceedings of the Second All India Sanitary Conference Held at Madras-November 11th and 16th, 1912. Vol. II Hygiene*, Simla: Government Central Branch Press, 1918, pp. 320-323.

② Andrew Balfour, Henry Harold Scott, *Health Problems of the Empire: Past, Present and Future*, London: W. Collins Sons & Co., 1924, pp. 201-202.

③ 伦敦、巴黎等大城市的街道都一度屎尿横流，公共卫生状况堪忧。

巴尔’（Stinkibar），没有人能够在此地享有健康。”①

虽然关注殖民地随地便溺现象的背后有着殖民者的想象和夸大，但随地大小便的确因传播疾病而对城市公共卫生构成了巨大威胁。殖民公共卫生官员认为，粪便与许多疾病关系密切：“肠道疾病、霍乱、痢疾、腹泻都是由环境不洁引发的疾病，被苍蝇传播。或许在一定程度上也由尘土传播。其都是与排泄物相联系的由环境不洁引发的疾病。”② 甚至圣雄甘地也认为印度的厕所问题是造成印度疾病肆虐的重要原因。在其《健康指南》一书中，甘地对于印度随地便溺问题如是描述：“我们的厕所或许最应该为空气不洁净负责……我们也通过在所有地方无差别地撒尿使得空气变得不洁净。”③ 甘地无奈地指出，就连猫狗都知道在便后用土把污物覆盖起来，印度人则不会如此行事，“我们应该看到我们的厕所被从上到下地保持整洁干净……污物应该被扔进两英尺深的坑中并以厚土覆盖”。④

为了解决随地便溺这一公共卫生危害问题，殖民当局采取了一系列强制措施，如规定“任何人不应被允许在村庄街道、小巷及其他公共区域大小便。一些村庄以外的土地（不靠近水井或者饮用水源的）应该被划分出来以供人们解决生理问题”⑤。随地便溺甚至被视作犯罪。例如，对于没有使用厕所习惯的丛林原住民（Jangli），殖民当局就认为：“所有人都至少应该有机会习得正确习惯……这一对土壤、尘土和人的污染应该被视作最糟糕的‘卫生犯罪’（Sanitary Offense）。”⑥ 事实上，拉赞·查克拉帕提的

---

① Andrew Balfour, Henry Harold Scott, *Health Problems of the Empire: Past, Present and Future*, London: W. Collins Sons & Co., 1924, p. 97.

② A. G. Newell, “Conservancy in the Tropics: An Important Work of the Health Department,” in *Proceedings of the Second All India Sanitary Conference Held at Madras-November 11th and 16th, 1912. Vol. II Hygiene*, Simla: Government Central Branch Press, 1918, pp. 30-323.

③ M. K. Gandhi, *Guide to Health*, A. Rama Iyer trans., Madras: S. Ganesan Publisher, 1930, pp. 16-17.

④ M. K. Gandhi, *Guide to Health*, A. Rama Iyer trans., Madras: S. Ganesan Publisher, 1930, pp. 16-17.

⑤ *The Proceedings of the First All India Sanitary Conference Held at Bombay from 13th to 14th November 1911*, Calcutta: Superintendent Government Printing, 1912, p. 99.

⑥ E. P. Charles, *Report on the Medical and Sanitary Arrangements at the Recruiting and Forwarding Agencies*, Calcutta: The Criterion Printing Works, 1920, p. 47.

研究表明，运用法律、权力控制自然、管理殖民地民众是殖民者的常见做法，[①] 而这一模式显然也适用于粪便及厕所管理过程。

对于殖民公共卫生官员来说，设置公共厕所（Latrine）是解决城市周边，特别是下层劳工聚集区域粪便污染问题的重要手段。1911 年，效仿英国本土相关立法制定的《印度工厂法令》颁布。法令对于劳工聚集厂房地区的厕所设施做出明确规定："每个工厂应该提供足够的和适当的厕所设施。"[②] 而在殖民城市中，公共厕所的设置及管理权责一般都由殖民城市市政委员会掌握。许多城市亦为修建及维护城市公共厕所、实施相关清理工作专门设立了综合卫生税（General Sanitary Cess），并以此为上述活动的使用资金。

一般而言，公共厕所会先与一个分流沉淀池（Grit Chamber）相连，之后连通加入硝酸盐的化粪池（Septic Tank）以实现屎尿分离。最终，城市公共厕所系统会与城市排水体系相连并借助排污管道将液态粪便排放到城市外围的河流、海洋、荒地或污水农场中，而其中的固体沉淀物则被单独取出以和其他有机垃圾一道制成混合肥料。以此为蓝本的公共厕所建设运动在印度各主要殖民城市中陆续兴起。如浦那就在城市内设置了可供 377 人排便的 78 处公共厕所。与此同时，为了解决男性随地小便问题，该城也设置了 71 处可供总计 2718 人使用的小便厕所。殖民当局尤其关注劳工聚集区域的公共厕所问题。如阿萨姆就规定应向每 100 名劳工提供 10 个厕位。所有公共厕所都应按照"建筑单元"（Unit Building）方式修建，以确保各有 2 个男女厕位。然而殖民当局设立的公共厕所在数量上远远无法满足城市居民需要。例如，孟买一个磨坊修建的公共厕所就出现了"坑位紧缺"现象："开始时苦力们不愿意使用公共厕所并吵闹着想要如以往那样（随地解决），最终，就像往常发生的那样，公共厕所变得十分受欢迎，以至于该磨坊被迫接收了来自 2 个邻近磨坊的人的使用需求。结果其实际使用人数从（计划的）2500 人攀升到 4000 人。"[③] 不仅如此，成本因素也使得许多公共厕所无法与城市排水体系连通，阿萨姆等地的公共厕所就只

---

① Ranjan Chakrabarti, *Terror, Crime and Punishment: Order and Disorder in Eearly Colonial Bengal, 1800-1860*, Kolkata: Readers Service, 2009.

② *The Indian Factories Act, 1911 (XII of 1911)*, Kanara: Official Kanarese Publication, 1922, p. 13.

③ *The Proceedings of the First All India Sanitary Conference Held at Bombay from 13th to 14th November 1911*, Calcutta: Superintendent Government Printing, 1912, p. 6.

能采取人力运输恭桶的方式（Pail System）将粪便运至化粪池。

住宅区屋内厕所的推广要比公共厕所困难得多。殖民公共卫生官员认为：每套私人住宅要设有一个室内厕所或至少要有一个恭篮（Privy Basket）。但恭篮并非完全的卫生之策："无法留住液体的篮子被放置在恭椅（Privy Seat）下面，这些厕所里面的地板是平的……而通常人们连篮子都不使用。清洁者不来这里，任由堆积的粪便在地面上肆意流动。"①

室内厕所也面临无法与城市排水体系直接连通的问题。虽然效仿欧洲修建冲水厕所是最为卫生和洁净的住宅粪便处理方式，但对于孟买等城市而言，全年雨水分布不均导致的季节性缺水问题不仅使其解决城市用水问题尚有困难，也使之难以留下多余的水用以大面积推广冲水厕所。因此直到独立之前，多数印度大城市仍然需要依赖人力运输粪便，正如一位殖民官员所言："或许最廉价的方式，虽然不是最卫生的方式，是用人力将粪便运到位于中央的倾倒池中。"②

相较公共卫生管理措施较为严格的殖民地城镇地区，印度农村地区的厕所问题显然并未得到殖民当局的重视。虽然殖民公共卫生官员一直期望建立一套覆盖整个印度的公共卫生管理体系以实施对广大农村地区的有效控制，但是印度权力下放及地方自治的政治趋势使得这一目标很难实现："现有经济条件下在村庄广泛设置抽水马桶（Water Closet）甚至桶厕（Pail Closet）是不可能的。"③ 因此，殖民公共卫生改革最终不得不放弃在印度广大农村地区普及公共厕所及室内厕所的目标。资金缺乏、权力受限使得公共卫生官员被迫止步于对农村户外排泄区域进行的限制和划分。村民日常排泄的区域被严格限制："对于要去田间大小便的人应做出规定，命其立即以新土覆盖该地点，并以杆子明确标示特定边界，以使无人能够擅自进入其中方便。"④ 在村庄外围设置沟厕（Trench Latrine）因此成为殖

① Amar Farooqui, "Urban Development in a Colonial Situation: Early Nineteenth Century Bombay," *Economic and Political Weekly*, Vol. 31, No. 40, 1996, pp. 2746-2759.

② *The Proceedings of the First All India Sanitary Conference Held at Bombay from 13th to 14th November 1911*, Calcutta: Superintendent Government Printing, 1912, p. 7.

③ N. R. Dharmavir, *Public Health in India*, Lahore: Rama Krishna & Sons, 1934, p. 70.

④ *Selections from the Records of the Government of India Home Department No. CCCXXXVII*, *Home Department Serial No. 19*, *Papers Relating to Village Sanitation in India, 1885 - 1895*, Calcutta: Superintendent Government Printing, 1896, p. 8.

民统治时期印度农村的主要公共卫生措施。村民会将粪便排至村外的粪坑中，并在此后以干燥沙土或灰烬覆盖。至于村民排泄之处，则由村庄官员（殖民官员或潘查亚特村长）负责指定，由村庄共同出资雇佣清洁工以对其加以清洁。殖民农村公共卫生改革的不彻底性对于印度农村产生了深远影响。时至今日，许多印度农村民众仍只能选择在夜间结伴前往村外排泄。然而印度农村地区的殖民公共卫生改革并非一无是处，部分措施在一定程度上降低了相应地区的疾病威胁，如为了防止粪便经地下水或土壤污染村中水井，强制以洁净土壤填满村中人口聚集居住区域的所有污水坑及粪井（Privy Well），封闭所有被污水污染的水井等。

对于殖民当局来说，垃圾与粪便并不是无用的废物，而是可以带来利润的宝贵资源。大便在马拉地语中被称为“Sonkhat”，意思为黄金肥料，这表明其具有重要价值。粪便可以在污水农场直接用作肥料：“当砂质土（Light Soil）或地表土（Open Soil）不足时，可以通过在农场土地表层放置1~2英尺厚的街道垃圾来确保可用作饲料的牧草生长。这样可以形成一个草根容易生长的渗透性土层，从而可以避免发生在重黏土（Heavy Soil）或者壤质土（Loamy Soil）中生长的牧草矮小这一常见问题。”① 事实上，垃圾与粪便为殖民农业带来了巨大利润，“垃圾有着很高的肥料价值，在密拉特（Meerut），将其用于草场使人获得了可观的收益”②。不仅如此，未经处理的粪便也可用于淡水渔业。每年2~3月，当局会将新鲜粪便直接置于砂质河床之上以为鲑鱼鱼苗提供养分。粪便的诸多用途使得殖民统治时期印度民众盗窃粪便的现象十分普遍。对此，殖民官员慨叹道：距离村庄100英码范围内的粪便都可能会被盗。③ 因此，为有效控制粪便资源，将粪便存放在殖民官方经营的垃圾处理厂是这一时期常见的应对之策。

但将粪便及垃圾用作肥料必然会涉及储存问题。在传统上，印度民众

---

① *The Proceedings of the First All India Sanitary Conference Held at Bombay from 13th to 14th November 1911*, Calcutta: Superintendent Government Printing, 1912, p. 93.

② S. A. Harriss, “Night-soil Disposal and Associated Fly Breeding,” in *Proceedings of the Second All India Sanitary Conference Held at Madras-November 11th and 16th, 1912. Vol. II Hygiene*, Simla: Government Central Branch Press, 1918, pp. 392-403.

③ *Selections from the Records of the Government of India Home Department No. CCCXXXVII*, *Home Department Serial No. 19*, *Papers Relating to Village Sanitation in India, 1885-1895*, Calcutta: Superintendent Government Printing, 1896, p. 42.

习惯将粪便储存在粪坑中并将之作为有机肥料出售给农民。将其与垃圾混合以制成砖块亦是常见做法。上述做法的最大问题在于：其在储存过程中会吸引大量蛆虫，导致传播疾病的苍蝇大量繁育。为了避免这一情况出现，殖民当局规定必须将粪便送至专门的粪便及垃圾处理厂处理。浦那在殖民统治时期对粪便的管理具有典型性。该城的粪便处理厂位于距离城市2.5英里的比比阿奇谷（Bibiachi Wadi）。“在浦那附近，混合肥料有着最大需求。因为该地有大片区域为穆沙运河（Mutha Canal）附近的甘蔗种植及其他园艺种植业用地”[①]，浦那产生的所有粪便都会在晴天被晒干后与垃圾焚烧灰烬混合，以制成用于出售的混合肥料。对于殖民当局来说，粪便处理过程亦是营利性活动，需要追求利益最大化。在殖民公共卫生措施实施之前，城市粪便多由贱民种姓清洁工自行收集和出售。随着浦那城市公共卫生改革的推进，“粪便”买卖也逐渐被城市市政当局掌握。为了制成低成本、高质量的粪肥，殖民当局可谓煞费苦心。起初，浦那当地都采用18英尺×15英尺、1英尺深的粪床对粪便进行加工。若要以粪床处理粪便，则需首先在其底部施以一层约1英寸的垃圾灰烬或尘土，再于其上覆以5英寸的粪便及1英寸的垃圾灰烬。待24小时晾晒后，便对所有物质加以搅拌并再加入1英寸的垃圾灰烬。此后，放置3天（晴天）至8天（雨天后）以待再次搅拌。最终取出并放在晾晒场晾晒5~14天。当地通过这一粪肥加工方式虽可得到高质量肥料，但其耗时耗工甚巨。为避免入不敷出，自1906年开始，浦那市政当局就改变方针，将粪便直接拍卖给承包人，任其加工。[②] 浦那周边殖民军队驻地也积极利用人畜粪便制作粪肥以谋利。[③] 当地亦利用城市下水道系统为污水农场提供肥料。通过上述手段，城市垃圾、粪便及污水都成为人们赖以谋利的重要工具。其不仅可以直接出售，也可作为廉价肥料以供农场种植洋葱、大豆、甘薯、苤蓝（Knol Khol）、印度土豆（Álu）、姜黄（Turmeric）、番薯（Yam）等经济作物。

---

① G. K. Kelkar, *Night Soil: A Valuable Manure*, Bombay: Government Central Press, 1909, p. 1.

② 承包人多采取深坑方式（Pit System）处理粪便。其方法如下：挖掘60英尺×5英尺、深3.5英寸的深坑，按照城市垃圾、半液体粪便的顺序循环填埋深坑，并确保最上层为垃圾，对其进行放置并搅拌。

③ 在殖民军营，多采取以下方法处理相关粪肥：首先以马厩遗弃物（3英寸厚）为底，之后加上1~2英寸厚度的半液体粪便及其上6英寸厚的菜叶等轻质量垃圾，于放置一周后加入灰尘等重质量垃圾搅拌并覆以3英寸厚的土壤，待其发酵。

第三节　殖民统治时期印度城市“公害”治理

“公害”观念是殖民城市公共卫生管理的重要理论依据。根据《1888年孟买城市市政法令》的定义，所谓“公害”是指“任何使或可能使视觉、嗅觉及听觉受到损害、受到威胁、受到烦扰及受到冒犯的，已经或可能对生命造成威胁或对健康及财产造成损害的任何行为、疏忽、场所和物品”[①]。换言之，但凡被殖民市政及公共卫生官员认为于公共卫生不妥的任何行为、任何建筑、任何动物及植物、任何风俗习惯都可以按照殖民法律规定被定义为“公害”，从而被管理和处置。

管理城市中各种停滞的水及湿地是殖民城市“公害”管理的重要内容之一。“瘴气说”、“水媒”理论及近代细菌学说等众多近代医学流派普遍承认的水源性致病论[②]是相关措施的主要依据。而在殖民公共卫生官员看来，城市中存在的各类积水、水坑、湿地甚至是小型湖泊都是城市不卫生及不洁净的重要诱因：它们是“包括按蚊在内各种蚊虫的养殖场。不流动的水只能被视作‘不洁之水’（Filth Water）。从这一意义上讲，疟疾可以被视作一种由不洁环境引发的疾病。及早和适当移除、处理这些水对于公众健康来说是一件重要之事”[③]。因此，尽可能地运用多方手段将其填平便成为城市“公害”管理的当务之急。《1888年孟买城市市政法令》规定：“如果市政专员认为任何池塘（Pool）、沟渠（Ditch）、水池（Tank）、水塘（Pond）、水井、矿坑（Quarry-hole）、低地（Low Ground）或停滞的水有可能成为妨碍（公共健康）的公害，他可以在市政常务委员会（Standing Committee）的同意下以书面通告要求其所有者对其加以净化、填平、抽干

---

① *Acts Passed by the Governor of Bombay in Council in the Years 1887 and 1888*, Bombay: Government Central Press, 1889, p. 130.

② 水源性致病论认为潮湿瘴气、停滞的水是传播各类疾病的重要媒介。人可以通过接触、饮用相关水而感染包括疟疾、霍乱在内的众多传染病。

③ A. G. Newell, “Conservancy in the Tropics: An Important Work of the Health Department,” in *Proceedings of the Second All India Sanitary Conference Held at Madras-November 11th and 16th, 1912. Vol. II Hygiene*, Simla: Government Central Branch Press, 1918, pp. 320-323.

或者移除。”[①] 迈索尔资深外科医生（Senior Surgeon）和市政卫生专员 J. 史密斯（J. Smyth）甚至认为印度应该学习日本，将城市卫生管理纳入警察机关的职责范围之内，以使警察机关不仅可以防范公害，也能够负责管理一切地面排水和污水排放从而防控疟疾等疫情。[②]

在对待城市周边物种的问题上，殖民公共卫生改革采取了一种功利主义态度。以“水媒”理论、“瘴气说”等医学理论及殖民公共卫生观念为基础，殖民者对不同物种做出了价值判定。一些物种因被认为更便于传播“热带病”而被认定为“公害”；另一些因有助于提升公共卫生水平而被推上神龛。

殖民公共卫生改革对物种的“选择性”判断集中地体现在其对于城镇周边树木的认识上：“小城镇的总体卫生水平或许可以通过移除所有无用丛林、砍掉树木的低矮枝条以提高（房屋）与外界的通风、在城镇的湿地或者潮湿地面上种植树木（这是一个干燥土地和净化空气的办法）来提升。公共道路两侧的树木也有益于人的健康。”[③] 显然，疟疾及传播这一疾病的蚊虫是导致丛林及浓密灌木成为“公害”的重要原因。在一系列环境致病理论的影响下，丛林及浓密灌木中弥漫的瘴气、周边水潭及湿地被视作导致疟疾暴发的元凶。在这一价值判断的影响下，城市周边丛林及城市内部的浓密灌木自然被视作影响城市公共卫生的“公害”，最终只得接受被铲除的命运。但讽刺的是，原本为消除疟疾而砍伐丛林的行为，却最终导致了疟疾疫情的加剧。殖民公共卫生官员在马来亚的调查显示，“在山谷地区砍伐丛林的结果是使多斑按蚊（A. Maculatus）及中华疟蚊（A. Sinensis）渗透到之前只有丛林原生物种的地区，现有地区的（疫情）状况变得比以往更加严重”[④]。在印度，以消除疟疾为目标的丛林清除措施

---

① *Acts Passed by the Governor of Bombay in Council in the Years 1887 and 1888*, Bombay: Government Central Press, 1889, p. 188.

② William Ernest Jennings, ed., *Transactions of the Bombay Medical Congress, 1909*, Bombay: Bennett, Coleman & Co., 1909, p. 472.

③ *Selections from the Records of the Government of India Home Department No. CCCXXXVII, Home Department Serial No. 19, Papers Relating to Village Sanitation in India, 1885–1895*, Calcutta: Superintendent Government Printing, 1896, p. 9.

④ H. P. Hacker, *Federated Malay States Malaria Bureau Reports. Vol. I, November 1919*, Singapore: Methodist Publishing House, 1919, p. 59.

同样遭遇了失败。如在下孟加拉地区，因“发现在下孟加拉过度生长的植物与疟疾的集中暴发联系密切”[①] 而进行的丛林砍伐就不但没有减轻蚊虫及疟疾的危害，反而加剧了相关危害。究其原因，殖民当局在对发挥天然排水作用的丛林植物进行破坏后，却无法对裸露的土地进行有效管理。这使得这些土地容易积纳雨水，最终变为滋养蚊虫的沼泽和湿地。对此，殖民公共卫生官员只能无奈承认：照搬西方平原地区经验清除丛林的做法并不适合于殖民地沟壑丛生的山地地区。因此，殖民当局对印度原始丛林的破坏不仅无助于消除疟疾，反而成为印度长期为疟疾侵扰的重要原因。

容易成为民众便溺场所也是丛林及繁茂灌木变为“公害”的原因。在殖民公共卫生官员看来，梨果仙人掌（Prickly Pear）等浓密灌木不仅影响了正常通风，长期藏污纳垢也使得其对公共卫生构成了严重威胁：

> 所有灌木、丛林及蔓延的植被，无论是在村庄内还是在村庄周边，都应该被村里的低级仆人砍倒并移走。而梨果仙人掌，无论是生长在村庄内部还是生长在村庄外围，都应被砍倒并立即埋在 3 英尺的土地之下。燃烧它并不好，必须将其埋在 3 英尺的地下，必须清除这一恶名昭著的植物。因为它不仅可以生长到足以频繁干扰村庄正常通风和空气流通的高度，也给人们提供了解决自然需求（大小便）的方便场所。它使得所有污物都聚集在其下，其在腐败之后便很难被移走。而下雨的时候，所有污物则都被冲刷至饮用水源中。[②]

显然，随着“不列颠和平”的实现，这些在以往作为村庄树篱“组成村庄防御工事以抵抗外敌”的梨果仙人掌等灌木，现在只能成为老鼠和蛇类等公害的藏匿之处。因此，必须以去除“公害”之名坚决对其加以清除。《1901 年孟买农村城镇市政事务改良法》明确规定：“任何建筑或土地，如果处于肮脏和看起来不卫生的状态（Filthy and Unwholesome State），

① “The Sanitary Awakening of India,” *The British Medical Journal*, Vol. 2, No. 2758, 1913, pp. 1243-1244.

② *Selections from the Records of the Government of India Home Department No. CCCXXXVII, Home Department Serial No. 19, Papers Relating to Village Sanitation in India, 1885-1895*, Calcutta: Superintendent Government Printing, 1896, p. xxvii.

或者被市政当局认定已经成为附近居民的‘公害’，或者过度生长着梨果仙人掌等茂盛（Rank）[①] 与恶臭的（Noisome）的灌木，其相关所有者应该在市政通告后清理之，否则将被处以最高至 25 卢比的罚金并追加每日 5 卢比的延迟附加罚金。”[②] 但这一清除“公害”植物的措施亦存在矛盾之处。以当局视为“无用”之物的梨果仙人掌等灌木为例，在市政及公共卫生官员急于通过立法在城市周边地区消灭这一物种的同时，印度严重的饥荒却又迫使殖民农业官员考虑将其作为替代饲料或粮食的可能：“（饥民）为了获得树叶（充饥）把树弄死是 1900 年饥荒的明显特征……在古吉拉特，许多田地为无用的大戟属（Euphorbia）植物所围绕，而将其代替为可用作饲料的灌木则更为有利……进一步利用梨果仙人掌的可能性也在调查中，虽然其不足以作为主要的可食用品种，但其树叶如果细心加工并辅以油渣饼、麸皮、干草、荚果等则可以使得牲畜存活。”[③]

一些外来物种被殖民公共卫生官员认为有益健康，进而被其大力引进以替代已成为“公害”的印度本土物种。[④] 譬如，豆科植物（Leguminous）就被视作有利于健康的物种：“菩提（Peepul）、榕亚（Banyan）、印度黄檀（Shisham）等是有树荫的植物。而阿拉伯金合欢（Acacia/Kikar）、阿勃勒（Indian Laburnum/Amaltash）、合欢（Albizzia/Siris）和羊蹄甲（Bauhinea）等豆科植物除了提供树荫外，也能对抗疟疾。”[⑤] 桉树的引进具有典型性。由于其被认为可有效减少瘴气、潮湿并吸干地面水分，推广被称为“抽水机”的桉树及其他树种自然就成为殖民公共卫生措施的重要环节。在威廉·托马斯·登申（William Thomas Dension）的支持下，殖民当局开始在澳大利亚悉尼、墨尔本的皇家植物园（Royal Botanic Garden）培育可供引进印度的蓝桉（Eucalyptus Globulus）、黑木相思（Acacia Melan-

① 有趣的是，“Rank”一词在含义上除“茂盛”外亦有“恶臭”之意。

② *The Bombay Code Vol. IV The Unrepeated Acts of the Government of Bombay in Council in Force in Bombay, from 1898 to 1908*, Calcutta: Superintendent Government Printing, 1909, p. 1600.

③ *Report of the Indian Famine Commission, 1901*, Calcutta: Superintendent Government Printing, 1901, p. 76.

④ Bahadur Syed Mehdi Shah, “A Note on the Sanitation of Small Towns and Villages,” in *Proceedings of the Second All India Sanitary Conference Held at Madras-November 11th and 16th, 1912. Vol. II Hygiene*, Simla: Government Central Branch Press, 1918, pp. 512-513.

⑤ N. R. Dharmavir, *Public Health in India*, Lahore: Rama Krishna & Sons, 1934, pp. 108-109.

oxylon）、银荆（Acacia Dealbata）等树种。这些树种最终被引进印度以取代仅有“提供树荫”功能的本地物种。如在19世纪中期大贺胥总督及威廉·亨利·斯利曼（William Henry Sleeman）[①]支持下被作为行道树在印度得到相当普遍种植的印度黄檀，就因其“少见的美妙树荫为疟疾病菌提供了舒适居所，而被桉树取代”[②]。原本被殖民当局倍加推崇的“树荫”本身亦被视作公害。虽然在一些殖民官员看来，树荫可以缓解印度炎热气候对人体的不良影响。但在殖民公共卫生官员看来，住宅区附近的丛林，甚至树木都是潜在的疾病传播点：“附近的丛林，甚至是树应该尽可能地避开。因为树木毫无疑问地会容纳蚊子。其存在几乎等同于疟疾（的存在）。不仅如此，看起来与树木相关的凉爽也是欺骗性的和不真实的。”[③]而在英属印度新殖民首都德里的城市规划中，为了防止树木产生不必要的树荫以诱发疾病，当局更严格考量了道路宽度、光照角度及不同树种的树荫大小以确定行道树的最佳种植间距，并为此专门选定了13种官方行道树树种。殖民统治时期德里城市规划中的道路两侧行道树距离及密度标准如图5-1所示。

但正如盲目砍伐原始丛林反而会导致相关危害加剧，殖民者旨在清除湿气、消除疾病的桉树引进措施亦遭遇了悲惨失败。如在马德拉斯管区乌塔卡蒙德（Ootacamund），殖民当局引进约1万株澳大利亚桉树的措施就未成功。这些树木并未按原计划消除或缓解疟疾，反而因其强大的吸水能力而加速了本土地表植物的消亡，从而使地表裸露，加重了地面积水情况。

以控制疾病为目标的城市公共卫生管理措施也通过人为选择机制而决定了城市周边动物物种的命运。由于被认为可以有效控制城市鼠类进而降低鼠疫发生的可能性，猫成为印度城市中的宠儿。阿姆拉沃蒂区（Amraoti District）的民间医生A. 布坎南（A. Buchanan）甚至认为“印度猫要比那

---

① 受到威廉·亨利·斯利曼等人的影响，大贺胥时期殖民当局开始在道路两侧“种植小树……这是政府对森林这一在印度许多部分都存在着的（资源）的最早关怀”。Edwin Arnold, *The Marquis of Dalhousie's Administration of British India*, London: Saunders, Otley, and Co., 1865, p. 272.

② Bahadur Syed Mehdi Shah, “A Note on the Sanitation of Small Towns and Villages,” in *Proceedings of the Second All India Sanitary Conference Held at Madras-November 11th and 16th, 1912. Vol. II Hygiene*, Simla: Government Central Branch Press, 1918, pp. 512-513.

③ George Michael Giles, *Climate and Health in Hot Countries and the Outlines of Tropical Climatology: A Popular Treatise on Personal Hygiene in the Hotter Parts of the World, and on the Climates that Will Be Met with within Them*, London: John Bale Sons & Danielsson, Ltd., 1904, p. 2.

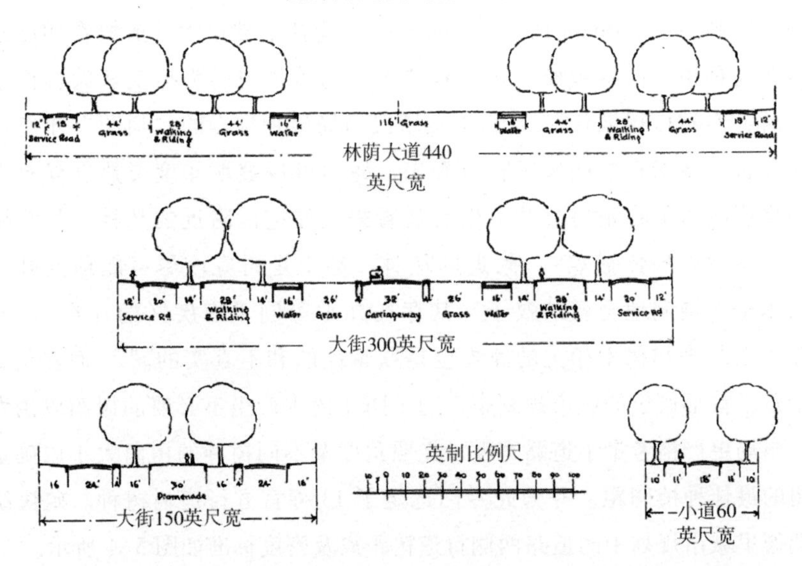

图 5-1　殖民统治时期德里城市规划中的道路两侧行道树距离及密度标准

资料来源：*The Final Report of the Delhi Town Planning Committee on the Town Planning of the New Imperial Capital: Map of the Layout of Avenues and Roads*，London：H. M. Stationery Office，1913，p. 20。

些日本的猫在灭鼠天性上更有优势"①。因此，殖民城市中的猫受到了严格保护，其可以肆无忌惮地翻墙过院。与猫获得的恩宠相比，殖民城市中的犬类就要悲惨得多。由于人们担心被其咬伤会传播疾病（事实上，当代医学已经证明猫和狗同样具有传播狂犬病的可能），城市中的犬类理所当然地成为城市"公害"。在殖民市政当局看来，流浪狗不仅无法捕杀老鼠，从而减少鼠疫的发生，其潜在的撕咬及传播疾病风险更不容忽视，因此，城市中所有的流浪狗都应该被扑杀。根据《1890 年孟买区警察法令》（Bombay District Police Act，1890），各区警察有权杀死或者拘捕法令规定之任何犬类，并有权对持有犬类者征税。② 浦那市政当局亦专门出资购买

① 参见 William Ernest Jennings，ed.，*Transactions of the Bombay Medical Congress*，*1909*，Bombay：Bennett，Coleman & Co.，1909，p. 157。

② *The Bombay Code Vol. IV The Unrepeated Acts of the Government of Bombay in Council in Force in Bombay, from 1898 to 1908*，Calcutta：Superintendent Government Printing，1909，p. 1563.

士的宁/番木鳖碱（Strychnia），将其混入由小麦和酥油制成的有毒饵料中以毒杀城市犬类。殖民当局甚至不惜践踏印度本土宗教情感也要将城市野狗捕杀殆尽。根据耶西·S. 帕西提亚（Jesse S. Palsetia）的研究，孟买市政当局强制扑杀全部流浪狗的措施甚至严重激化了宗教矛盾并最终引发了严重骚乱。[①] 但可笑的是，根据殖民医官克里斯蒂（Dr. Christie）的研究，包括犬类在内的许多被殖民当局视作“公害”而无情消灭的动物，实际上都作为城市生态体系的一部分担负着生态系统食腐者的重要角色：“数不清的蚂蚁和甲虫、数以百万计的老鼠及野狗大军帮助清除了城市垃圾。”[②]

城市中的蛇类，也因蛇毒（尽管其也以鼠类为食）遭遇与城市流浪狗同样的命运。对此，浦那一位殖民官员感叹道，“没有人要求领取杀死蛇类的奖金，虽然市政当局愿意给予奖金”，尽管民众懈于合作，浦那这座城市的蛇类及其他野生动物还是被彻底消灭，以至于“死于蛇咬及其他野生动物的人数几乎为零”。[③] 对于这些被殖民当局悬赏消灭的蛇类动物，甘地指出了殖民当局行为的荒谬性：“我们从经验得知一条蛇从不荒唐地主动咬人，这仅仅是其在受到干扰之后的报复手段……在如印度这样的大国，为了避免蛇咬而完全消灭蛇是彻头彻尾的愚蠢行为。”[④] 除此之外，城市中的蜥蜴、蚂蚁、蜈蚣、黄蜂、蜜蜂等也因其可能对人类造成危害而被视为必须消灭的“公害”。城市中的蛙类等水生动物也是殖民公共卫生措施的牺牲品。不仅作为其栖息地的池塘、水池等被视作“公害”而填平，其自身也因可能污染城市用水而被视作“主要的污染源”，“在几乎所有案例中都被成功消灭”。[⑤] 但仍有一些物种因被认定可有效防治疟疾而被鼓励引进，比如鱼类和其他水生动植物：“提议将尽可能多的必要的尖吻鲈鱼

---

① Jesse S. Palsetia, “Mad Dogs and Parsis: The Bombay Dog Riots of 1832,” *Journal of the Royal Asiatic Society, Third Series*, Vol. 11, No. 1, 2001, pp. 13-30.

② 参见 Andrew Balfour, Henry Harold Scott, *Health Problems of the Empire: Past, Present and Future*, London: W. Collins Sons & Co., 1924, p. 96。

③ *The Administration Report of the Poona City Municipality for 1893-1994*, Poona: Poona Municipal Corporation, 1894, p. 14.

④ M. K Gandhi, *Guide to Health*, A. Rama Iyer trans., Madras: S. Ganesan Publisher, 1930, p. 120.

⑤ “A Note on the Jewell Filter at Naini Tal,” in *Proceedings of the Second All India Sanitary Conference Held at Madras-November 11th and 16th, 1912. Vol. II Hygiene*, Simla: Government Central Branch Press, 1918, Appendix D.

（Khajura Fish）投入水井中，以使蚊子幼虫（孑孓），如果有的话，被彻底消灭。”[①] 包括尖吻鲈鱼、巴基斯坦鰕鳉（Pikoo Fish）、鲫鱼（Golden Fish）在内的鱼类，甚至乌龟及鸭子都因其以孑孓为食而在印度的城市中被作为防治疟疾的重要公共卫生手段[②]，得以生息繁殖：“所有科学家都建议将鱼投放到水井中，而将鸭子放入池塘中以消灭孑孓。”[③] 种植荸荠（Water Chestnut）也被认为可以消除停滞的水带来的不良影响。但在消灭池塘等“停滞的水”的大方针之下，水生动植物因城市内水体消失而承受的消极生态影响要远大于其被用来防治疾病所获得的益处。

从前文叙述不难看出，殖民城市卫生管理措施体现了下列内在特征。其一，可否用以控制传染病是殖民公共卫生官员唯一的价值判断标准。而这也意味着在医疗、环境、生态知识有限的条件下，其判断定会出现谬误。与此同时，正如医学界对麻风病患者[④]、性病患者[⑤]的态度因医疗技术进步逐渐由敌视转为接纳，殖民公共卫生官员对于环境、疾病及物种的认识也并非一成不变。例如，对于可能引发“热带病”的城市周边丛林，殖民者就经历了从最初主张完全砍伐到意识到山谷等地区丛林生态价值的转变。这一认识变化源于其失败的教训。除前文提及的砍伐丛林加重疟疾的例证外，为了防治昏睡病（Sleeping Sickness）而砍伐丛林并杀死其中所有

---

① *Bombay Municipal Corporation Malaria Committee Papers*, Bombay: The Times Press, 1915, p. 32.

② 在殖民统治时期的孟买等城市，向水井中投放鱼苗被证明可有效防治疟疾。它也是许多城市居民用以对抗公共卫生官员因疟疾而强制关闭水井的重要手段之一。如孟买的一位住户就抱怨：“我愿意（在井中）放入尖吻鲈鱼及巴基斯坦鰕鳉并维持其供应。没有任何证据证明（我的井中）有孑孓。我认为我不应该被强迫在水井上放置任何覆盖物。” *Bombay Municipal Corporation Malaria Committee Papers*, Bombay: The Times Press, 1915, p. 34.

③ *Bombay Municipal Corporation Malaria Committee Papers*, Bombay: The Times Press, 1915, p. 81.

④ 自中世纪起，麻风病在欧洲就被视作难以控制的恐怖病症。麻风病患者遭受歧视与被隔离，甚至被人身消灭。随着医疗技术的进步，这一疾病逐渐变得可控，麻风病在世界范围内的印象为之一改，麻风病患者也开始成为被关怀、被治疗的对象。

⑤ 性病是长期困扰印度殖民当局的公共卫生问题之一。在缺少科学防治机制之时，殖民当局不得不选择与印度原住民隔离，并将病患视为道德堕落者：在印度“几乎所有印度阶层的妇女中都流行着性病……她们过着低品质生活，即使当其工资可观时亦然”。详情见 L. S. Amery, *Proceedings of the Imperial Social Hygiene Congress at the British Empire Exhibition, Wembley, May 12th-16th, 1924*, London: The Botolph Printing Works, 1924, pp. 232-243。

野生动物的措施也以失败告终。一位殖民官员对此感叹道："任何试图在苍蝇带及河边杀死所有猎物的行为，虽然乍看起来比较容易（实行）和有效，很可能无法消除苍蝇。其只会驱使苍蝇更加贪婪地吸取一切周围动物的血液。无论如何这一（杀死所有动物的）方式和清除丛林的方式只会'创造出所谓的平和的荒漠'（To Create a Desert and Call It Peace）。"①

殖民当局不仅控制和改造环境，也在公共卫生措施推行过程中有选择性地将一些物种视作重要工具加以利用。殖民市政官员以桉树这一澳大利亚物种代替殖民地本土物种——印度黄檀的做法恰是这一原则的充分体现。为了防控疾病、治理作为殖民地印度疾病温床的湿地与沼泽，殖民当局将生长在澳大利亚干旱内陆、吸水能力强的桉树纳入考量范围。被称为"抽水机"的桉树及其他树种因此被用于治理印度潮湿环境并控制疟疾、霍乱等疾病传播。该物种在殖民主义的影响下迅速扩张至整个印度，并在殖民城市中取代了仅有提供树荫、美观功能的本土物种。其最终的失败同样为殖民者提供了深刻的反面教材。

其二，殖民城市卫生管理过程亦彰显了浪漫主义殖民城市景观美学与主张环境致病的现实主义公共卫生观念之间的融合。在完美的殖民城市景观规划中，树木的存在成为一种被剥离了疾病危害的美的象征。如在经由殖民当局公共卫生官员严密规划的德里，"在可能的情况下，其必须有自然美：山丘、树林和水"②。殖民当局甚至开始担心城市的扩张会对周边的"美观"树木景致造成不可逆的破坏："很害怕许多树木和临时性便利设施，这些现在城市北部地区的迷人之处会在城市改建过程中消失。那些想要在北部地区修造建筑的人会意识到他们将会实际摧毁许多他们最希望保留的如画美景。"③ 就连农村村外沟厕附近的树木景致也变得十分重要，"树木、灌木及草应该被种植以使得该地更加赏心悦目"④。

但事实上，殖民者对于可以融入这一浪漫主义殖民地景观的植物进行

---

① *Proceedings of the Second All India Sanitary Conference Held at Madras-November 11th and 16th, 1912. Vol. II Hygiene*, Simla: Government Central Branch Press, 1918, p. 56.

② *The Final Report of the Delhi Town Planning Committee on the Town Planning of the New Imperial Capital: Map of the Layout of Avenues and Roads*, London: H. M. Stationery Office, 1913, p. 2.

③ *Second Report of the Delhi Town Planning Committee Regarding the North Site with Medical Report and Two Maps*, London: H. M. Stationery Office, 1913, p. 4.

④ N. R. Dharmavir, *Public Health in India*, Lahore: Rama Krishna & Sons, 1934, p. 71.

了严格筛选。詹姆斯·比蒂对于印度殖民统治时期山地驻地的研究[①]表明，山地驻地的建立恰是殖民者在殖民地异域环境中按照英格兰花园模式重现英格兰景观的过程。随着公共卫生观念的兴起及19世纪中期英王直辖殖民制度的确立，殖民者开始无法满足于仅在远离其日常统治及活动中心的边远山区复制英国景观。也正是从这一时期起，殖民当局开始关注殖民军民所在的军营及城市的周边环境、景观及卫生状况。殖民地特有的丛林景观与其中的原生物种一道因传播"热带病"而在殖民地仿建英格兰花园的过程中遭到废弃和毁灭，取而代之的是被有意遴选的符合英格兰景观审美的物种。因此，殖民城市卫生管理过程实际上也是殖民公共卫生官员试图将印度殖民城市改造成安全卫生的"英格兰城市"的过程。在这样的"英格兰"景观中，代表殖民地的丛林及与其相关的"热带病"、肮脏的街道（英国本土已经率先通过公共卫生改革实现了"卫生"街道）、殖民地本土动植物、传播"水媒疾病"的城市积水与池塘一道被视作"公害"，进而被控制、管理和铲除。

其三，殖民城市卫生管理过程也是殖民政权掌握城市权力、控制城市事务的过程。为实施公共卫生改革及消除疾病而在印度各主要城市设立的市政委员会成为城市管理权的实际掌握者。譬如在管理城市垃圾与粪便的过程中，市政当局一方面通过掌控垃圾从收集、加工到处理的整个流程而牢牢控制具有经济价值的粪便和垃圾，另一方面通过警察机关处罚和规训违反公共卫生法规的市民。其充分体现了殖民主义的权力与控制关系。因此，无怪乎印度民众对殖民城市卫生管理措施并无好感。殖民统治时期的城市卫生管理从来不是单纯关注民众健康的公益或福利措施，而是充满了控制与惩罚、权力与管理、冲突与妥协。

① James Beattie, "Imperial Landscapes of Health: Place, Plants and People between India and Australia, 1800s - 1900s," *Health and History*, Vol. 14, No. 1, Special Issue: Health and Place: Medicine, Ethnicity, and Colonial Identities, 2012, pp. 100-120.

第六章　殖民统治时期印度农村公共卫生措施

印度广大农村地区并不是殖民统治时期印度公共卫生改革的关注重点。与孟买、加尔各答、德里新城等殖民城市相较，殖民公共卫生官员在农村地区投入的精力十分有限。如果说来自印度民众及地方实权派的激烈抵制是这一现象产生的直接原因，那么农村地区公共卫生改革成本高、收益低的事实则是殖民卫生医官有意忽视农村公共卫生改革的根本原因。在以潘查亚特制度为代表的殖民基层制度及权力下放改革的双重影响下，广大农村地区基层卫生管理体制日渐脆弱。这无疑严重影响了农村地区公共卫生措施的推行。不仅如此，在殖民商品灌溉农业的巨大利益面前，殖民卫生医官在面对"灌溉致疟"状况时也只能任由印度农村饱受疟疾摧残。尽管殖民公共卫生部门采取了引进天敌、清除湿地、窒息蚊虫等一系列手段，试图消灭疟疾这一印度农村地区危害最深的传染病，但制度缺陷与利益纠葛无疑最终导致上述努力以失败告终。

第一节　潘查亚特村社自治制度与农村公共卫生制度的构建

前文已述，殖民公共卫生部门在印度地方基层遭遇了巨大阻力。在城市，卫生委员会及下属卫生专员的公共卫生事务管理权面临来自市政委员会等殖民城市自治机构的抵制。每个殖民城市都有权自行制定城市卫生立法。各级卫生医官必须由市政委员会遴选并受其钳制。换言之，中央公共卫生机构享有的公共卫生事务管理权无法凌驾于殖民城市自治机构的权威之上，一切公共卫生措施都必须经城市自治机构许可方可推行。然而相较城市，类似情况在广大农村地区更为严重，英帝国在殖民地农村地区设立的基层管理制度无疑是导致各项殖民公共卫生措施在此推行不畅的首要原因。

在英属印度广大农村地区，殖民税务官无疑扮演着重要角色。他一身二任：既是代表殖民政府向印度农民征收地税的税务官，也是负责管理民众的地方基层行政长官。就殖民整体利益而言，这一首创于东印度公司统治时期的基层管理制度是合理的。其不仅可以实现财政权与行政权的统一，也可节约行政管理成本。也正是出于以上原因，英王直辖之后的殖民政府沿用了这一以税务官为核心的农村基层政治制度。但单纯依赖税务官的殖民基层制度存在缺陷。在广阔的南亚殖民地，殖民统治的实现离不开殖民当局与印度本土基层实力派的有效合作。20世纪以前，殖民当局主要将拉拢柴明达尔、村社长老及土邦王公等的做法视为殖民税务官制度的有效补充。第一次世界大战结束后，英帝国逐渐开始转变其殖民模式，依托印度古老村社自治传统“复活”的潘查亚特制度（Panchayat，村庄长老会自治制度）也逐渐成为印度农村基层政治制度改革的主要发展方向。

之所以称其为“复活”，主要是由于这一制度在殖民统治初期一度消亡。早期殖民者出于尽快确立“税务-行政”合一的基层管理制度的考虑，一度将包括潘查亚特制度在内的印度传统社会制度视作“不列颠统治与秩序”之敌加以消灭。然而随着英帝国殖民统治的转型，复兴印度村社自治传统伴随着殖民政府权力下放改革的推行而日渐流行起来。潘查亚特制度也成为英帝国丢掉殖民统治包袱后印度农村地区政治结构的最佳选择（毕竟没有哪个方案能比让印度村民自己管理自己更容易令其接受）。这一方案甚至得到了殖民政府与包括甘地在内的印度民族主义者的共同认可：“潘查亚特是复兴印度古代引以为傲的旧机构的尝试，它使得每一个印度村庄都能够作为一个独立的单位，享受着免于受到足以撼动城市及大城镇根基的政治影响及巨大灾难干预的完全自治。”① 其最终结果便是，印度基层自此形成了二元政治格局：殖民税务官掌管地税及行政权，潘查亚特等印度农村自治机构负责社会管理服务事务。

但这一政治格局使得殖民公共卫生部门愈加难以发挥其基层影响力。卫生医官对于所辖农村基层公共卫生事务仅有有限的知情权与干预权。不仅如此，作为新近成立的权力机构，公共卫生部门职权的行使必须首先得

① Nagendra Nath Gangulee, *Problems of Rural India: Being a Collection of Addresses Delivered on Various Occasions in India and in England*, Calcutta: University of Calcutta, 1928, p. 78.

到原有农村基层管理体制的承认。其结果便是公共卫生部门的权力遭到极大限制，卫生医官仅有权知悉传染病相关公共卫生情况，且在多数情况下无权干涉基层公共卫生事务。而在印度不同地区，公共卫生部门权力的行使方式也因地方基层原有政治结构的强弱而大相径庭。如在印度原生基层政治机构较为薄弱的比哈尔，村庄看守（Chowkidar）主要负责监控传染病疫情并将疫情及时上报（无论有无疫情都要每周上报）给就近的殖民警官。后者则负责将相关情报分别送至作为殖民基层公共卫生官员的民间医生、掌管殖民基层行政区的区理事会主席（District Board Chairman）、就近的药房医生及作为巡视官员的卫生督查处以供其参考。接下来，在审阅之后，上述报告将由民间医生逐级上报至作为中央公共卫生部门长官的助理卫生署长及卫生署长处。与比哈尔的情况截然相反，在村社自治权力得到更多保留的马德拉斯，村庄头人扮演了类似于比哈尔村庄看守的角色。他全权负责将相关报告递交至实际作为受薪治安法官（Stipendiary）的本地税务官（Tahsildar）[①] 及卫生巡视员处。本地税务官也取代了各级卫生医官，掌握了卫生报告呈报（至区卫生医官及卫生署长处）的权力。

此两种基层卫生管理模式虽有细微差异，但都体现了殖民基层政治制度对于殖民公共卫生部门这一后来者的影响。在比哈尔模式中，殖民基层治安管理体系出身的殖民警官实际扮演了本应由公共卫生部门内部人员扮演的基层公共卫生官员的角色。虽然其需将疫情上报至民间医生处，但二者不仅所属部门不同，亦无丝毫隶属关系。多数情况下，殖民警官只听命于殖民税务官及其掌控的区理事会。从表面来看，殖民公共卫生部门似乎有权插手比哈尔公共卫生事务；但实际上，殖民税务官才是这一基层卫生管理模式中的实际掌权者。虽然相关报告亦会被送至民间医生及卫生督查处，但两者几乎都无实权：民间医生是个“光杆司令”，其并无可控之下属（村庄看守与殖民警官都不受其钳制）；而卫生督查身为巡视官，亦无权对地方事务进行直接管理。相关报告并不只是被送至民间医生及卫生督查处，区理事会主席与就近的药房医生也有权接收这一报告。考虑到递送者隶属于区理事会而非公共卫生部门，这一报告的主要接收和处理者应是

① 本地税务官制度源自前殖民时期的莫卧儿王朝，为莫卧儿王朝基层税务及管理体制的重要组成部分。与殖民税务官相比，其本土成分更为浓厚。

区理事会而非公共卫生部门（递送者向后者送报告只是出于其知情权考虑）。这意味着在区理事会的实权之下，卫生医官仅有公共卫生事务知情权，而无实际管理权。这一情况在马德拉斯模式中更为突出。包括村庄头人及本地税务官在内的基层管理者俨然成了农村基层公共卫生事务的实际管理者。该地甚至并未设立民间医生一职，而选择令村庄头人一身二任。

不难看出，与孟买等城市相对成型的殖民基层卫生管理制度相比，殖民公共卫生部门根本没有成功地在广大农村地区确立其基层管理体系。自东印度公司统治时期便已成型的“殖民税务官/地方行政官-村庄头人”二元基层政治格局牢不可破。他们直接接管了本应由公共卫生部门拥有的全部基层职权。公共卫生部门在农村推行的一切公共卫生措施都需要得到殖民税务官的支持。甚至其传染病信息掌控权也在这一制度中受到了严重损害。缺乏部门隶属关系制约的逐级上报模式使得相关信息的传递十分缓慢。从基层村庄看守或村庄头人上报至最近的卫生督查处的任何信息都需要花费至少8~9日。[①] 而相关信息还需送至中央卫生署长处并在其处理后再次逐级传递。在迅速蔓延的传染病疫情面前，极为缓慢的信息传递速度使得殖民政府几乎不可能在农村疫情暴发之初采取任何有效措施。不仅如此，英属印度农村基层政治格局中广泛存在的印度本土“合作者”也影响了殖民农村公共卫生措施的执行。公共卫生部门必须尽可能地利用印度基层社会组织，寻求与潘查亚特、柴明达尔等印度基层实力派合作。对于缺乏有力手段干预和控制印度农村基层公共卫生事务的殖民公共卫生部门而言，与印度基层实力派的合作实属无奈。多数情况下，后者对于耗资劳力的公共卫生事务并无兴趣。这也意味着英帝国在印度推行的权力下放改革不仅为殖民公共卫生机构的衰落埋下了种子，亦对于公共卫生部门在印度农村基层地区的权力行使方式产生了深刻影响。

对于新近成立的殖民公共卫生部门而言，其权力的行使与拓展面临来自殖民主义体系内部及印度本土势力的阻挠。事实上，即使是在公共卫生改革较为深入、殖民公共卫生管理体系相对完善的殖民城市区域，公共卫

① *Report of the Health Survey and Development Committee, Recommendations Vol. 2*, Calcutta: Government of India Press, 1946, p. 139.

生部门对于基层公共卫生权力的掌握也极为有限。这种情况无疑在广大农村地区更为严重。虽然殖民公共卫生部门力图仿效殖民城市在市政委员会之下设置卫生或特定疾病（如瘟疫、疟疾）委员会的模式，在农村地区设立由其控制的农村理事会（Rural Board），但农村理事会的设立不仅并未普及，其控制权也并不在公共卫生部门的手中。公共卫生部门的医官们甚至连各个村庄医疗卫生的基本情况也无从了解。常驻于村庄的基层卫生医官十分鲜见，所有村庄的数据皆由各村村长或村庄看守负责收集和上报。由于其与公共卫生部门并无隶属关系，信息的上报效率和可信性也并不高。在这一体制下，各个村庄的公共卫生事务自然落到了原生基层政治权力掌握者的手中。在信德，柴明达尔及村长就承担了清理“致病”丛林的任务。而村庄粪便的收集与清理也多由出身于殖民基层政治体系的副税务官（Deputy Collector）或本地税务官负责。由于粪便可用作农业肥料以间接增加地税收入，亦可直接作为商品拍卖出售，殖民税务官自然不会放弃相关权力，不会将其交给公共卫生部门，甚至就连决定农村居民大小便地点的权力也掌握在村长及柴明达尔手中。

虽然“印度的健康是一项帝国事务”[①]，但英帝国显然无意彻底接管广大农村地区的健康事务。因此，通过权力下放改革，将经济负担甚重的农村公共卫生事务交由印度民众自行管理便成为万全之策。讽刺的是，殖民当局的这一想法恰与圣雄甘地等印度民族主义者推崇的“斯瓦拉吉”（Swaraj）及村社自治（潘查亚特自治）主张一致。正如纳甘德拉·纳特·甘库雷所言：“斯瓦拉吉的根基在于农村重建……除非关系到农村健康的特定建设性工作能够被毫不迟疑地实施，否则农村生活的仪式化便不可能实现。”[②] 自1888年开始，各殖民地方政府陆续颁布了一系列行政区与地方理事会法令，从而为公共卫生权力基层化提供了法律依据。《1889年孟买农村卫生法令》（The Bomaby Village Sanitation Act of 1889）、《1895年孟买农村卫生法令》（The Bomaby Village Sanitation Act of 1895）、《1892年西

① Andrew Balfour, Henry Harold Scott, *Health Problems of the Empire: Past, Present and Future*, London: W. Collins Sons & Co., 1924, p. 136.

② Nagendra Nath Gangulee, *Problems of Rural India: Being a Collection of Addresses Delivered on Various Occasions in India and in England*, Calcutta: University of Calcutta, 1928, pp. 27, 35.

北省及奥德农村卫生法令》（The North-western Provinces and Oudh Village Sanitation Act No. Ⅱ of 1892）、《1894年西北省及奥德农村卫生法令》（The North-western Provinces and Oudh Village Sanitation Act No. Ⅲ of 1894）、《1889年中部省农村卫生法令》（The Central Provinces Village Sanitation Act No. XIX of 1889）以及《1895年缅甸农村卫生条例》（Rules for Village Sanitation in Burma No. XXXIII of 1895）等相关地方性农村卫生法令因此陆续颁布。尽管具体细节有差异，但这些法令都将村庄视为农村地区公共卫生事务的权力主体。如在孟买，由殖民税务官确定成员人选的村庄卫生委员会是农村地区公共卫生法规的制定者及各项公共卫生事务的具体执行者和监督者。[①] 而中部各省则直接设立村庄自治机构潘查亚特，由其负责村庄清洁、维持人畜洁净饮水、清理道路等事务。在印度南部迈索尔，在多个村社之上设立乡理事会（Taluk/Tehsil Board），由其负责道路、排水设施、水池、水井等单一村庄范围之外的公共卫生事务。余下事务则“在村庄潘查亚特的控制和管理之下”[②]。在缅甸，农村地区公共卫生事务完全由村庄头人负责，“头人不应允许任何其控制的村庄房屋或者土地处于不洁净或不卫生状态，或者被速生植物及杂草覆盖”[③]，头人还应管理尸体下葬、霍乱及天花病人、粪坑、垃圾、净水等事务。上述法令的规定表明，殖民公共卫生部门并未如愿在农村地区确立管理权的原因在于：将农村公共卫生事务交由村庄管理更符合英属印度殖民统治利益。将非核心权力事务（尤其是如公共卫生这般耗资巨大却收益甚微的公共事务）下放给由印度人掌控的基层政治机构符合英帝国的整体利益。

对于英帝国而言，将农村地区公共卫生管理权下放给村庄一举两得：一方面，借助这一措施，殖民中央政府可以在不动用地税及商品农业收入的前提下将繁重的公共卫生负担转嫁给印度基层民众；另一方面，将公共

---

① *Acts Passed by the Governor of Bombay in Council in the Years 1889 and 1890*, Bombay: Government Central Press, 1890, p. 4.

② *The Mysore Gazette Extraordinary, Bangalore Saturday, June 23, 1917: The Mysore Local Boards andVillage Panchayats Bill*, Bangalore: Mysore Legislative Council, 1917, p. 17.

③ "Appendix, Rules for Village Sanitation in Burma NO. XXXIII of 1895," in *Selections from the Records of the Government of India Home Department No. CCCXXXVII, Home Department Serial No. 19, Papers Relating to Village Sanitation in India, 1885-1895*, Calcutta: Superintendent Government Printing, 1896, p. 18.

卫生事务交由印度村庄潘查亚特、村庄头人或村庄卫生委员会管理，这在表面上迎合了甘地等印度民族主义者提出的“斯瓦拉吉”及村社自治（潘查亚特自治）诉求。正如1914年《印度卫生政策》所言，没有印度民众的合作，“卫生人员是不可能有效处理有不列颠统治的印度区域2.2亿人居住的农村地区的村庄卫生事务的”[①]。前文中关于殖民公共卫生官员在孟买等城市推广自来水、关闭不卫生水井时遭遇抵制的论述表明，印度民众的反抗及不合作态度对于殖民公共卫生部门打击甚重。而相较公共卫生机构相对完善与集中的城市地区，广大农村民众对于公共卫生事务的抵制显然更为激烈。这使得将公共卫生这一容易招致仇恨的政府职能交予印度村庄自治组织成为殖民当局在权衡利弊之后的必然选择。

但由殖民政权复兴的潘查亚特制度并未完整“复活”前殖民时期的古老村社传统。在针对印度农村事务成立的1927年林利思哥委员会（Linlithgow India Royal Commission）的报告中，殖民当局将复兴前殖民时期的潘查亚特制度视作殖民基层政治体制改革的核心目标之一。但此时的潘查亚特已然脱离了其原有框架：“高度集权政府的引入已经几乎完全摧毁了这一农村组织（潘查亚特）维系的基础。我们首要的和最重要的目标是复兴潘查亚特体系，并以一些西方国家在（农村）合作尝试过程中坚持的原则来修改它。”[②] 这一修改的本质是：殖民政府将实质性行政、税收等政府权力掌握在手中，而将原本属于中央政府的公共服务职能交予各村庄潘查亚特。这一“权力”下放对于农村公共卫生事务产生了灾难性影响：其不仅剥夺了中央公共卫生部门对于基层公共卫生事务的管理权，而且通过对地方税收及行政权的保留使得基层政治机构不愿也无法实施公共卫生事务。1937年5月27日召开的远东国家农村卫生政府间会议（Inter-Governmental Conference of Far-Eastern Countries on Rural Hygiene）在总结各国面临的农村公共卫生问题时如是说道：“农村人口健康的最大益处可以通过一些分权（措施）以最小的代价实现。然而要重视来自中央机构的适当控制的重要性以及对

---

① *Indian Sanitary Policy, 1914: Being a Resolution Issued by the Governor General in Council on the 23rd May 1914*, Calcutta: Superintendent Government Printing, 1914, p. 39.

② N. Gangulee, *Indian Peasant and His Environment: The Linlithgow Commission and After*, London, New York, Bombay, Calcutta, Madras: Oxford University Press, 1935, p. 1.

于人事、任期的适当安排。"① 因此可以断言，自殖民政府将公共卫生权力下放之日起，相关事务便因政治结构局限处于一个“低不就、高不成”的尴尬地位：具备能力的中央公共卫生部门无权且不愿实行，掌权的基层政府却没有能力实行。这一情况直至1947年印度独立前夕也并未有任何根本改变。这也意味着殖民统治时期农村公共卫生措施不可能取得什么惊人成就。

第二节 灌溉农业与疟疾防治

“忽视公共健康或许是最为昂贵的经济代价。”② 对于殖民当局而言，农村公共卫生问题本质上是农村人口的劳动效率问题。在饥荒及疾病的双重影响下，印度农村民众的平均寿命甚短。其在1928年前后的平均寿命仅为23.5岁（此时英国为40岁，新西兰为60岁）：“短命的人更迭迅速以补足数量，一代人在其时代还未结束时就被挤出以为下一代人提供空间。”③ 人口质量的低下对于致力于在殖民地农村地区推广商品农业的英帝国而言是致命的：农村凋敝不仅会导致殖民农地收入大幅下降，也会间接影响作为殖民统治中心的殖民城市的发展。正如医官拉伊所言：“现在没有问题能比令人震惊的致死率和高死亡率在印度人中间引发更多关注了。这一情况在印度北部大多数地区十分盛行。这一致死率已经限制了人口增长，如果不被阻止就会使得大城市荒无人烟，并使得土地无人耕作。一些农业产业已经受到劳动力需求（不足）的影响。”④ 考虑到商品农林业作为主要经济产业及出口产品来源的地位，印度农村地区必然会被首先视作一个经济单位。作为商品农林业劳动力的印度农村民众的疾病与健康也不单纯是社会福利问题，还是关系殖民经济体系能否运转的经济学问题。

---

① *Report of the Intergovernmental Conference of Far-Eastern Countrieson Rural Hygiene Held at Bandoeng (Java), August 3rd to 13th, 1937*, Geneva: League of Nations Health Organisation, 1937, p. 24.

② N. Gangulee, *Indian Peasant and His Environment: The Linlithgow Commission and After*, London, New York, Bombay, Calcutta, Madras: Oxford University Press, 1935, p. 19.

③ Nagendra Nath Gangulee, *Problems of Rural India: Being a Collection of Addresses Delivered on Various Occasions in India and in England*, Calcutta: University of Calcutta, 1928, p. 1.

④ Rai Ganga Prasad Varma Bahadur, “A Note on Town Planning and Town Improvement,” in *Proceedings of the Second All India Sanitary Conference Held at Madras-November 11th and 16th, 1912. Vol. II Hygiene*, Simla: Government Central Branch Press, 1918, pp. 84-89.

对于殖民政府而言，管理农村的关键在于如何以最低的成本实现最大的农村产出。在农村医疗卫生方面，殖民当局须以最少的公共卫生投入来最大程度地提高劳动者效率，以实现投入成本的收益最大化。然而，这一目标本身便是自相矛盾的：尽管殖民卫生医官一再强调实施公共卫生措施所带来的间接经济收益，但作为公共服务的公共卫生事务很难按照商业行为标准衡量收益。随着公共卫生措施的逐渐推进，殖民政府不得不面对日益增加的公共卫生支出与遥遥无期的经济回报。正如孟加拉公共卫生部门首席卫生工程师 G. B. 威廉姆斯（G. B. Williams）所言：由于该省公共卫生费用已经高达 20 亿英镑，“必须提议（政府）先不要质疑印度是否对于采取措施改进公共卫生无能为力，而应首先考虑这样一个问题，她还能否继续支付这样一个不正常的昂贵奢侈品多久”①。事实上，在地方层面，孟买等殖民城市的公共卫生支出与收益比早已极度失调。在公共卫生措施推行相对最早也最为彻底的孟买，1902~1909 年的年平均公共卫生花费已高达 185 万~225 万卢比（100000~123500 英镑）。对此，殖民卫生医官贾汉吉·J. 库赛季（Jehangir J. Cursezji）坦言：“虽然近十年来孟买在医疗卫生上的花费比过去 35 年的增长还多，但是其死亡率并未按照这一比例降低。”② 城市公共卫生方面的高投入、低产出的例证无疑引起了殖民当局的警惕。对于殖民当局而言，当殖民公共卫生事务成为一笔“赔本买卖”时，最好的办法便是尽可能地减少支出以“及时止损”。这便是殖民当局在第一次世界大战结束后不久便将公共卫生事务下放的根本原因。正如塔拉伊区（Tarai District）警司 J. C. 麦克唐纳（J. C. Macdonald）所言，殖民公共卫生事业，特别是在农村地区推行的公共卫生事业的基本原则是：“政府不需花费任何金钱，其必须由民众自身实现。他们应该以收获之粮食支付任何必要的清洁人员费用，并以同样的方式处理水井清洁事务。”③

---

① 转引自 Nagendra Nath Gangulee, *Problems of Rural India: Being a Collection of Addresses Delivered on Various Occasions in India and in England*, Calcutta: University of Calcutta, 1928, p. 99。

② 转引自 William Ernest Jennings, ed., *Transactions of the Bombay Medical Congress, 1909*, Bombay: Bennett, Coleman & Co., 1909, p. 3。

③ *Selections from the Records of the Government of India Home Department No. CCCXXXVII, Home Department Serial No. 19, Papers Relating to Village Sanitation in India, 1888–1895*, Calcutta: Superintendent Government Printing, 1896, p. 55.

但作为“烫手山芋”被迅速下放的农村公共卫生事务并不会因实施主体的变动而在经济收益上出现逆转。恰恰相反，匆忙（农村公共卫生事务的下放早在19世纪80年代末便已然开始）将农村公共卫生权力下放给缺乏经验及经济基础的农村自治组织带来了灾难性后果。事实上，农村公共卫生支出的资金紧张问题在权力下放后从未得到解决。其一，作为放弃农村公共卫生事务管理权的代价，殖民公共卫生部门在权力下放后并未因此获得任何财政上的缓解，其可支配财政资源也并未真正增加。根据1888年政府决议（1888.7.27，No.3-212-225），各省应建立卫生理事会，由其负责控制和监督农村自治单位对公共卫生职权的执行过程。但这一原本旨在减少政府公共卫生事务负担的措施导致中央丧失了对于地方公共卫生事务的管理权。卫生理事会无法发挥其控制与监督权的原因在很大程度上也是其缺乏财政权。1888年决议建议设立之卫生理事会对卫生税并无征收权。缺乏足够资金不仅意味着不能在广大农村地区推行耗资巨大的公共卫生措施，也意味着卫生医官凡事必须依仗真正掌握农村地区税收权的殖民税务官、村长及柴明达尔。其二，对于农村的潘查亚特等基层自治单位而言，权力下放改革使得所有重担被一并下放到基层层面。多数情况下，村社往往对于耗资巨大的公共卫生事务缺乏实施动力。以作为公共卫生重点措施的洁净供水为例，在权力下放后，各省政府在收到基层地方自治团体的技术或财政申请后，方可派出卫生工程师指导推行供水计划。这无疑令中央政府丧失了对于公共卫生事务的一切主动权。基层政府的漠不关心则使得几乎所有公共卫生计划都面临长期搁置的命运。马德拉斯于1937年设立了农村供水基金（Rural Water Supply Fund）并制定了农村洁净供水十年计划，但这一计划直到独立前夕也并未真正实行。其后果正如殖民医官J. A.辛顿（J. A. Sinton）所言：“政府部门的消极态度与地方团体部分缺少主动性在国家安全供水发展极度缓慢的过程中扮演了重大角色。”[①] 事实上，经济因素仍是包括潘查亚特在内的地方团体缺乏积极性的主要原因。由于缺乏税收权与足够的财政收入，地方基层政府对于耗资巨大的公共卫生事务缺乏实施动力几乎成为必然。但这并不只是财政难题，它也是关系整个殖

① 参见 *Report of the Health Survey and Development Committee, Survey Vol. 1*, Calcutta: Government of India Press, 1946, p. 142。

民经济体系的复杂公共卫生经济学问题。通过对殖民统治时期疟疾防治过程的分析，我们可以对“公共卫生经济学”有所认识。

在殖民统治时期的印度农村地区，疟疾是当之无愧的头号杀手和最为严重的经济问题。虽然“与肺结核相比，疟疾致死人数更少，其流行速度也更为缓慢，但其无情地摧毁了更多人的活力……疟疾不仅在人的身体上产生了印记，也使受其打击的种族产生了身体退化”[1]。疟疾成为殖民统治时期印度农村公共卫生首要问题的原因还在于其造成的经济损失最大。根据查理斯·A. 本特利的估算，仅在孟加拉管区，每年就有2800万例疟疾病例（接近该管区人口六成）。[2] 这一数据无疑是惊人的。疟疾不仅造成农业劳动力效率低下，更是导致整个印度农村地区经济逐渐衰落的罪魁祸首。根据孟加拉纳迪亚区热病委员会（Nadia Fever Commission）所记录的数据，在疟疾疫情暴发前，该区可耕农业用地为土地总面积的78%。而在疟疾疫情过后，人口的死亡与迁移致使该区土地大量荒芜。可耕农地占比也因此迅速下降至47%。[3] 考虑到疟疾引发的人口逃散、农村凋敝、田地荒芜现象，这一疾病当之无愧地成为殖民农村经济的首要敌人。

然而殖民政府并未坐以待毙。面对疟疾对于农村经济生活及殖民商品农业的破坏，殖民政府一直不遗余力地推广和引进金鸡纳树种及奎宁。但如前所述，印度本土生产的金鸡纳树皮及奎宁并不能从根本上解决肆虐整个殖民地印度的疟疾问题。荷属爪哇对于金鸡纳树皮国际市场的垄断使得印度本土奎宁严重不足，仅有的少量金鸡纳树并不足以满足整个印度的奎宁需求。根据国际联盟疟疾委员会（Malaria Commission of the League of Nations）数据，印度每年至少需要160万磅（约合726吨）奎宁，但其实际使用量仅为这一数据的1/8。[4] 加之奎宁存在的疗效不佳及副作用问题，殖民医官们因此坚信“奎宁对于治疗疟疾这一种［在是否存在黑水热（Black-

---

① Nagendra Nath Gangulee, *Problems of Rural India: Being a Collection of Addresses Delivered on Various Occasions in India and in England*, Calcutta: University of Calcutta, 1928, p. 140.

② 参见 Nagendra Nath Gangulee, *Problems of Rural India: Being a Collection of Addresses Delivered on Various Occasions in India and in England*, Calcutta: University of Calcutta, 1928, p. 139。

③ Charles A Bentley, *Malaria and Agriculture in Bengal How to Reduce Malaria in Bengal by Irrigation*, Calcutta: Bengal Secretariat Book Depot, 1925, Appendix I, p. 6.

④ *Report of the Health Survey and Development Committee, Survey Vol. 1*, Calcutta: Government of India Press, 1946, p. 91.

water Fever）上］存疑的疾病方面有着极小的价值"[1]。这一情况迫使当局只得选择以公共卫生手段解决疟疾问题。但在DDT问世之前，殖民地印度的疟疾疫情非但没有减弱，反而愈加严重。这是由农村公共卫生措施推行不力所致。然而更深层次的原因则需在殖民经济模式中探寻。事实上，正是作为殖民商品经济重要环节的铁路与灌溉工程的修建加剧了印度农村地区的疟疾疫情。

灌溉工程的修建对于英属印度殖民经济具有重要意义。为了改造印度雨水分布不均的自然条件以大力发展盈利颇丰的殖民商品农业，修建灌溉工程成为殖民当局在农村地区大力推广的一项经济政策。截至1928年，殖民地印度已经建成了总长达75000英里的灌溉网络，灌溉面积高达3070万平方英亩，涵盖了印度12%的耕作面积。[2] 在殖民当局看来，这一作为"不列颠统治者的远见卓识、能力和宽宏大量纪念碑"的灌溉系统足以"养活百万人口"，[3] 是一次对于自然的成功改造与征服。在其看来，它成功解决了印度雨旱两季雨水分布不均［殖民当局称之为"雨的暴行"（Violence of Rain）］这一制约商品农业发展的自然限制因素："印度降水不均导致最有价值的（商品）作物和最优质的一般作物很难在没有灌溉的情况下生长……通过水坝和其他河流工程，水渠便使印度全年能获得水并使种植有价值作物成为可能。"[4] 借助殖民灌溉网络，甘蔗、黄麻、棉花等依赖常年稳定供水的商品农业得以在印度自然条件恶劣的内陆省份建立起来。但是这些为商品农业灌溉兴建的人工水渠并不适合印度所有的自然环境。在印度较为干旱的内陆地区（如旁遮普、西北省等），通过修建人工水渠及水库来保存水源是可行的。但在雨季降水较多且地下水水位较高的孟加拉等地区，人工蓄水设施的修建会使得这些地区的地表与气候更为湿

---

① George Michael Giles, *Climate and Health in Hot Countries and the Outlines of Tropical Climatology: A Popular Treatise on Personal Hygiene in the Hotter Parts of the World, and on the Climates that Will Be Met with within Them*, London: John Bale Sons & Danielsson, Ltd., 1904, p. 127.

② Sheldon Watts, "British Development Policies and Malaria in India, 1897–c. 1929," *Past & Present*, No. 165, 1999, pp. 141–181.

③ Alfred Deakin, *Irrigated India: An Australian View of India and Ceylon, Their Irrigation and Agriculture*, London: W. Thacher and Co., 1893, p. 10.

④ Stanley Reed, P. R. Cadell, *India: The New Phase*, London: Philip Allan & Co., 1928, pp. 91, 93.

润，从而为疟蚊提供绝佳的繁殖场所。不仅如此，这一灌溉网络也与为殖民商品农业提供运输服务的铁路交通网络一道，不断地分割着印度的自然排水系统，破坏着原生自然排水体系。卫生医官查理斯·A. 本特利将以灌溉堤坝为代表的殖民公共工程视作殖民地印度疟疾盛行、人口减少、农村凋敝的主要原因。在其看来，为铁路交通网络、灌溉网络而建的无数堤坝正是印度广大农村地区，特别是河流周边及三角洲地区潮湿增加、疟疾横行的直接原因：

> 这些堤坝被设计出来或是为了控制河水，或是为了铁路与道路用途。无论其（修建）目标为何，效果都是一样的：首先，其阻碍了洪水漫灌（Flood Irrigation），这在之前可以令土地肥沃并使人免于疟疾；其次，它分解和破坏了水流的涌流或冲刷体系。这一体系的开放对于三角洲河道十分重要。作为修筑这些堤坝的直接后果，许多行政区的土地变得贫瘠，收成减少，疟疾增加。不仅如此，淤泥和泥沙在许多河流的河床不断堆积，以致河流已经在实际上不再流动。[①]

但显然，殖民主义体系内部对于这一“灌溉致疟”理论并未达成统一意见。多数殖民医官不愿意承认这些或旨在维持殖民商品农业发展，或旨在协助城市排出不卫生污水的公共工程反而将公共卫生问题从城市转嫁到农村地区（特别是三角洲地区）。他们不仅笃信灌溉及排水水渠的公共卫生效果及其经济社会价值，甚至将其视作解决农村地区疟疾等传染病问题的妙药：“这些高质量的沟渠改变了土地的面貌，它们被用于农业。随着田地和圈占地的增加，蚊子与疟疾也消失了。作为中世纪突出特征的其他发热疫病及损害身体的风湿类疾病的发病率和患病频率也都有所降低。”[②]本特利本人也妥协了。面对同行的质疑，他强调只有不完全灌溉才会导致疟疾增加，完全灌溉则是一项疟疾防控措施。在其看来，“通过灌溉，农业可以恢复繁荣。人们的食物供给会增加。人口下降会被控制。按蚊数量

---

① Charles A. Bentley, *Malaria and Agriculture in Bengal How to Reduce Malaria in Bengal by Irrigation*, Calcutta: Bengal Secretariat Book Depot, 1925, p. 32.

② Andrew Balfour, Henry Harold Scott, *Health Problems of the Empire: Past, Present and Future*, London: W. Collins Sons & Co., 1924, p. 5.

同时减少。疟疾将会遭遇其第一次失败并渐渐开始退阵”[①]。本特利的这一态度表明，印度农村地区疟疾问题在本质上仍是经济问题。也正是因此，当旨在消除疾病的公共卫生措施的获益不及造成疾病问题的殖民灌溉农业的收益时，前者必须为后者做出让步。历史学家谢尔登·沃茨在点评此事时说道：“考虑到新的灌溉计划每年带给英格兰的巨大投资回报，政府和投资者不想知道（或被提醒）那些‘不受腐败影响的’现代科学家们的决定性结论：他们证实了这些在旁遮普及其他地区激增的修建不佳并承载着足够水的灌溉系统会导致印度疟疾问题增加。”[②] 商品灌溉农业带来的巨大利益决定了殖民当局不可能从根本上反思“灌溉致疟”现象并采取行动。其只能从消灭蚊虫的角度出发思考疟疾问题的对策。而这正是殖民当局以经济收益为首要标准评判公共卫生事务的“公共卫生经济学”的最佳例证。

除先前章节所说的种植桉树以改造潮湿致病低地环境的手段外，砍伐藏纳蚊虫的灌木丛和丛林也是殖民统治时期疟疾防治的常见做法。而殖民当局在这一过程中也毫不例外地采用了“公共卫生经济学”的评判标准。正如前文所述，丛林及灌木丛被殖民卫生医官视作“公害”。这不仅是因为其作为印度民众解决大小便问题的场所藏纳污物，也是由于其产生的潮湿“瘴气”被认为有利于蚊虫滋生。然而这并不意味着所有树木都被视作“公害”。只有“无商业价值的”及“难以控制的”树木才会成为“公害”。因此同样是森林，殖民林业部门控制的广大森林地区就多与疟疾无关，而无法为殖民当局带来利润的印度广大农村地区周边原始丛林则应作为疟疾的“温床”而被砍伐。在讨论“森林致疟”问题时，殖民者熟练地将健康、文明与殖民统治话语合而为一：村庄周边森林不仅是危害当地民众健康的罪魁祸首，也因其游离于殖民商品农业管理之外而成为该地区落后的重要标志。加尔各答殖民医官巴利古杰（Ballygunj）所言直白。他认为村庄周边丛林与灌木丛的存在情况与其经济状况密切相关：“人们的经济状况反映在他们的周边环境上，村庄通常被丛林与灌木丛围绕，房屋真

① Charles A. Bentley, *Malaria and Agriculture in Bengal How to Reduce Malaria in Bengal by Irrigation*, Calcutta: Bengal Secretariat Book Depot, 1925, p. 85

② Sheldon Watts, "British Development Policiesand Malaria in India 1897-c. 1929," *Past & Present*, No. 165, 1999, pp. 141-181.

的可以被描述为极差的茅屋，每栋房屋都有恶臭的水池。”[①] 因此，若要保证印度农民健康，就必须清除所有缺乏经济价值的“无用植物”，并将该地改造为受政府管理的农业用地。

但殖民卫生医官显然高估了清除森林植物的治疟作用。在许多案例中，因在清除植被后地面积水的增加及蚊虫天敌的减少，对印度原始丛林的砍伐反而加剧了疟疾疫情。如当局在修建孟买克拉巴堤道（Colaba Causeway）时清除丛林的做法就引发了严重的疟疾疫情。事实上，尽管多数卫生医官仍坚持认为清除丛林有助于治疟，但也有部分医官对这一做法表示困惑。如本特利就坦言：旨在消除疟疾的丛林砍伐措施在效果上“难以令人判断”[②]。但这类质疑并未激起浪花，它很快便湮没在主流言论之中。毕竟被盲目砍伐的丛林对于殖民者而言并不如柚木（Teak）、婆罗双树（Sal）等林木具有经济价值。而清除村庄周边树木无疑也会增加殖民商品农业用地。既然砍伐村庄周围树木“百害而无一利”，为何要对其加以质疑呢?

第三节　其他农村公共卫生措施

最初，殖民公共卫生官员曾试图将其城市公共卫生措施套用至农村地区，然而这一努力注定难以取得预期效果。限于前文所述之种种原因，当局在孟买等城市推行的洁净供水、建设城市排水网络、设置冲水厕所、垃圾焚烧、住房改造及城市规划措施已然问题重重，虎头蛇尾。可以想见，上述措施在基础更为薄弱且耗资更为巨大的广大农村地区定会更难获得成功。面对上述困难，殖民公共卫生部门不得不有所变通。与殖民城市公共卫生改革的大刀阔斧相比，农村地区的公共卫生改革显然更为间接迂回。虽然也有少数卫生医官直接参与的公共卫生大工程，但使用自然与机械手段杀灭蚊虫、加强朝圣检疫及鼓励建设卫生“模范村庄”无疑是殖民统治时期广大农村地区公共卫生改革的主要手段。

由于无力从根本上彻底改造印度自然环境，修复被殖民公共工程破坏

① 参见 N. Gangulee, *Indian Peasant and His Environment: The Linlithgow Commission and After*, London, New York, Bombay, Calcutta, Madras: Oxford University Press, 1935, p. 37。

② Charles A. Bentley, *Report of an Investigation into the Causes of Malaria in Bombay and the Measures Necessary for Its Control*, Bombay: Government Central Press, 1911, p. 89.

的印度自然排水体系，殖民公共卫生部门只得从蚊虫角度出发，尽全力推广各项灭蚊措施以消除疟疾这一“头号杀手”。在 DDT 发明并得到推广之前，殖民公共卫生部门在灭杀蚊虫方面进行了各项尝试。

以物理手段在水体表面人为制造一个隔绝空气的分层以窒息孑孓或在水中加入各种杀虫剂是殖民统治时期主要的灭蚊手段。可加入水中的物质包括煤油、焦油、石蜡、盐、硫酸铜、硫酸铁、碳酸及石灰等。杀虫剂方面，盐水或海水无疑是“最便宜的杀虫剂”，但其效果不佳。因为“除非使其盐水占比达 75%”[①]，多数情况下蚊虫会很快产生盐水适应性。在水中加入硫酸铜的效果最好，但过高的成本无疑是阻碍其推广的首要因素。各种自然杀虫毒药的使用也十分常见。如烟叶与除虫菊（Pyrethrum/Dalmatian Chrysanthemum）花朵粉末的混合物就是一种“十分有效的杀虫剂”。由于除虫菊的杀虫效用，这一原产日本及肯尼亚的物种被殖民医官引入印度，并在旁遮普、联合省、中部省、马德拉斯及奥里萨等地被普遍种植。此外，毛鱼藤（Derris Elliptica/ Tuba Root）、甲酚（Cresol）也是经常使用的杀虫剂。上述杀虫剂的缺陷在于：其杀虫效果不具备针对性。当这些物质被投入水中后，对殖民渔业意义重大的淡水鱼及其他物种也往往同时被害。例如甲酚，虽然其较除虫菊混合物更易合成，“构成了一种完美的杀虫剂。但它同时也会杀死水中的所有其他生物。被杀死的鱼有着强烈毒性”[②]。来自殖民渔业部门的压力使得殖民公共卫生部门不得不做出让步：规定在渔业作业区域禁止使用各类杀虫剂。这无疑使得杀虫剂的使用范围大大缩小。

考虑到以上因素，将煤油、焦油、原油、石蜡等加入水中以形成窒息层的物理杀虫手段取代杀虫剂，成为殖民统治时期灭杀蚊虫的首选做法。其中效果最佳的是煤油。使用原油的弊端在于其容易凝成一团而无法遍布整个水面。培育无根萍（Rootless Duckweed/Wolffia Arrhiza）也被视作一种物理灭虫手段。它“被认为是其（蚊虫）天敌”[③]：“在无根萍大量存在的

---

① Charles A. Bentley, *Report of an Investigation into the Causes of Malaria in Bombay and the Measures Necessary for Its Control*, Bombay: Government Central Press, 1911, p. 76.

② Robert Knowles, Ronald Senior-White, *Malaria: Its Investigation and Control with Special Reference to Indian Conditions*, Calcutta: Thacker, Spink & Co., 1927, p. 164.

③ J. A. Crawford, B. S. Chalam, *Mosquito Reduction and Malarial Prevention: A Precis*, London, New York, Bombay, Calcutta, Madras: Oxford University Press, 1926, p. 63.

地方，在水面上会形成一层厚浮渣。其就如一层油一样以物理方式摧毁了蚊子幼虫。”[①] 然而与在水中加入杀虫剂相类似，物理窒息法也会将水体中的鱼类、两栖类及其他昆虫连同蚊虫一起杀死。但这并不妨碍这一手段的使用与推广：对于殖民公共卫生部门而言，只要被连带杀死的物种并无经济价值，那么这一手段便是一个好办法。

较前述做法，引进自然天敌以消灭蚊虫的做法显然更为温和。正如罗纳德·罗斯所言：“没有什么设想或实施办法是比利用天敌消除按蚊更加便宜和更好的灭疟办法了。”[②] 引进各类海外及印度本土鱼种是其具体做法之一。公共卫生部门在印度东南部阿达亚（Adyar）甘比尔花园（Gambier's Garden）的两个水塘中饲养了大量杀蚴鱼（Larvicidal Fish）[③]，这些鱼苗被分发到孟买、哥印拜陀（Coimbatore）等地，用以投入池塘等水体之中以杀灭孑孓及蛆虫。美国的食蚊鱼也在20世纪20年代被引入印度，并“被证明有着抗蚊工作所需的所有品质，可能比任何其他物种更加适合这一目标”[④]。除使用鱼类以杀灭幼虫外，卫生部门也考虑引进植物物种，前文所述旨在窒息蚊虫的无根萍、用以消除湿地的澳大利亚桉树正是其中的典型。同理，当一些植物物种因其“卫生”功效而被推广和引进时，另一些植物物种则因其被视为促进蚊虫生长的元凶而被殖民医官清除。譬如原产南美洲的凤眼蓝［水葫芦（Water Hyacinth）］、印度本土水生植物卷丹（Tiger Lily）等。[⑤]

此外，殖民地印度的疟疾防治措施还包括前文所述的使用垃圾填平水坑及低地、清除所有可存积雨水的废旧容器（木桶、空铁盆等）、关闭私人水井等。但考虑到卫生医官在孟买等殖民城市推行此类措施时面临的强

---

① Charles A. Bentley, *Report of an Investigation into the Causes of Malaria in Bombay and the Measures Necessary for Its Control*, Bombay: Government Central Press, 1911, p. 76.

② Charles A. Bentley, *Malaria and Agriculture in Bengal How to Reduce Malaria in Bengal by Irrigation*, Calcutta: Bengal Secretariat Book Depot, 1925, p. 112.

③ 关于印度的杀蚴鱼品类详见“Larvicidal Fishes of India: Characteristics and Classification of Larvicidal Fishes,” Your Article Library, http://www.yourarticlelibrary.com/fish/larvicidal-fishes-of-india-characteristics-and-classification-of-larvicidal-fishes/23788。

④ *Report of the Health Survey and Development Committee, Recommendations Vol. 2*, Calcutta: Government of India Press, 1946, p. 145.

⑤ *Government of Madras Development Department Fisheries Administration Report for 1927 - 1928*, Bombays: The Superintendent Government Press, 1928, p. 35.

烈抵制（如围绕关闭水井爆发的民众反抗），强行在公共卫生部门权力空虚的农村地区推行上述措施并不现实。实际上出于经济成本原因，即便是成本最低的天敌引进及物理窒息灭蚊措施，在殖民统治时期也并未得到普及。殖民公共卫生部门在选取灭蚊措施时有着明显的试验性质，其在不同地区采取的灭蚊措施往往不尽相同（其效果亦差异明显）。换言之，殖民当局在印度农村地区并未找到统一且有效的疟疾防治方案。这一点恰与其城市疟疾防治形成了鲜明对比。自 1901 年 9 月 11 名孟买市政委员会委员组成疟疾防治专门委员会后，各项疟疾防治措施便得到稳步推进。孟买城市疟疾防治经验甚至被英帝国视作世界之最："孟买是世界上第一个以这一最新知识（疟原虫相关知识）对抗疟疾的城市。"[①] 在孟买卫生医官查理斯·A. 本特利等人的推广下，孟买经验最终成为"帝国知识体系"的重要部分。而借助英帝国及国联等国际组织的影响力，其模式也得以被推广至英帝国各殖民地乃至世界各地。然而讽刺的是，当孟买抗疟经验在香港及马来联邦等地取得巨大成功时，距离孟买仅数英里的农村地区仍在饱受疟疾之苦。

检验检疫是殖民公共卫生部门防控农村地区疾病的又一重要手段。恰如土耳其及麦加朝圣在西方世界引发的恐慌，印度境内的朝圣活动也被视作传播疾病的温床。其中尤以霍乱为甚，虽然这一疾病的"传播方式可能有多种，但都是通过被感染的物质进入肠胃实现，或者通过食物或水源实现。但或许在食物中更为普遍。一方面是因为食物比水更容易借由他人传递，这在这一国家尤其如此；另一方面是因为众多形式的食物都提供了霍乱弧菌增殖的适合媒介"[②]。这意味着多人同吃同饮的朝圣活动极易因为食物或饮用水源污染而诱发霍乱大范围传播。在殖民医官看来，朝圣队伍无疑是霍乱等诸多疾病的移动传染源。这使得"旅行过程特别危险，如印度朝圣（正是如此）"[③]。除朝圣之外，印度传统宗教节日也因其"吸引了大量人口从这个国家不同地方而来，在（霍乱）这一疾病的发病过程中扮演

① J. A. Turner, *Report by J. A. Turner Executive Health Officer, on Malaria in Bombay from 1901 to 1909*, Bombay: British India Press, 1909, p. 1.

② *Proceedings of the Second All India Sanitary Conference Held at Madras-November 11th and 16th, 1912. Vol. II Hygiene*, Simla: Government Central Branch Press, 1918, p. 58.

③ *Proceedings of the Second All India Sanitary Conference Held at Madras-November 11th and 16th, 1912. Vol. II Hygiene*, Simla: Government Central Branch Press, 1918, p. 59.

了重要角色”。[①] 事实上，1938 年 4 月的哈德瓦节（Haridwar Festival）就引发了大规模霍乱疫情。这一疫情很快失去控制并席卷了旁遮普、德里、联合省、比哈尔及中部省等地。因此，对于朝圣、宗教节日活动等的检疫与管理便自然成为殖民公共卫生部门防控霍乱这一“可控疾病”的重要手段。

但检验检疫终归只是治标之策，它并不能从根本上根除霍乱等疾病。公共卫生部门之所以被迫采取上述手段，也是由于当时缺乏根治霍乱的有效药物。同奎宁、牛痘疫苗的情况相似，殖民统治时期印度的霍乱药品也存在疗效低、普及率不高且价格昂贵的情况。由于经济条件的限制，广大印度农村民众只得选择使用价格低廉的白垩合剂（Chalk Mixture）、帕特森霍乱丸（Patterson's Cholera Pills）[②]、霍乱滴剂（Cholera Drops）等药品治疗霍乱。甚至向食物中加入食盐也被视作可以治疗霍乱的方法。对此，一位殖民医官无奈指出：“目前没有哪一种霍乱治疗方式是可以被乐观对待的。”[③] 不仅如此，医生与医疗设施的严重缺乏也使得广大殖民农村地区药品的普及困难重重：“任何稍微熟悉印度情况的人都会发现，提升公共卫生水平的各项措施几乎面临无法克服的困难。在广大农村地区很少有地方可以进行现代卫生安排。在大城市之外，政府医院与药房的医师是唯一可以找到的医疗人员……印度民众对于大多数基础卫生原则一无所知。”[④] 因此，只要广大农村地区公共卫生状况没有得到充分改善，霍乱等疾病便不会因检疫手段的采取而被彻底根除。正如医官 T. G. 休利特（T. G. Hewlett）所言：“我能够消灭孟买内部的霍乱。我认为它既可能是孟买内部产生的，也可能是从外界输入的。后者才是现在我们所担心的。我现在不能阻止

---

① *Report of the Health Survey and Development Committee*, *Survey Vol. 1*, Calcutta: Government of India Press, 1946, p. 113.

② *Pice Papers on Indian Reform: Sanitary*, *Social*, *Moral and Religious, Nos. 1-43*, London and Madras: The Chrisian Literature Society for India, 1897, No. 16, p. 6.

③ *Selections from the Records of the Government of India Home Department No. CCCXXXVII, Home Department Serial No. 19, Papers Relating to Village Sanitation in India, 1885-1895*, Calcutta: Superintendent Government Printing, 1896, p. 29.

④ J. Coatman, *India in 1925-1926: A Statement Prepared for Presentation to Parliamnt in Accordances with the Requirements of the 26th Section of the Government of India Act*, Calcutta: Government of India Central Publication Branch, 1926, p. 186.

（霍乱）从上印度（其他地区）输入孟买。”① 可悲的是，殖民卫生官员针对印度宗教活动采取的检疫与限制措施虽然在一定程度上阻止了传染病由农村地区向城市蔓延，但也进一步加剧了其与印度下层民众的冲突。这正是殖民公共卫生部门被视为印度民众第二厌恶殖民部门（仅次于因限制民众森林使用权而招致怨恨的殖民林业部门）的主要原因。

虽然困难重重，但殖民卫生医官们还是在印度部分农村地区成功推行了一系列公共卫生措施，如使用高锰酸钾为水井等村庄水源消毒、进行村庄房屋规划、设置厕所、清除垃圾、消除“公害”等。卫生医官们尤其关注农民在自家晾晒被用作燃料的牛粪饼的现象②：“这些粪饼产生的污秽粪便碎屑会导致人们吸入过敏微粒。”③ 而农民堆积被用作燃料的垃圾的行为同样遭到谴责：“人们在其房屋院子里收集碎屑和垃圾的不洁习惯可以被视作流行热病在房屋居住者中流行的原因之一。”④ 在殖民卫生医官看来，上述习惯不仅会刺激农村地区霍乱等疫情不断恶化，亦会通过污染牛奶等农业商品而影响已然成功推行公共卫生措施的城市地区。有趣的是，公共卫生部门与林业部门这两个同样不受印度民众欢迎的殖民部门在牛粪问题上达成了共识：前者是出于牛粪对卫生健康的威胁考虑；后者则考虑到提高农业产量的诉求，将焚烧牛粪视为恶行。尽管出发点有所不同，两个殖民部门却都得出了牛粪应该被用作肥料以为殖民农业服务的结论。

由于能力条件局限，殖民公共卫生部门只得将其重点放在建设个别“模范村庄”上。为此，公共卫生部门在印度农村地区设立了众多卫生协会。如在上缅甸（Upper Burma）的加迈（Kamaing），殖民公共卫生部门就设立了“公共卫生协会”（Public Health Society）。该协会共有 150 名成

① 参见 *Second Report of the Royal Sanitary Commission, Vol. 1, The Report*, London: George Edward Eyre and Willian Spottiswoode, 1871, p. 270。

② 在反对农民将牛粪用作燃料的问题上，殖民公共卫生部门与殖民林业部门观点一致。后者认为这些牛粪的最佳去处应该是被用作肥料以增加农业产出，而不是被白白燃烧掉。

③ A. G. Newell, “Conservancy in the Tropics: An Important Work of the Health Department,” in *Proceedings of the Second All India Sanitary Conference Held at Madras-November 11th and 16th, 1912. Vol. II Hygiene*, Simla: Government Central Branch Press, 1918, pp. 320-323.

④ “The Outbreak of Epidemic Fever in Calcutta,” in *Proceedings of the Second All India Sanitary Conference Held at Madras-November 11th and 16th, 1912. Vol. II Hygiene*, Simla: Government Central Branch Press, 1918, pp. 340-347.

员。每名成员需要按月认捐2安娜资助金。村庄长老负责每周巡视相关区域以掌握公共卫生状况并为每户居民评分。协会则根据此分数在每年年终时向得分较高的居民发协会奖金。类似组织还有1910年成立的浦那赛瓦萨丹协会（Poona Seva Sadan Society），该协会主要关注妇女教育问题，但对于农村环境卫生及女性医疗教育问题亦有所关注。加尔各答对抗疟疾中央合作协会（Central Co-operative Anti-Malaria Society of Calcutta）则主要围绕当地疟疾、霍乱及黑热病防治开展工作。在殖民政府的资金援助下，该组织建成了950个对抗疟疾模范村庄（截至1928年）。南部印度的印度青年基督教徒协会（Indian Youngmen's Christian Association）也从事卫生模范村庄建设和推广工作，其在1928年前建成了6个模范村庄。该协会还致力于通过举办展览、发传单、表演、教育等方式宣传公共卫生常识。但正如在殖民城市推行"模范街区"和"模范房屋"建设并不能在根本上改变城市的整体公共卫生面貌，殖民卫生部门推广的模范奖助制度也并不能在根本上改变广大农村地区的公共卫生现状。一名殖民卫生医官对此无奈感叹："一旦奖金耗尽，他们就会回归其旧标准。"[①] 事实上，只要制约印度公共卫生事务发展的政治经济桎梏依然存在，殖民公共卫生改革便不可能在农村地区取得真正成功。

从整体结果而言，殖民统治时期印度农村公共卫生改革是失败的。殖民医官拉什·布鲁克·威廉姆斯（Rush Brook Williams）对此所言犀利："（我们）没有成功做成农村卫生这一影响印度数百万人中90%人口的大事。一般而言，印度农村的总体生活并不比在粪堆上建筑一堆不卫生住房好多少。"[②] 不仅是公共卫生，殖民统治时期印度农村地区的基本医疗条件也远远无法满足民众的基本需求。一份调查显示，人口总计为4600万人的孟加拉管区仅有3927名注册医师。[③] 虽然殖民公共卫生部门千方百计地运用奖励、示范作用引导印度民众关注农村公共卫生事务，但苦于"没有执

---

① *The Proceedings of the First All India Sanitary Conference Held at Bombay from 13th to 14th November 1911*, Calcutta: Superintendent Government Printing, 1912, p. 9.

② 参见 Nagendra Nath Gangulee, *Problems of Rural India: Being a Collection of Addresses Delivered on Various Occasions in India and in England*, Calcutta: University of Calcutta, 1928, p. 52。

③ Nagendra Nath Gangulee, *Problems of Rural India: Being a Collection of Addresses Delivered on Various Occasions in India and in England*, Calcutta: University of Calcutta, 1928, p. 98.

行机构去监督，或在必要时执行这些工作”①，上述措施的效果极其有限。直到独立前夕，由于“整个国家缺乏良好发展的健康机构”，中央政府甚至连广大农村地区的基本人口、疾病及死亡数据都无从知晓。根据旁遮普卫生主任所言，1936年该省总计35871个村庄中仅有382个认为自身环境为“卫生环境”，占比仅为1%。虽然相应数字在1943年上升到5470个，但其占比也仅为15.2%。由此可见，殖民农村公共卫生改革远未取得其预期效果。然而殖民当局并不愿承认这一失败是由其自身导致的。按其逻辑，既然已经将公共卫生管理权下放给印度基层民众，那么其措施之施行不力便只能归咎于印度民众自身。换言之，印度农村地区公共卫生措施的失败是由印度民智未开导致的。对此，1914年《印度卫生政策》指出：“未受教育大众的冷漠、宿命论与对于（其生活）受到干预的怨恨，这些对于所有卫生进步构成可怕障碍。”② 殖民当局的这一态度表明，其对于自身公共卫生措施之局限性缺乏深层次理解。因此，虽然由其主导的公共卫生改革有开创意义，但并不能从根本上改变殖民地印度的公共卫生状况。这一任务及各类遗留问题一道被交到了独立后的印度新政府手中。

---

① *Selections from the Records of the Government of India Home Department No. CCCXXXVII*, *Home Department Serial No. 19*, *Papers Relating to Village Sanitation in India, 1888–1895*, Calcutta: Superintendent Government Printing, 1896, p. 2.

② *Indian Sanitary Policy, 1914: Being a Resolution Issued by the Governor General in Council on the 23rd May 1914*, Calcutta: Superintendent Government Printing, 1914, p. 2.

第七章　殖民统治时期印度公共卫生改革成效及评价

历史学不仅是对往昔湮没事实的转述重现，其也需要历史学人分析史料以得出主观结论。通过前面章节的论述，1835~1935 年印度殖民统治时期公共卫生百年历史最终脱胎于故纸堆，呈现出较为清晰的历史轮廓。但一系列疑问亦涌现而出：如何评价这一百年公共卫生改革运动的功过得失？导致其成功或失败的因素有哪些？它给同时代及后世的印度民众与印度社会带来了何种影响？若要回答上述问题，就需从整体出发，以全球史及长时段历史为视角审视印度百年殖民统治时期公共卫生史。

第一节　殖民统治时期印度公共卫生改革成效

这一由英国殖民当局主持的印度公共卫生改革是一场成功的社会改革吗？这一问题看似简单，实则难以回答。因为在回答这一问题之前，确定回答者处于何种身份立场至关重要：是代表后世之人对以往历史进行“事后诸葛亮”式的臧否，还是从古人角度分析这一事件对于殖民者与被殖民者的各自影响？殖民主义是使该问题复杂化的主要原因。归根到底，殖民公共卫生改革是由殖民当局推动实施的、具有鲜明殖民主义特征的社会治理措施。这意味着我们决不能单纯套用“进步主义”（Progressivist）[①] 或“现代化”理论框架，将这一殖民公共卫生改革历程视为殖民地印度迈向文明进步的必由之路。实际上，评价殖民统治时期公共卫生措施亦是评价英帝国殖民活动自身。马克思曾在其名篇《不列颠在印度的统治》中指

① 正如印度著名学者帕沙·查特吉所言：“由这股现代化的风潮引领着，许多非西方社会的现代史都被写成进步主义式演化叙事。”张颂仁、陈光兴、高士明主编《我们的现代性：帕沙·查特吉读本》，上海人民出版社，2013，第 97 页。

出："的确，英国在印度斯坦造成社会革命完全是受极卑鄙的利益所驱使，而且谋取这些利益的方式也很愚蠢。但是问题不在这里。问题在于，如果亚洲的社会状态没有一个根本的革命，人类能不能实现自己的使命？如果不能，那么，英国不管犯下多少罪行，它造成这个革命毕竟是充当了历史的不自觉的工具。"[①] 这一理论可否套用至殖民统治时期公共卫生史之中？若要回答这一问题，就必须回归殖民统治时期历史情境，从时人视角审视这一公共卫生措施之利弊。

对于身处19、20世纪之交的英帝国殖民医师及印度民众而言，同一项公共卫生措施往往有着截然不同的意义。在殖民地民众眼中，殖民公共卫生部门无疑有着仅次于殖民林业部门的"坏名声"。除政策执行者的殖民者身份外，公共卫生措施自身具有的强制性特征也是其招致下层民众反感的重要原因。作为一项社会治理措施的公共卫生措施的推行不能单纯依赖奖励机制，寄希望于民众主动配合，任何公共卫生措施的顺利实施都离不开对民众的管理、控制与规训。这使得公共卫生规则的确立不可能一帆风顺，它必然会招致原生社会的反弹和抵制。从前文不难看出，无论是整治"不卫生"住房，关闭水井并推行自来水，推广天花疫苗接种，还是处理城市垃圾和粪便，监管市场及朝圣行为，这些公共卫生措施都或多或少遭到了印度当地民众的激烈对抗。加之许多公共卫生措施都对民众生活习惯（如居住习惯、饮水方式、大小便习惯等）及宗教习俗（如关闭宗教用水井、限制朝圣等）产生了干预与破坏，这一措施是注定无法在殖民地下层民众间获得普遍好感的（尽管包括圣雄甘地在内的众多印度本土精英有着截然相反的态度）。

诚然，殖民公共卫生机构设置的后发性也是其措施不得人心的重要原因。与建立在"科学林业"基础上的殖民林业部门相似，殖民公共卫生部门的设立也是对公共卫生这一崭新社会治理需求的直接回应。而如果细心观察，便不难发现印度卫生勤务的设立时间（1864）恰与印度林业部门的成立时间同年。如何看待这一巧合？在笔者看来，这绝非单纯巧合，它映射出英属印度殖民统治模式调整的时代背景。1857印度民族大起义爆发后不久，英帝国在印度的殖民统治方式便由东印度公司委任管理变为英王直

① 《马克思恩格斯选集》（第一卷），人民出版社，2012，第854页。

辖。权力交替与殖民模式调整在殖民地印度引发了一系列连锁变革。殖民政府职能复杂化正是其中之一：东印度公司统治时期，殖民政府除维持殖民统治、扩展殖民商业与地税征收外几乎无暇顾及其他事务（公司统治后期就连上述目标的实现也愈发困难）；而随着英王直辖的实现，殖民政府职能范围及其影响力的扩大亦成为可能。不仅拓展英式教育、扶植本土亲英派政治精英等关涉殖民统治秩序的职能得以履行，“科学保护”殖民林业、保护珍稀鸟兽、修建公共工程、推行公共卫生措施等投入大、回报慢的社会治理事务也逐渐为当局所重视。考虑到各项专业调研所需时间，这一政府职能复杂化趋势不可能在1859年结束后立刻出现，而是应该始于19世纪60年代前后。而这正是殖民林业部门及印度卫生勤务设立之时间段。

虽然在英属印度当局及殖民医官看来，公共卫生部门这一新政府职能部门的设立足以彰显英帝国对于殖民地民众身体健康的关怀与慷慨。但对于被突然强加公共卫生规则的印度下层民众而言，政府职能的增加必定伴以更多干预与规训。第一届全印卫生大会对此评论道：“其生活条件、其偏见、生活方式、社会习俗、偏好、周边生活环境等都使得那些认为在西方可行并有效的卫生手段一定能够在印度生效的热心人只能徒劳地拍打着翅膀，并最终放弃这一令人赞叹的热情动机。”[①] 然而讽刺的是，尽管卫生医官意识到了其措施与印度民众传统习俗及日常生活方式的冲突，但他们并未采取足够措施教育和引导下层民众，以使其理解公共卫生措施的必要性。事实上，殖民公共卫生部门的多数精力都被无休止的权力斗争占用。一方面，部门设置的后发性使得其每项措施都不免受到原生殖民体系掣肘。在城市，公共卫生部门直接受制于城市自治机构；在广大农村地区，潘查亚特、柴明达尔及其他殖民基层管理机构对其进行打压。这无疑严重分散了殖民公共卫生部门官员的有限精力。另一方面，殖民当局也并未始终站在公共卫生部门一方予以支持。自公共卫生事务在印度政府改革中被定位为“移交事务”后，殖民公共卫生部门就与其他“移交部门”一道成为英帝国殖民统治转型过程中的“弃子”。其一度被赋予的各项权力也被

---

① *The Proceedings of the First All India Sanitary Conference Held at Bombay from 13th to 14th November 1911*, Calcutta: Superintendent Government Printing, 1912, p. 1.

日渐剥夺。这一地位也使得殖民公共卫生部门对于其可以实现的有限权力愈加执着。无论是忽视居民诉求强制关闭水井、为消除不卫生街区驱赶住户，还是出于消除“瘴气”目的引进澳大利亚桉树，我们都能从中感受到殖民公共卫生官员的焦虑及其为达目标不惜一切代价的执念。为了向殖民当局说明其公共卫生措施虽耗资甚大却“物有所值”，公共卫生部门必须尽力确保其推行的措施能够得到贯彻。加之公共卫生措施多与民众吃喝拉撒、衣食住行等日常行为直接相关，印度下层民众便自然成为殖民公共卫生部门强制推行各项措施的牺牲品。不仅如此，殖民卫生医官忽视印度实际情况而盲目照搬欧美经验的做法无疑也加重了印度下层民众的反感。正如1914年《印度卫生政策》所言：“西方国家的卫生方法和体系被运用到印度，没有充分考虑西方与东方文明的根本差异以及热带与温带气候生活环境的不同。而另一方面，人们对于改革或者任何类型的改变并未做好充足准备。”①

然而对于同一项殖民公共卫生措施，印度上层精英与下层民众往往有着截然不同的评价。对于印度上层精英而言，殖民公共卫生改革为其提供了同欧洲殖民者一道享受卫生健康环境的机会（如为社会精英精心打造的孟买马拉巴尔山地区、德里新城）。政府职能复杂化（特别是印度文官制度的确立）也为其阶层跃迁及进入殖民官僚队伍提供了更多的机会。多数印度本土精英对于印度下层民众遭受的损害漠不关心，他们只关注殖民林业部门、公共卫生部门等新兴部门中印度本土文官所占比例及待遇问题。也正是出于这一原因，印度上层精英对于上述部门推行之各项措施多态度暧昧。圣雄甘地也不例外，他不仅对于殖民公共卫生措施给予了充分肯定，他本人甚至一度在好友吉瓦兰·迪赛（Jivanlal Desai）律师的邀请下加入了艾哈迈达巴德（Ahmedabad）市政委员会，并为殖民城市公共卫生改革出谋划策。在印度民众反对殖民公共卫生部门封闭“不卫生”水井的斗争中，甘地也站在了殖民公共卫生部门一侧。对于井水问题，他明确表示：其“极端不适合饮用……看起来和尝起来完全无害的水也可能成为毒药”②。甘地甚至认为印度教徒因其信仰而不在旅途中饮水的行为借助宗教

① *Indian Sanitary Policy, 1914: Being a Resolution Issued by the Governor General in Council on the 23rd May 1914*, Calcutta: Superintendent Government Printing, 1914, pp. 1-2.

② M. K. Gandhi, *Key to Health*, Ahmedabad: Navajivan Publishing House, 1948, p. 11.

信仰间接实现了公共卫生医学所要求之事："的确，开明者可以以健康名义去做愚昧者以宗教名义所做之事。"① 甘地的例证表明，相较更具政治敏感性的印度自治等政治问题，部分殖民地本土精英似乎更容易被从表面来看"有益无害"的殖民"文明进步"措施迷惑。他们将殖民公共卫生改革视作宗主国开明统治之恩赐，对于印度下层民众因此遭受的苦难视而不见。

从前文不难看出，殖民卫生医官们对于印度殖民公共卫生改革不免大加赞誉。就英帝国公共卫生及医学整体发展而言，这一赞誉似乎有其道理：印度是首个依照宗主国模式推行公共卫生改革的殖民地；无论是在热带医学、公共卫生思想等"环境致病"学说大为流行的18、19世纪，还是细菌学说、寄生虫学、免疫学、营养医学等医学分支学科大放异彩的20世纪初，印度都扮演了重要的知识产生地的角色；印度不仅在国际联盟卫生组织、新加坡流行病学情报局等国际卫生组织中占有一席之地，更作为英帝国公共卫生事业佼佼者积极参与国际卫生专家交流合作（其甚至直接促成了1937年第一届远东国家农村卫生政府间会议的召开）。最为重要的是，借助殖民公共卫生改革，印度热带地区的欧洲殖民者终于可以安心地在改造后的"卫生"区域居住，不必效仿其先人前往山地驻地疗养"避祸"。尽管印度殖民公共卫生改革真正惠及的地域范围着实有限，却足以保障作为殖民统治核心区域的殖民城市、海港、铁路公路沿线及重要内陆关口的基本卫生条件。这无疑为维护英帝国核心殖民利益提供了重要保障。因此，如果仅从英帝国整体殖民利益角度出发，或就殖民地印度从无到有取得的公共卫生进展而言，印度百年殖民公共卫生改革显然是有其价值的。

但我们不能就此断言殖民公共卫生改革是成功的。即使抛开下层民众在其措施推行过程中遭受的损害不谈，这一百年公共卫生改革也并没有从根本上改变印度整体公共卫生状况。不仅城市贫民窟及广大农村地区被刻意忽视，作为改革实践者的殖民公共卫生官员亦壮志未酬。可悲的是，这一一度为英帝国极力推崇的殖民公共卫生改革如今却几乎无人提及，以致今人每谈及印度公共卫生情况时，往往只见其当代脏乱状况，而对其以往

---

① M. K. Gandhi, *Key to Health*, Ahmedabad: Navajivan Publishing House, 1948, p. 12.

历史嗤之以鼻，以为笑谈。造成这一现象的原因为何？

其一，目标的偏差是导致印度殖民公共卫生改革难以取得彻底成功的根本原因。纵观英帝国历史，确保帝国利益始终是一切殖民政策的首要目标。殖民公共卫生改革也毫不例外。在其早期萌发阶段，无论是1835年梅特卡夫政令，还是1859年印度军队卫生状况皇家委员会，无一不将减少殖民驻军病亡、消除各类被视为“阻碍白人在热带地区殖民的众多困难”①的热带病作为其根本出发点。而由于殖民公共卫生改革必须以巩固殖民统治、确保殖民利益为主旨，公共卫生改革的起落也与英帝国殖民利益直接相关。1863年《印度军队卫生状况皇家委员会报告》提出的“在总体上对人口的卫生环境施加长期监管”②提案直到1895年才得以初步启动。这一滞后正是英帝国在印度殖民地殖民利益变化的自然结果。19世纪末印度殖民商业贸易的兴起及国内交通运输体系的确立在凸显印度殖民地商业价值的同时，也令传染病的传播力与破坏力愈发不容小觑。为了确保英属印度整体商业利益并维持英帝国贸易网络畅通，殖民公共卫生改革已不能再局限于殖民军营及其周边地区。它必须作为安全措施拓展至与英帝国商贸利益直接相关的海港、城市及铁路公路沿线地区，以确保上述地区殖民体系的顺利运行。至于对于英帝国商贸利益影响较小的广大印度农村地区及城市贫民窟，公共卫生改革则只需先做出几个“模范”即可。

而当英帝国逐渐由“有形帝国”向“无形帝国”过渡时，殖民公共卫生部门最终作为“有形”负担遭到裁撤与权力下放。对于此时的英帝国而言，虽然印度霍乱、鼠疫、疟疾等“热带病”远未根除，印度广大城乡地区公共卫生状况也并未得到总体改进，但殖民公共卫生部门已经完成了它的“殖民使命”：对于英联邦贸易体系这一“无形帝国”至关重要的港口及城市区域已然完成了公共卫生改革。即使此时英帝国继续推进尚未完成的公共卫生措施，这也并不能为它带来更多收益。公共卫生事务就此成为“负担”。第一次世界大战结束后不久，英帝国便迫不及待地开始逐步裁撤中央公共卫生职能部门。最终导致印度殖民公共卫生改革中途受挫。

---

① *Royal Commission on the Sanitary State of the Army in India, Vol. Ⅰ, Report of the Commissioners*, London: George Eyre and William Spottiswoode, 1863, p. 14.

② *Royal Commission on the Sanitary State of the Army in India, Vol. Ⅰ, Report of the Commissioners*, London: George Eyre and William Spottiswoode, 1863, p. 84.

其二，公共卫生公益性原则与殖民统治获利最大化原则的冲突是这一殖民性质改革无法真正改变印度公共卫生状况的一大重要因素。与权衡成本与收益并追求利润最大化的商业行为不同，公共卫生措施在本质上具有公共服务的公益性质。因此尽管殖民公共卫生官员试图说服当局公共卫生措施具有“获利”性（避免疾病疫情暴发时出现更大经济损失，减少因劳工患病而产生的生产效率损失等），公共卫生措施在本质上仍是一项投入大、回报慢、间接益处多于直接益处的政府公益措施。事实上，殖民公共卫生官员费尽心思地向殖民政府展示公共卫生“获利”性之事恰恰说明：殖民统治不是广布慈善，以最小投入获得最大利益是其一切政策的基本原则。这一原则显然亦适用于殖民公共卫生部门。譬如在执行城市贫民窟住房改造措施时，最令殖民公共卫生官员烦恼之事便是如何节约土地征收成本并设法偿还所借贷款。而在广大农村地区，当协助殖民政府获得巨大商品农业利益的殖民灌溉工程被证明应为疟疾疫情加重负责时，殖民政府同样出于获利最大化考虑而决定忽视此事：任由本特利等殖民医官百般游说而无动于衷。不仅如此，尽管本特利尖锐地指明了殖民灌溉工程的致病性，但他也无法从根本上否定对于印度殖民商业获利至关重要的殖民灌溉网络。他只能强调要用意大利“土地改良法”定期冲刷灌溉区，同时使“可能影响环境进而引发疟疾的铁路、水渠、港口和所有类似工程计划在其被政府通过前交由合适的公共健康机构及其卫生工程医师审查”[①] 而已。

然而，也正是这一以获利为先的原则为殖民公共卫生改革的中道没落埋下了伏笔。不仅公共卫生措施的公益性质与商业行为的获利最大化原则天然相悖，而且在公共卫生措施可见回报难有明显增加的情况下，其支出却往往会随着相关措施的逐渐推进与细化而日趋增加。这也使得在殖民当局眼中，殖民公共卫生改革日益成为一个不断吸纳基金的“无底洞”、一笔严重入不敷出的“糟糕买卖”。将这一亏本事务丢给印度人自行管理自然也成为最优选择。

其三，无法实现对地方公共卫生事务的有效管理是殖民公共卫生部门失败的直接原因。就其在殖民政治结构中的角色而言，殖民公共卫生部门

---

① *Report of the 7th Congress of the Far Eastern Association of Tropical Medicine, British India, December 5th -24th, 1927*, Calcutta: Government of India Press, 1929, p. 75.

的定位是矛盾的。它是分权与集权的结合体：它既要确保中央公共卫生机构对于全印公共卫生事务的总体监管权，又要实现地方主体的自治权。从前文不难看出，殖民公共卫生部门并未真正确立强有力的中央监管权。公共卫生部门权力被不断削弱及去行政化是其近百年机构发展的主要趋势。不仅中央公共卫生部门被剥夺全印公共卫生监管权并逐渐沦为科研咨政部门，其地方各级卫生医官也从未摆脱地方行政官僚的干预与控制。不仅如此，殖民统治时期也并没有出现一部通行全国的公共卫生法以对全国公共卫生事务做出整体规定（仅有政策建议性质的1914年《印度卫生政策》），而是由各部门及地方政府自主制定公共卫生法规。造成这一“条块分割”现象的原因有以下两点。第一，印度松散的社会组织框架及受其影响形成的地方权力结构无疑是造成这一现象的深层原因。印度不同部族、种姓、宗教间的隔阂，土邦王公间的尔虞我诈，古老的村社自治传统无疑是这一“条块分割”现象出现的重要现实土壤。实际上，即使是在英属印度殖民统治的全盛时期，英帝国的政治影响力也并未覆盖印度全境。其殖民统治在很大程度上需要与印度土邦王公、城市本土精英、柴明达尔、村长及村庄头人等印度本土实力派合作方可实现。下放部分权力以笼络本土精英因此成为英属印度地方政治结构的基本特征之一：在城市，欧洲殖民者及印度本土精英共同组建市政委员会以执掌市政大权；而在不列颠治下的广大农村地区，殖民税务官、潘查亚特、村长及头人等共同分享政治权力；其余地区则借助与宣誓臣服的土邦王公合作以实现间接统治。在上述地方权力结构模型中，中央权威的影响无疑是间接且有限的。这无疑使得试图确立中央权威的公共卫生部门极易成为众矢之的，其政治野心也注定难以实现。第二，殖民中央政府有意规避公共卫生财政负担的做法也使得殖民公共卫生部门难以实现对地方公共卫生事务的有效管理。与可以为英帝国带来实际林业收益的殖民林业部门相比，公共卫生部门所需支出更大。它需要政府在前期投入大量资金用于建设水坝、铺设自来水管道及排水管道、为拆除重建贫民窟修建必要道路、建设粪便及垃圾处理厂等设施。因此对于英帝国而言，将公共卫生事务管理权连同政府财政负担一同下放至各级地方政府无疑比亲力亲为更为明智。这也解释了为何同属新设立的政府职能部门，殖民林业部门无论在全国性法令方面［如《1865年政府林业法令》（The Government Forest Act，No. Ⅶ of 1865）、《1878年印度林业法令》(The Indian Forest Act, No. Ⅶ of 1878)],还是各级组织结构方面,都比公共卫生部门更加完善。如表 7-1 所示,公共卫生事务相关条款被分散在不同法令之中,充分体现了殖民公共卫生部门权力的分散性及其与不同殖民部门之间的权力博弈。

表 7-1　殖民统治时期印度公共卫生事务相关全国性法令

公共卫生事务相关全国性法令	颁布年份
《检疫法》(Quarantine Act, 1825)	1825
《印度商船运输法》(The Indian Merchants' Shipping Act, 1859)	1859
《印度刑法典》(The Indian Penal Code, 1860)	1860
《疫苗法》(The Vaccination Act, 1880)	1880
《印度医疗法》(The Medical Act, 1886)	1886
《印度铁道法》(The Indian Railways Act, 1890)	1890
《传染病法》(The Epidemic Diseases Act, 1897)	1897
《印度刑事诉讼法》(The Code of Criminal Procedure, 1898)	1898
《印度港口法》(Indian Port Act, 1908)	1908
《印度工厂法令》(Indian Factories Act, 1911)	1911
《(牲畜)鼻疽法》(The Glanders and Farcy Act, 1917)	1917
《印度红十字法》(The Indian Red Cross Act, 1922)	1922
《印度矿井法》(Indian Mines Act, 1923)	1923
《(军队)营房法》(The Cantonment Act, 1924)	1924

资料来源:*Report of the Health Survey and Development Committee, Survey Vol. 1*, Calcutta: Government of India Press, 1946, p. 27。

其四,“环境致病”学说及公共卫生思潮的落幕是印度殖民公共卫生改革最终未能从根本上改善印度公共卫生状况的客观原因。如前所述,在 19 世纪末 20 世纪初细菌学、寄生虫学、免疫学等医学分支学科勃兴之前,西方医学界普遍相信消除、转移或改造人类周边“致病”环境是防治传染病并实现人类健康的首要途径。这一“环境致病”学说的流行不仅催生了西欧本土公共卫生改革运动,更使得公共卫生思潮借助“热带医学/热带卫生学”扩展到了包括各个殖民地在内的世界各地。在其影响下,印度殖民医学界逐渐抛弃了以往悲观主义的“气候致病论”,转而相信各类疾病可以通过公共卫生手段被根治。以往前往山地驻地或海边疗养院等“热带伊甸园”疗养的逃避做法也逐渐为就地改造“不卫生”环境的公共卫生改革措施所取代。

但这一情况在20世纪20年代前后发生了变化。一方面，通过近三十年的改革（虽然西方学术界多以1859年委员会成立作为其兴起标志，但殖民公共卫生改革真正大范围推行应该不早于1895年），与英帝国殖民利益密切相关的城市、港口、军营周边及铁路沿线的公共卫生改革已经基本完成并取得了一定的成效。殖民政府已没有必要继续在其他地区推行耗资甚大的公共卫生措施。另一方面，细菌学、免疫学等新兴医学分支学科的兴起为防治传染病提供了看似更加有效、成本也更加低的方案。如果使用少许药品或杀虫剂便可精准清除病源，那么何须费尽周章地对周边环境进行大规模整治？因此，随着“环境致病”学说逐渐衰微，殖民公共卫生改革也失去了其赖以根植的思想基础。以往热心公共卫生事业的殖民医官们被迫转型，由管理公共卫生事务的行政官员变为了新兴医学学科的研究者及资助者。

总而言之，虽然英帝国在殖民地印度推行的公共卫生改革确实帮助当地实现了公共卫生措施从无到有的突破，但殖民政权是不愿意，也不可能从根本上改变印度公共卫生整体状况的。公共卫生事务的巨大支出、英帝国自“有形帝国”向“无形帝国”的转变、通过权力下放与地方自治来减轻殖民政府负担的分权政策、细菌学等新兴医学分支学科的兴起与公共卫生思潮的消退，都是导致这一殖民公共卫生改革无法彻底推行的重要原因。尽管存在部分真心实意地致力于造福印度病患的殖民医师，但从总体而言，为英帝国整体殖民利益服务仍是殖民公共卫生部门的根本宗旨。它需要优先保障与英帝国利益密切相关的城市、港口、军营及铁路沿线的公共卫生。而只要实现了这一目的，殖民公共卫生部门便可以完全忽视城市贫民窟及广大农村下层民众的呼声。重要的是，借助殖民公共卫生改革，殖民者与印度上层最终可以在自家周边“卫生”环境中自由生存，不必再为摆脱印度“致病气候”逃往山地驻地或海边疗养院等“人造伊甸园”避祸。但殖民公共卫生改革所涉范围的有限性亦表明：虽然“卫生”环境的面积得到了增加，但殖民者与印度上层还是只能蜷缩在自己借助公共卫生措施新造的“人造伊甸园”中。在一个个“公共卫生伊甸园”之外（在殖民城市中，很多时候“卫生”模范街区与贫民窟仅一墙之隔），仍然随处可见疾病与死亡。占据印度人口多数的下层民众的卫生状况也并未出现根本变化。甚至直至今日，这一情况也未曾出现任何改变。

第二节 殖民统治时期印度公共卫生改革“遗产”

当我们审视印度今日糟糕的公共卫生状况时，不免会去思索这样一个问题：英帝国在殖民地印度推行的百年公共卫生改革究竟给印度留下了什么？这些殖民“遗产”又对独立至今的印度公共卫生状况产生了何种影响？

诚然，殖民统治时期公共卫生改革的确为独立后的印度留下了一些可供继承的成果。首先，殖民统治时期设立的许多医学卫生研究机构得以保留。这些机构成为后殖民时期印度政府的宝贵财富。前身为罗伯特·麦卡里森库努尔营养研究实验室的海得拉巴国家营养机构、创设于殖民统治时期的哈夫金机构[①]、同样位于库努尔的南部印度巴斯德机构[②]正是其中的知名机构。其次，借助殖民公共卫生改革，热带医学、传染病学、细菌学说等西方医学思想在印度得以广为传播。以殖民统治时期医学卫生研究机构为基础，印度新政府得以在独立后继续推进医学研究工作，并形成了以库努尔为代表的医学研究机构聚集型城市［正如殖民统治时期林学也塑造了林学研究重镇台拉登（Dehra Dun）一样］。印度亦因此培养了一支接受西方医学教育的专业人才队伍。譬如殖民统治时期设立的加尔各答热带医学学院就延续至今[③]，并在印度医学研究及人才培养领域发挥了重大作用。再次，殖民统治时期涉及疾病防控、公共卫生、医疗等内容的各项立法，基本被独立后的印度政府继承。这些曾经“在所有时候推行都是相当困难的，在疫情期间卫生措施推行或许会引发骚乱”[④] 的印度卫生立法几乎未

---

① 目前这一机构隶属于孟买大学（University of Mumbai），主要致力于手足口病、伤寒及艾滋病相关研究工作。

② 1977 年 2 月，这一机构开始作为自治团体由卫生和家庭福利部（Ministry of Health and Family Welfare）管辖。

③ 2003 年之前，这一医学院一直隶属于加尔各答大学。2003 年后其被划归西孟加拉邦健康科学大学（West Bengal University of Health Sciences）。

④ Thomas C. Hodson，“Sanitation in Warm Climates-India，” *The Journal of Tropical Medicine*, Vol. 6，1903，London：John Bale Sons & Danielsson，Ltd.，1904，p. 87.

加大幅修改，便直接为国大党政府所用。事实上，这一对殖民统治时期制度的承袭现象在后殖民时代的印度广泛存在。历史学家拉马钱德拉·古哈（Ramachandra Guha）所言“殖民和后殖民时期林业管理制度的连续性”[①]原则，亦同样适用于后殖民时期的医疗及公共卫生领域。

甚至后殖民时期印度继承的西方医学科研教育机构，也在协助普及西方医学科学知识的同时扮演了消解印度本土医学的终结者角色。当西方医学与印度传统医学的蜜月期随着西医科学化进程终结之后，以阿育吠陀医学为代表的印度本土医学便开始遭遇灭顶之灾。不仅印度本土医学医师备受歧视[②]，殖民当局更试图通过全面推行医学院课程英语授课（1916年起）来打击本土医学，强化西医的影响。虽然对抗这一西医霸权的阿育吠陀复兴运动早在1827年便已兴起，但这一运动自身存在严重缺陷。印度阿育吠陀复兴运动的支持者们并未充分理解印度本土医学的真正优势：与西方正统（对抗）医学治疗路径截然迥异的草药与自然疗法。相反，阿育吠陀复兴运动落入了西方医学的窠臼。其支持者将全部精力放在了翻弄旧纸堆上，试图从古老典籍中寻找印度本土医学与西方正统医学“本是同根生”的证据。部分支持者甚至宣称：西方医学受到了印度本土医学的影响。在“西方医学之父”希波克拉底之前，印度药物、人体解剖等对抗疗法思想已然出现。[③] 这一否定自身独特性、盲目与西医争夺“正统”的做法是愚蠢且可笑的。当印度本土医学医师在自我陶醉与自我吹嘘中沉沦之时，印度本土医学的地位自然无法得到实质提升。这恰是印度本土医学已然为西方医学“同化”的重要证据。虽然新政府在名义上宣称印度本土医学有其重大价值，但全面学习西方经验仍是以尼赫鲁为代表的印度执政者在制定政策时的首要原则。正如1947年亚洲关系会议（Asian Relations Conference）所言：“传统（医学）体系，如果它们要保留其基本原则而维持其身份的话，很难有任何进步。因为这些原则在许多方面与科学进步使

① 〔印〕马德哈尔·加吉尔、拉马钱德拉·古哈：《这片开裂的土地：印度生态史》，滕海建译，中国环境科学出版社，2012，第122页。

② 如《1914年马德拉斯医疗注册法》（Tamil Nadu Medical Registration Act，1914）第13（b）条便明确规定但凡申请注册之医师必须“证明此人是否会使用或意图使用（西医）对抗疗法，还是其他医学体系的方法”。参见 Bare Acts Live 网站，http://www.bareactslive.com/TN/tn743.htm#0。

③ Shiv Sharma，*The System of Ayurveda*，Bombay：Shri Venkateshwar Steam Press，1929，p.71.

我们了解到的知识相冲突。"[1] 因此我们可以看到，本应调查并复兴印度本土医学的健康调查及发展委员会却由来自英国、美国与澳大利亚的 6 名西方医学专家全程"指导"。西方医学之影响和渗透由此可见一斑。

然而殖民统治时期留给印度的不只是西医至上理念而已。在殖民统治的影响下，殖民公共卫生改革方面的获利最大化原则亦为后殖民政府所继承："在未来，投入卫生部门的资金应该被限制在战前已经得到扩大的总额之内。因此有必要制定大胆的计划。一方面避免明显不能实现的浪费计划；另一方面要暂停那些不胜任的、对健康标准无实际影响的、相对于投入资金带来回报较少的计划。"[2] 换言之，独立后的新政府也认为公共卫生事业必须尽可能最少使用资金，斥巨资彻底改变印度公共卫生面貌的想法只是不切实际的幻想。

此外，依附性是后殖民时期印度医疗卫生事务的一个主要特征。尽管印度已经在政治上获得独立，但西方各国对于印度医疗卫生事务的影响并未伴随 1947 年独立建国的礼炮声而就此消失。在长期殖民统治影响之下，包括国大党上层在内的印度精英早已习惯将求教西方视作国家现代化历程的唯一路径。在其看来，印度必须依照国际组织健康标准（如国联/联合国的疾病、营养及死亡率标准）发展印度卫生健康事业，并积极接受来自英美等国的技术援助与科学指导。随着二战后英美实力地位巨变，印度政府开始更多接受美国及在其影响与支配下的洛克菲勒基金会、世界卫生组织等国际组织和机构"指导"。"使我们想象可以在世界大部分地区控制传染病"[3] 的化学杀虫剂因此也在印度被推广与滥用。

DDT 在印度的推行正是这一依赖性的典型例证。在印度独立后仅一年（1948），在美国华盛顿召开的第四届热带医学与疟疾国际大会（The Fourth International Congress on Tropical Medicine and Malaria）上，DDT 得到了世界卫生组织及与会各国代表的一致吹捧：虽然"一些半成品的 DDT 甚

---

① K. C. K. E. Raja, *Asian Relations Conference, March-April 1947 Health Problems of India*, New Delhi: Indian Council of World Affairs, 1947, p. 15.

② *Report of the Health Survey and Development Committee, Survey Vol. 1*, Calcutta: Government of India Press, 1946, p. 2.

③ Julia Wells, "Imperial Medicine in a Changing World: The Fourth International Congresses on Tropical Medicine and Malaria, 1948," *Health and History*, Vol. 18, No. 1, 2016, pp. 67-88.

至在最无知之辈手中也是最可怕的武器”，但“仍希望它可以在世界大部分地区清除疟疾”。[①] 在世界卫生组织、洛克菲勒基金会等国际组织和机构的牵头下，美国在菲律宾、新几内亚、所罗门群岛及美国本土推行 DDT 的成功经验亦通过美国农业部与印度新政府的合作[②]而在印度得到空前推广。1946 年 9 月于孟买周边地区实施的农村疟疾防控计划（Rural Malaria Control Project）就将喷洒 DDT 作为防控农村地区疟疾的主要手段。这一防控计划的规模是如此之大，以至于印度政府相信它是“已知世界上规模最大的（防疫）运动之一”[③]。印度政府对 DDT 的疯狂迷恋在 1947 年印度独立之后不久达到高潮。仅 1950~1951 年，孟买邦的 DDT 喷洒计划的预计“受益”家庭就达到 150 万户农村家庭，直接“受益者”达 500 万人，间接“受益者”高达 1000 万人。然而随着蚊虫逐渐产生 DDT 抗药性及 DDT 毒害性被最终揭示，这一由英美等国主导、借助世界卫生组织在全球推广的 DDT 神话最终破灭。对于印度而言，迷信 DDT 的代价是极其惨重的。不仅印度民众遭受身体伤害而无人关注，印度政府也彻底失去了对于疟疾这一疾病的有效控制（20 世纪 80 年代疟疾疫情在印度卷土重来）。自此之后，失去了 DDT 这一“捷径”的印度政府再也无力根治印度广大农村地区的疟疾疫情，只得任其肆虐至今。

此外，殖民统治带给后殖民时期印度医疗卫生事务的一大重要影响体现在其条块分割的中央-地方结构上。由于殖民统治时期的印度政府已将包括农林、教育、公共卫生在内的诸多事务下放到印度地方层面，继承其衣钵的国大党中央政府不得不面对一个由殖民统治时期权力下放、村社自治改革造成的烂摊子：各级地方政府以基层自治权之名各行其是，中央政令难以得到有效贯彻。对此，国大党政府只得选择通过国家规划（National Planning）方式解决上述难题。正如 1948 年印度国家规划委员会（National

① *Proceedings of the Fourth International Congresses on Tropical Medicine and Malaria, Washington, D. C., May 10-18, 1948*, Vol. 1, Washington, D. C.: U. S. Government Printing Office, 1948, p. 16.

② 美国的水土保护经验（特别是以田纳西河流域治理为代表的相关河谷治理经验）对于独立初期印度的相关政策产生了深刻影响。美国水土保护专家舒哈特（Schuhart）博士就曾经对印度的水土保持问题做了详细调查并向印度政府提交了报告。此举无疑为印度国家发展规划的制定提供了重要参考。

③ *Fighting Malaria in Bombay State*, Bombay: Government of Bombay Press, 1950, p. 3.

Planning Committee）报告所言："没有规划、缺乏控制的工业化使得工业中心的发展导致人口拥挤。而这对于人们良好健康的维持则是致命的。"[①] 可以看出，新政府试图将公共卫生及民众健康问题纳入印度工业化、城市化、商品农业化及现代化发展的整体规划之中，利用国家计划协调各领域共同发展。虽然这一设想本身有其合理性，但也正如该报告所言："（地方）因为缺少资金，加之如果不是没有就是缺乏足够权力，不能在公共卫生领域做太多的事……结果便是城镇与农村地区突出的公共健康问题不能得到人民政府系统和集中的处理。"[②] 因此，尽管国大党政府在其国家规划中对于民众营养健康、公共卫生标准、控制传染病等内容有着详细记述，但这些措施很难在印度得到顺利推行。英帝国在印度的殖民统治无疑是其根本原因。一方面，殖民统治致使印度经济社会发展极度不平衡。不仅不同区域间发展程度严重分化，以英帝国商贸利益为宗旨的发展模式也致使印度产业发展严重畸形。这无疑直接导致除新德里、孟买、加尔各答外的广大地区经济社会发展严重滞后，不具有独自从事公共卫生事业的资金与能力。另一方面，1919 年以来殖民政府的权力下放改革将中央政府的职能与权威严重削弱。地方自治制度的负面影响令中央政府在执行政策时不得不权衡利弊，瞻前顾后（印度各邦围绕河流使用权的争夺正是其充分例证）。中央政府无法发挥其对于地方政府的"指挥棒"作用。它只能选择关注更加实际，也更容易操作的经济发展宏观目标，而放弃为解决印度各类社会问题费资劳力。

在印度广大农村地区，地方自治传统与中央整体决策之间的矛盾更为激烈，一方面，殖民者已经成功将广大农村地区纳入了世界商品市场之中，农村民众的健康不再只与其自身相关，成为影响整个农业经济发展的关键因素。为了防止农民健康问题成为商品经济发展障碍，广泛涉及农民健康、农村经济及农民教育的农村重建（Rural Reconstruction）主张得到了殖民者与印度精英（圣雄甘地也认为农村重建是斯瓦拉吉的重要一环）的一致承认。因此，印度农村必须复制以欧美各国为典范的农村现代化图

① K. T. Shah, ed., *National Planning Committee Series (Report of the Sub-Committee), National Health*, Bombay: Vora & Co., 1948, pp. 18-19.

② K. T. Shah, ed., *National Planning Committee Series (Report of the Sub-Committee), National Health*, Bombay: Vora & Co., 1948, pp. 22-23.

景：其产业必须实现商品化以适应国际市场与印度城市化需求；其教育必须符合英语教育的基本潮流；其医疗卫生则要以推广西方医学技术为前提。

矛盾之处在于，主张西方现代化道路的印度农村复兴却需要凭借复活印度古老的潘查亚特制度才能实现。正如东西方各国代表参加的1937年远东国家农村卫生政府间会议决议所言："在条件允许的情况下，有必要在每个村庄或一群村庄中设立一个自己的组织，一个处理其事务及在所有方面全面提升其福祉的委员会。"① 这一做法的问题之处在于：如何在破坏印度传统农村社会秩序，使之融入城市化、国际化与现代化大潮的同时将其社会事务交由前现代化时代的潘查亚特村社长老们管理？虽然印度本土精英们也意识到了用前现代组织来执行农村现代化任务做法的矛盾之处（"试图以原始的光辉复兴农村潘查亚特的尝试是疯狂的，现代生活和现代文明的复杂性不会允许这一做法"②），但其还是强力支持将潘查亚特自治权作为公民基本权利写入宪法③。潘查亚特制度甚至被吹捧为印度兼顾现代化发展与自由民主的独特创造。由于工业中心的发展及由其造成的人口拥挤对于人们良好健康的维持造成了致命影响，经过"再发明"的村社自治传统便被塑造为抵消城市化及工业化进程消极影响的最佳图腾。

至于这一做法的结果，我们可以通过当代印度糟糕的城乡卫生状况无数次加以验证：城市贫民窟肮脏拥挤的情况与殖民统治时期相比并无过多进步；许多城市沿用殖民统治时期的自来水供水系统；广大农村地区如厕问题至今并未得到解决。印度基层民众无法胜任现代社会治理任务显然是潘查亚特在社会治理领域失职的根本原因。正如《印度农村问题》一书所

---

① *Report of the Intergovernmental Conference of Far-Eastern Countries on Rural Hygiene Heldat Bandoeng (Java), August 3rd to 13th, 1937*, Geneva: League of Nations Health Organisation, 1937, p. 54.

② K. T. Shah, ed., *National Planning Committee Series (Report of the Sub-Committee), National Health*, Bombay: Vora & Co., 1948, p. 18.

③ 印度宪法第九部分对于"潘查亚特"的定义、构成、选举、权力等事宜做出了具体规定。详见"The Constitution of India [As on 1st April, 2019]," Ministry of Law and Justice Legislative Department, Government of India, 2019, http://legislative.gov.in/sites/default/files/COI-updated.pdf。

言："其真相是，印度农民仍生活在15世纪，而国家政治经济组织则要按照20世纪的要求建立。"① 无论潘查亚特制度对于保存印度传统或维护民众自治权有着怎样的象征与实际意义，将公共卫生这类本应由中央政府履行的公共服务职能交由温饱问题尚不能解决的印度农村民众自行管理的做法无疑是愚蠢的。殖民统治时期调动几乎整个英帝国医学卫生精英并耗资巨大仍无法完成的印度公共卫生改革，不可能由既无足够资金又无专业经验的潘查亚特村长完成。

而如果追根溯源便会发现，殖民统治时期印度反对中央集权，强调地方自治的政治话语并非圣雄甘地等印度本土精英所独创的。实际上，地方分权也好，复兴潘查亚特制度也罢，都与英帝国于第一次世界大战结束后主动推行的去殖民政策关系密切。在英帝国的引导下，印度本土精英们对于地方自治这一"来之不易的"自由权利有着近乎偏执的迷信。虽然在殖民统治时期，实现地方自治具有收回利权的积极意义，但这一情况显然不适用于政治独立后的印度。中央集权与地方自治之间政治理念的冲突也因此成为后殖民时期政府面临的首要困境。自尼赫鲁国大党政府直至今日莫迪人民党政府，社会世俗化、强化中央权威、凝聚一个四分五裂的印度社会一直是印度中央政府面临的重要难题。医疗卫生、教育等公共服务职能的履行尤其受到影响。受到西方获利最大化原则的深刻影响，本来就因地方阻碍而面临抵制的教育普及、基础设施改良、公共卫生等需要政府投入大量人力物力加以推行的公共服务职能难以得到充分履行。中央政府只在其认为具有重要价值且具备可观回报的地区（如城市富人区）履行公共服务职能。对于其无力施加影响且投入与回报严重失衡的广大城市贫民窟及农村地区，则完全照搬西方新自由主义原则予以放弃。到头来，后殖民政府与殖民政府并无过多差别，它们都只满足于建立自身的"伊甸园"，而对园外仅一墙之隔的落后、不卫生印度置若罔闻。讽刺的是，我们完全可以借用印度建国之初的一段话来总结其当代公共卫生状况："尽管公共卫生这一问题与中央政府密切相关，但是除了几个重要的中心外几乎没有取得任何进步。"②

---

① Nagendra Nath Gangulee, *Problems of Rural India: Being a Collection of Addresses Delivered on Various Occasions in India and in England*, Calcutta: University of Calcutta, 1928, p. 79.

② K. T. Shah, ed., *National Planning Committee Series* (*Report of the Sub-Committee*), *National Health*, Bombay: Vora & Co., 1948, p. 22.

结 语

但凡熟悉印度当代学术思想潮流者，一定十分熟悉“后殖民主义”“现代化”“民族主义”“文化批判”“去污名化”“庶民研究”等概念术语。尽管英帝国在印度的殖民统治已然结束了70余年，但其对于后殖民时期印度社会的影响至今依然鲜明可见。传统与现代、中央集权与地方自治、民族主义与世俗主义之间的冲突与碰撞至今仍然在撕咬和吞噬着印度国家与印度人民。事实上，我们几乎可以从每一种印度当代社会顽疾（公共卫生问题、生态环境恶化、女性地位低下、贫富分化加剧、教派冲突与极端主义等）中找到英帝国殖民统治的影响痕迹。公共卫生问题亦是如此。殖民和后殖民时期在管理制度方面的连续性特征随处可见。譬如1897年制定的《传染病法》便沿用至今，并最终成为当代印度在传染病防控方面的唯一法律依据。中央与地方权力的割裂、继承自西方自由主义传统的公共服务原则、照搬西方现代化道路引发的副作用，这些无不损害着印度当代公共卫生的效用，并导致多数印度下层民众被“合理性忽视”。

正如马克思殖民主义双重使命学说所揭示的，殖民主义在殖民地既有消灭旧的亚洲式社会的“破坏的使命”，又有为西方式社会奠定物质基础的“重建的使命”。① 但“破坏的使命”并不只是带来印度传统的毁灭，它同时也为现代化道路扫除了障碍。同理，“重建的使命”所建立的西方式社会也并非一条康庄大道。对于前殖民地国家而言，其现代化进程绝不是在殖民主义“慈爱关怀”下不断完善社会机能的“进步主义”之路，而是宗主国出于自身殖民利益考虑主动将西方现代化模式生硬搬套的“殖民主义”之路。后殖民时期印度诸多社会问题都有着以下诱因：英帝国在未对前现代社会进行适当改造之前，便强硬且迫不及待地将其现代化模式套

① 《马克思恩格斯全集》（第十二卷），人民出版社，1998，第246页。

用到印度。印度许多当代问题都与殖民主义关系密切，其中既有印度教徒-穆斯林的教派冲突这类殖民者不仅未能解决，甚至经由自身“分而治之”政策进一步激化的前现代社会问题，也有贫富分化、环境污染等现代化/殖民统治时期的遗留问题，同时也受到了“全球化”“消费主义”等后现代/后殖民时代问题的影响。

也正是出于这一原因，本书并未沿用西方进步主义史学“现代化进程引发社会问题—分析解决问题—现代化得以推进”的研究范式。殖民统治时期印度公共卫生改革也绝不只是“英国殖民统治引发公共卫生问题—殖民政府任命委员会、殖民医师参与其中，颁布立法—问题圆满解决”这一西方现代化“完美”模型的重现。实际上，如果读者细心阅读本书便会发现：仅就殖民统治时期公共卫生史而言，一种无力感与无奈感贯穿始终。在殖民统治时期的印度，公共卫生状况并不是通过颁布一部《公共卫生法》（印度甚至至今仍未颁布以此为名的任何法令，而为部分学者吹捧的1897年《传染病法》除了为殖民官员增加权力并激化其与印度民众的冲突外，并未能根治印度传染病问题），委派一个公共卫生事务委员会，或成立一个公共卫生部门便可轻松改善的。无尽的斗争与妥协、权力与利益冲突、现代与传统的碰撞构成了殖民统治时期公共卫生改革百年历史的主旋律。虽然西方各国在现代化历程中也不乏类似冲突，但殖民公共卫生部门遭到的各种阻力是源自殖民主义本身的制度性、根本性问题，是难以克服的问题。换言之，殖民者是不可能真正从殖民地长远利益角度出发彻底改善其公共卫生状况的，尤其在其决心转变其殖民统治模式并主动“去殖民化”之后更是如此。与之相对，英国本土公共卫生改革则完全没有这一顾虑。它是一个连续且渐进的过程，与印度的断裂进程大相径庭。

最后要说的是，这本书的不足之处甚多。本书虽冠以《殖民统治时期印度公共卫生史》之名，但与“公共卫生全史”相去甚远。它所关注的，只是殖民统治时期印度立足于“环境致病”学说，消除、转移、改造“致病环境”的历史进程。至于疾病泛滥期间的检疫与防治措施（属于传染病史范畴）、西方医学与印度医学的纠葛（属于医学史范畴）、营养医学与印度饮食、心理疾病、癌症、性病、肥胖、成瘾物等问题，本书或仅提及，或并未着墨论述。史料方面亦限于个人能力及无法前往印度实地探访调研，实为可惜。仅希望本书愚见，足以充当引玉之砖瓦而已。

参考文献

一　中文文献

《北宁铁路天津医院落成开幕典礼纪念册》，北宁铁路天津医院，1936。

杜宪兵：《霍乱时期英属印度的医学对话》，《齐鲁学刊》2015年第1期，第64~69页。

杜宪兵：《因信成疫：19世纪的印度朝圣与霍乱流行》，《齐鲁学刊》2013年第1期，第54~59页。

何江丽：《民国北京的公共卫生》，北京师范大学出版社，2016。

黄思骏：《印度独立后国大党的土地改革》，《世界历史》1986年第2期，第12~23页。

黄思骏：《印度农村潘查亚特制度的演变》，《史学月刊》1990年第6期，第94~99页。

黄晓燕、张乐：《印度公共卫生医疗体系》，《南亚研究季刊》2006年第4期，第8~13+123页。

金子直：《国际联盟请政府派员赴英国及印度研究公共卫生报告》，全国图书馆文献缩微中心，2008。

李化成：《医学社会史的名实与研究取向》，《历史研究》2014年第6期，第27~32页。

刘成军、张宜民、冯学山：《印度农村医疗保障体系发展现状及其对我国的启示》，《中国初级卫生保健》2009年第5期，第15~16页。

刘晓红：《独立后印度的地方自治制度与印度的现代化》，硕士学位论文，山西大学，2014。

〔印〕马德哈尔·加吉尔、拉马钱德拉·古哈：《这片开裂的土地：印度生态史》，滕海建译，中国环境科学出版社，2012。

〔英〕马克·哈里森、邹翔：《疾病的漩涡：19世纪的霍乱与全球一体化》，《西南民族大学学报》（人文社科版）2018年第2期，第15~20页。

《马克思恩格斯选集》（第一卷），人民出版社，2012。

梅雪芹：《“老父亲泰晤士”——一条河流的污染与治理》，《经济—社会史评论》2008年第1辑，第75~87页。

〔英〕普拉提克·查克拉巴提：《医疗与帝国：从全球史看现代医学的诞生》，李尚仁译，社会科学文献出版社，2019。

乔瑜：《19世纪中后期灌溉知识交流网络的形成与演变》，《江海学刊》2019年第5期，第200~207页。

苏智良：《一九〇九年上海万国禁烟会研究》，《历史研究》2009年第1期，第85~95+191页。

王林亚：《种族主义和殖民主义：美国知识界对热带环境的观念建构及其影响（1898—1920）》，《世界历史》2018年第4期，第77~90、157~158页。

雪娟：《论二十世纪七十年代印度城市化》，硕士学位论文，西北大学，2004。

杨上池、郑文达：《回顾鼠疫的流行历史、关注印度肺鼠疫的新爆发》，《中国国境卫生检疫杂志》1995年第2期，第115~118页。

俞金尧：《20世纪发展中国家城市化历史反思——以拉丁美洲和印度为主要对象的分析》，《世界历史》2011年第3期，第4~22+157页。

〔美〕约翰·R. 麦克尼尔：《太阳底下的新鲜事：20世纪人与环境的全球互动》，李芬芳译，中信出版社，2017。

张箭：《金鸡纳的发展传播研究——兼论疟疾的防治史》（上），《贵州社会科学》2016年第12期，第61~74页

张箭：《金鸡纳的发展传播研究——兼论疟疾的防治史》（下），《贵州社会科学》2017年第1期，第84~95页。

张来：《印度民主化进程中的潘查亚特制度》，硕士学位论文，华中师范大学，2017。

张颂仁、陈光兴、高士明主编《我们的现代性：帕沙·查特吉读本》，上海人民出版社，2012。

张尹：《印度孟买贫民窟住房问题研究（1947-2000）》，硕士学位论文，

华东师范大学，2007。
赵伟：《英属印度的土地整理——以孟加拉地区为例》，硕士学位论文，天津师范大学，2010。

二　英文文献

Acts Passed by the Governor of Bombay in Council in the Years 1887 and 1888, Bombay: Government Central Press, 1889.

Acts Passed by the Governor of Bombay in Council in the Years 1889 and 1890, Bombay: Government Central Press, 1890.

Adler, Richard, *Cholera in Detroit: A History*, Jefferson, North Carolina: McFarland & Company, Inc., 2013.

Agnihotri, Indu, "Ecology, Land Use and Colonisation: The Canal Colonies of Punjab," *The Indian Economic & Social History Review*, Vol. 33, No. 1, 1996, pp. 37-58.

Agricultural Economics in the Empire, Report of a Committee Appointed by the Empire Marketing Board, London: H. M. Stationery Office, 1927.

Aiyer, P. S., Sivaswamy *Indian Constitutional Problems*, Bomaby: D. B. Taraporevala Sons & Co., 1928.

"A New Era in Indian Sanitation," *The British Medical Journal*, Vol. 2, No. 1823, 1895, pp. 1455-1456.

Armstrong, John, *The Art of Preserving Health: A Poem*, London: Printed for A. Millar, 1744.

Arnold, David, "Cholera and Colonialism in British India," *Past & Present*, No. 113, 1986, pp. 118-151.

Arnold, David, *Colonizing the Body: State Medicine and Epidemic Disease in Nineteenth-Century India*, Berkeley: University of California Press, 1993.

Arnold, David, *Science, Technology and Medicine in Colonial India*, Lodon: Cambridge University Press, 2000.

Arnold, David, *Tropics and the Traveling Gaze: India, Landscape and Science, 1800-1856*, New York: University of Washington Press, 2006.

Arnold, Edwin, *The Marquis of Dalhousie's Administration of British India*,

London: Saunders, Otley, and Co., 1865.

Bala, Poonam, *Biomedicine as a Contested Site: Some Revelations in Imperial Contexts*, Lanham: Lexington Books, 2009.

Balfour, Andrew, and Henry Harold Scott, *Health Problems of the Empire: Past, Present and Future*, London: W. Collins Sons & Co., 1924.

Balfour, Andrew, *War Against Tropical Disease: Being Seven Sanitary Sermons Addressed to All Interested in Tropical Hygiene and Administration*, London: Wellcome Bureau of Scientific Research, 1921.

Banthia, Jayant, Tim Dyson, "Smallpox and the Impact of Vaccination among the Parsees of Bombay," *The Indian Economic & Social History Review*, Vol. 37, Issue 1, 2000, pp. 27-50.

Banthia, Jayant, Tim Dyson, "Smallpox in Nineteenth-Century India, Population and Development," *Review*, Vol. 25, No. 4, 1999, pp. 649-680.

Beattie, James, "Imperial Landscape of Health Place, Plantsand Peoplebetween India and Australia, 1800s-1900s," *Health and History*, Vol. 14, No. 1, Special Issue: Health and Place: Medicine, Ethnicity, and Colonial Identities, 2012, pp. 100-120.

Bentley, Charles A., *Malaria and Agriculture in Bengal How to Reduce Malaria in Bengal by Irrigation*, Calcutta: Bengal Secretariat Book Depot, 1925.

Bentley, Charles A., *Report of an Investigation into the Causes of Malaria in Bombay and the Measures Necessary for Its Control*, Bombay: The Government Central Press, 1911.

Bhattacharya, Nandini, *Contagion and Enclaves: Tropical Medicine in Colonial India*, Liverpool: Liverpool University Press, 2012.

Bhattacharya, Sanjoy, "From Foe to Friend: Geographical and Environmental Factors and the Control and Eradication of Smallpox in India," *History and Philosophy of the Life Sciences*, Vol. 25, No. 3, 2003, pp. 299-317.

Bird, James, "On the Vital and Sanitary Statistics of Our European Army in India, Compared with Those of French Troops under Like Conditions of Climate and Locality," *Journal of the Statistical Society of London*, Vol. 26, No. 4, 1863, pp. 384-405.

Bombay Improvement Trust Improvement of Insanitary Areas, Bombay: British India Press, 1915.

Bombay Municipal Corporation Malaria Committee Papers, Bombay: The Times Press, 1915.

Brewer, Isaac Williams, "An American School of Tropical Medicine, The American Society of Tropical Medicine Papers Read before the Society and Published under Its Auspices," *The American Society of Tropical Medicine*, Vol. 4, 1909.

Broich, John, "Engineering the Empire: British Water Supply Systems and Colonial Societies, 1850-1900," *Journal of British Studies*, Vol. 46, No. 2, 2007, pp. 346-365.

Campbell, James Macnabb, *Report of the Bombay Plague Committee on the Plague in Bombay, for the Period Extending from the 1st July 1897 to the 30th April 1898, 1897-98*, Bombay: The Times of India Steam Press, 1898.

Cantlie, J., "When Tropical Residents Cannot Take Quinine," *The Journal of Tropical Medicine and Hygiene*, Vol. 23, 1920, Amsterdam: Swets & Zeitlinger N. V, 1967 (Reprint), p. 127.

Catanach, I. J., " 'The Gendered Terrain of Disaster?: India and the Plague, 1896-1918," *South Asia: Journal of South Asian Studies*, Vol. 30, Issue 2, 2007, pp. 241-267.

Catanach, I. J., "The 'Globalization' of Disease? India and the Plague," *Journal of World History*, Vol. 12, No. 1, 2001, pp. 131-153.

Chadwick, Edwin, *Sanitary Progress Address of the President of Section A, Brighton Health Congress, Wednesday, December 14th, 1881 on the Prevention of Epidemic*, London: Spottiswoode & Co., 1882.

Chakrabarti, Ranjan, *Terror, Crime and Punishment: Order and Disorder in Eearly Colonial Bengal, 1800-1860*, Kolkata: Readers Service, 2009.

Chandler, Hume John, "Colonialism and Sanitary Medicine: The Development of Preventive Health Policy in the Punjab, 1860 to 1900," *Modern Asian Studies*, Vol. 20, No. 4, 1986, pp. 703-724.

Charles, E. P., *Report on the Medical and Sanitary Arrangements at the Recruiting and Forwarding Agencies*, Calcutta: The Criterion Printing Works, 1920.

Charlesworth, Neil, *Peasants and Imperial Rule: Agriculture and Agrarian Society in the Bombay Presidency, 1850–1935*, London: Cambridge University Press, 2002.

Cheyne, George, *An Essay of Health and Long Life*, London: Printed for George Strahan, at the Golden Ball; and J. Leake, Bookseller at Bath, 1725.

Cheyne, George, *The Natural Method of Curing the Diseases of the Body, and the Disorders of the Mind Depending on the Body*, London: Printed for Geo Strahan; and Paul Knapton, 1742.

"Cholera and Indian Water Supplies," *The British Medical Journal*, Vol. 1, No. 1681, 1893, pp. 600–601.

City of Bombay Municipal Retrenchment and Reform: Final Report by the Retrenchment Adviser, Bombay: The Indian Daily Mail Press, 1925.

"Civil Sanitationin India," *The British Medical Journal*, Vol. 1, No. 2153, 1902, pp. 847–848.

Cleveland, and John Cleland, *Institutes of Health*, London: Printed for T. Becket and T. Dacies, 1761.

Coatman, J., *Indiain 1925–1926: A Statement Prepared for Presentation to Parliamnt in Accordances with the Requirements of the 26th Section of the Government of India Act*, Calcutta: Government of India Central Publication Branch, 1926.

Crawford, J. A., and B. S. Chalam, *Mosquito Reduction and Malarial Prevention: A Precis*, London, New York, Bombay, Calcutta, Madras: Oxford University Press, 1926.

Deakin, Alfred, *Irrigated India: An Australian View of India and Ceylon, Their Irrigation and Agriculture*, London: W. Thacher and Co., 1893.

Densmore, Emmet, *How Nature Cures: Comprising a New System of Hygiene Also the Natural Food of Man a Statement of the Principal Arguments Against the Use of Bread, Cereals, Pulses, Potatoes, and All other Starch Foods*, London: Swan Sonnenschein & Co., 1892.

Dharmavir, N. R., *Public Health in India*, Lahore: Rama Krishna & Sons, 1934.

Doshi, Sapana, "Imperial Water, Urban Crisis A Political Ecology of Colonial State Formation in Bombay, 1850-1890," *Review (Fernand Braudel Center)*, Vol. 37, No. 3-4, 2014, pp. 173-218.

D' Souza, Rohan, *Drowned and Dammed: Colonial Capitalism and Flood Control in Eastern India*, Oxford: Oxford University Press, 2006.

Dublin, Louis I., *The Facts of Life from Birth to Death*, New York: The Macmillan Company, 1951.

"Egypt as a Possible Focus for the Spread of Disease," *The Journal of Tropical Medicine and Hygiene*, Vol. 18, 1915, Amsterdam: Swets & Zeitlinger N. V, 1967 (Reprint), pp. 8-9.

Farooqui, Amaz, "Urban Development in a Colonial Situation-Early Nineteenth Century Bombay," *Economic and Political Weekly*, Vol. 31, No. 40, 1996, pp. 2746-2759.

Ferrari, Fabrizio M., *Religion, Devotion and Medicine in North India: The Healing Power of Sitala*, New York: Bloomsbury Academic, 2015.

Fighting Malaria in Bombay State, Bombay: Government of Bombay Press, 1950.

Final Report of the Delegates of India to the Eleventh (Ordinary) Session of the Assembly of the Leagueof Nations, 1930, Delhi: Government of India Press, 1926.

Flaiz, Theodore R., *Epidemics and How to Meet Them*, Poona: Oriental Watchman Publishing, 1945.

Foege, William H., *House on Fire: The Fight to Eradicate Smallpox*, Berkeley: University of California Press; New York: Milbank Memorial Fund, 2011.

Forth, Aidan, *Barbed-wire Imperialism: Britain's Empire of Camps, 1876-1903*, Berkeley: University of California Press, 2017.

Fourth Report from the Select Committee on Colonization and Settlement (India); Together with the Proceedings of the Committee, Minutes of Evidence, and Appendix, London: The House of Commons, 1858.

Fremantle, F. E., *The Health of the Nation (Second Edition)*, London: Philip Allan & Co., 1929.

Gandhi, Mahatma, *Guide to Health*, A. Rama Iyer tans., Madras: S. Ganesan Publisher, 1930.

Gandhi, M. K. and Bharatan Kumarappa, ed., *Nature Cure*, Ahmedabad: Navajivan Publishing House, 1954.

Gandhi, M. K., *Key to Health*, Ahmedabad: Navajivan Publishing House, 1948.

Gangulee, Nagendra Nath, *Problems of Rural India: Being a Collection of Addresses Delivered on Various Occasions in India and in England*, Calcutta: University of Calcutta, 1928.

Gangulee, N., *Indian Peasant and His Environment: The Linlithgow Commission and After*, London, New York, Bombay, Calcutta, Madras: Oxford University Press, 1935.

Gidwani, Vinay, *Capital, Interrupted: Agrarian Development and the Politics of Work in India*, Minneapolis: University of Minnesota Press, 2008.

Giles, George Michael, *Climate and Health in Hot Countries and the Outlines of Tropical Climatology: A Popular Treatise on Personal Hygiene in the Hotter Parts of the World, and on the Climates that Will Be Met with within Them*, London: John Bale Sons & Danielsson, Ltd., 1904.

Government of Madras Development Department Fisheries Administration Report for 1927-1928, Bombays: The Superintendent Government Press, 1928.

Grove, Richard H., *Green Imperialism: Colonial Expansion, Tropical Island Edens and the Origins of Environmentalism, 1600-1860*, Cambridge: Cambridge University Press, 1995.

Hacker, H. P., *Federated Malay States Malaria Bureau Reports. Vol. I, November 1919*, Singapore: The Methodist Publishing House, 1919.

Happer, Andrew, *The Oeconomy of Health: Or, a Medical Essay: Containing New and Familiar Instructions for the Attainment of Health, Happiness and Longevity, in Which the Nature of the Human Mind is Accurately Investigated, and Its Union and Connexionwiththe Body Systematically Explained*, London: C. Stalker, 1785.

Hardiman, Darid, "Usury, Dearth and Famine in Western India," *Past & Pres-*

ent, No. 152, 1996, pp. 113-156.

Harrison, Mark, *Public Health in British India: Anglo-Indian Preventive Medicine 1859-1914*, London: Cambridge University Press, 1994.

Harrison, Mark, "Tropical Medicine in Nineteenth-Century India," *The British Journal for the History of Science*, Vol. 25, No. 3, 1992, pp. 299-318.

Hodson, Thomas C., "Sanitation in Warm Climates-India," *The Journal of Tropical Medicine and Hygiene*, Vol. 6, 1903, London: John Bale Sons & Danielsson Ltd., 1904, p. 87.

Huber, Valeska, "The Unification of the Globe by Disease? The International Sanitary Conferences on Cholera, 1851 - 1894," *The Historical Journal*, Vol. 49, No. 2, 2006, pp. 453-476.

Hutt, C. W., *International Hygiene*, London: Methuen & Co., Ltd., 1927.

Indian Sanitary Policy, 1914: Being a Resolution Issued by the Governor General in Council on the 23rd May 1914, Calcutta: Superintendent Government Printing, 1914.

"Indian Sanitation," *The British Medical Journal*, Vol. 2, No. 2802, 1914, p. 477.

"India Plague Sanitary Conditions," *Public Health Reports (1896 - 1970)*, Vol. 18, No. 20, 1903, pp. 761-162.

"International Sanitary Convention of Paris of January 17, 1912, Revised June 22, 1926," *Public Health Reports (1896-1970)*, Vol. 43, No. 28, 1928, pp. 1785-1854.

Jennings, William Ernest, *Transactions of the Bombay Medical Congress, 1909*, Bombay: Bennett, Coleman & Co., 1909.

Joint Memorandum Submitted by the BritishIndian Delegation to the Joint Parliamentary on Indian Constitutional Reform, London: H. M. Stationery Office, 1934.

Kelkar, G. K., *Night Soil: A Valuable Manure*, Bombay: Government Central Press, 1909.

Kenny, Judith T., "Climate, Race, and Imperial Authority: The Symbolic Landscape of the British Hill Station in India," *Annals of the Association of American Geographers*, Vol. 85, No. 4, 1995, pp. 694-714.

Kidambi, Prashant, "Nationalism and the City in Colonial India: Bombay, c. 1890 - 1940," *Journal of Urban History*, Vol. 38, No. 5, 2012, pp. 950-967.

Knowles, Robert and Ronald Senior White, *Malaria: Its Investigation and Controlwith Special Reference to Indian Conditions*, Calcutta: C. F. Hooper, of Thacker, Spink & Co. , 1926.

Latham, Baldwin, *Papers Regarding Certain Remarks of Mr. Baldwin Latham on the Bombay Drainage System*, Bombay: The Times of India Steam Press, 1899.

Latham, Baldwin, *Report on the Sanitation of Bombay*, London: William Clowes and Sons, Ltd. , 1890.

League of Nations Secretariat, *The Health Organization of the League of Nations*, Geneva: Information Section, League of Nations Secretariat, 1923.

Letter from the Government of India, dated 5th March 1919, and Enclosures, on the Questions Raised in the Report on Indian Constitutional Reforms, Calcutta: Superintendent Government Printing, 1919.

Lewis, Robert, Siemiatycki Matti, "Building Urban Infrastructure: The Case of Prince's Dock, Bombay," *Journal of Policy History*, Vol. 27, Issue 4, 2015, pp. 722-745.

Lewtas, J. , "Cholera and Railways," *The British Medical Journal*, Vol. 1, No. 1800, 1895, p. 1461.

Macdonald, T. P. , "Tropical Lands and White Race," *Transactions of the Royal Society of Tropical Medicine & Hygiene*, Vol. 1, London: Society of Tropical Medicine and Hygiene, 1907-1908, p. 203.

Mackenzie, James, *The History of Health, and the Art of Preserving It: Or, an Account of All That Has Been Recommended by Physicians and Philosophers, towards the Preservation of Health, from the Most Remote Antiquity to This Time*, Edinburgh: William Gordon Bookfeller, 1760.

Macnamara, N. C. "Sanitary Pioneers in India," *The British Medical Journal*, Vol. 1, No. 1798, 1895, p. 1358.

"Major Ross on Malaria and the Duty of the State in the Prevention of Malaria,"

The Journal of Tropical Medicine, Vol. 6, 1903, London: John Bale, Sons & Danielsson, Ltd., 1904, p. 357.

Marvin, F. S., *India and the West: A Study in Co-operation*, London: Longmans, Green and Co., 1927.

McAlpin, Michelle B., "Famines, Epidemics, and Population Growth: The Case of India," *The Journal of Interdisciplinary History*, Vol. 14, No. 2, 1983, pp. 351-366.

McLean, N. T., "Public Health Problems of Southern Countries," *The American Journal of Tropical Medicine*, Vol. 2, 1922, p. 26.

Mills, James H. and Patricia Barton, *Drugs and Empires: Essays in Modern Imperialism and Intoxication, 1500 - 1930*, Basingstoke, Hampshire; New York: Palgrave Macmillan, 2007.

Ministry of Health Advisory Committee on Nutrition First Report, London: H. M. Stationery Office, 1937.

Minutes of Evidence Taken before the Joint Committee on Indian Constitutional Reform, 2rd June 1933 to 3rd August 1933, London: H. M. Stationery Office, 1933.

Modi, Rai Bahadur Jaising P., *Elements of Hygiene and Public Health: For the Use of Medical Students and Practitioners*, Calcutta: Butterworth & Co., 1920.

"Mortality of Troopsin India," *The British Medical Journal*, Vol. 2, No. 253, 1865, p. 478.

Moss, David, *Rule of Water: Statecraft, Ecology and Collective Action in South India*, Delhi: Oxford University Press, 2003.

Palsetia, Jesse S., "Mad Dogs and Parsis: The Bombay Dog Riots of 1832," *Journal of the Royal Asiatic Society, Third Series*, Vol. 11, No. 1, 2001, pp. 13-30.

Parpiani, Maansi, "Urban Planning in Bombay (1898-1928): Ambivalences, Inconsistencies and Struggles of the Colonial State," *Economic and Political Weekly*, Vol. 47, No. 28, 2012, pp. 64-70.

Pati, Biswamoy, Mark Harrison, eds., *Health, Medicine and Empire: Per-*

spectives on Colonial India, New Delhi: Orient Longman, 2005.

Pati, Biswamoy, Mark Harrison, eds., *The Social History of Health and Medicine in Colonial India*, London: Routledge, 2009.

Pice Papers on Indian Reform: Sanitary, Social, Moral and Religious, *Nos. 1-43*, London and Madras: The Chrisian Literature Society for India, 1897.

"Plague and Sanitation in India," *The British Medical Journal*, Vol. 1, No. 2160, 1902, pp. 1288-1289.

"Policy in the Punjab, 1860 to 1900," *Modern Asian Studies*, Vol. 20, No. 4, 1986, pp. 703-724.

Poore, George Vivian, " 'The Living Earth': Abstract of Address to Section I of the Sanitary Congress Held at Brighton," *The Lancet*, Vol. 136, Issue 3498, 1890, pp. 550-553.

Prakash, Padma, "The Making of Bombay: Social, Cultural and Political Dimensions," *Economic and Political Weekly*, Vol. 28, No. 40, 1993, pp. 2119-2121.

Pringle, John, *Observations on the Diseases of the Army in Camp and Garrison. In Three Parts*, *with an Appendix, Containing Some Papers of Experiments, Read at Several Meetings of the Royal Society*, London: Printed for A. Millar; D. Wi-lson and T. Durham; and T. Payne, 1753.

Proceedings of the Fourth International Congress on Tropical Medicine and Malaria, Washington, D. C., May 10 - 18, 1948, Vol. 1, Washington, D. C.: U. S. Government Printing Office, 1948.

Proceedings of the Second All India Sanitary Conference Held at Madras-November 11th and 16th, 1912. Vol. II Hygiene, Simla: Government Central Branch Press, 1918.

Raja, K. C. K. E., *Asia Relations Conferences, March-April 1947, Health Problem of India*, New Delhi: India Council of World Affairs, 1947.

Rajan, S. Ravi, *Modernizing Nature: Forestry and Imperial Eco-Development*, *1800-1950*, London: Clarendon Press, 2006.

Ramanna, Mridula, "Local Initiatives in Health Care: Bombay Presidency, 1900 - 1920," *Economic and Political Weekly*, Vol. 39, No. 41, 2004, pp. 4560–4567.

Rao, Nikhil, *House, But No Garden: Apartment Living in Bombay's Suburbs, 1898–1964*, Twin Cities: University of Minnesota Press, 2013.

Reed, Stanleyand P. R. Cadell, *India: The New Phase*, London: Philip Allan & Co., 1928.

Renzy, A. C. C., De, "Sanitary Improvement in India," *The British Medical Journal*, Vol. 2, No. 616, 1872, pp. 432–436.

"Reorganization of the Indian Sanitary Department," *The British Medical Journal*, Vol. 2, No. 2285, 1904, pp. 1023–1024.

Report from the Select Committee on Indian Territories together with the Proceedings of the Committee, Minutes of Evidence Appendix and Index, Vol. 6, London: The House of Commons, 1853.

Report of the 7th Congress of the Far Eastern Association of Tropical Medicine, British India, December 5th–24th, 1927, Calcutta: Government of India Press, 1929.

Report of the Committee on Indigenous Systems of Medicine, Vol. 1 Report and Recommendations, Delhi: Government of India, 1948.

Report of the Committee on the Organization of Medical Research under the Government of India, Calcutta: Government of India Publication, 1928.

Report of the Drainage Outfall Committee Appointed by the Government of Bengal in the Local Self-Government Department under Resolution 1732 P. H. dated the 29th July 1931, Calcutta: Bengal Secretariat Book Depot, 1933.

Report of the Health Survey and Development Committee, Survey Vol. 1, Calcutta: Government of India Press, 1946.

Report of the Health Survey and Development Committee, Recommendations Vol. 2, Calcutta: Government of India Press, 1946.

Report of the Indian Famine Commission, 1901, Calcutta: Superintendent Government Printing, 1901.

Report of the Indian Retrenchment Committee, 1922–23, Delhi: Superintendent Government Printing, 1923.

Report of the Intergovernmental Conference of Far-Eastern Countrieson Rural Hy-

giene Heldat Bandoeng (Java), August 3rd to 13th, 1937, Geneva: League of Nations Health Organisation, 1937.

Report of the Madras Retrenchment Committee, 1922-23. Vol. I Report and Apendices, Madras: The Superintendent Government Press, 1923.

Report of the Mysore Retrenchment Committee, 1931, Bangalore: The Government Press, 1931.

Report on Indian Constitutional Reforms, Calcutta: Superintendent Government Printing, 1918.

Reports on the Tansa Water Supply Project, October 1885, Bombay: The Times of India Steam Press, 1885.

"Resolutions of the Indian Government: A New Epoch in Indian Sanitation," *The British Medical Journal*, Vol. 2, No. 1824, 1895, pp. 1518-1519.

Robbins, Paul, "Authority and Environment: Institutional Landscapes in Rajasthan, India," *Annals of the Association of American Geographers*, Vol. 88, No. 3, 1998, pp. 410-435.

Roy, Rohan Deb, *Malarial Subjects: Empire, Medicine and Nonhumans in British India, 1820-1909*, Cambridge: Cambridge University Press, 2017.

Royal Commission on the Sanitary State of the Army in India, Vol. I, Report of the Commissioners, London: George Eyre and William Spottiswoode, 1863.

Rudra, S. K., *Our Food: Lucknow City*, Lucknow: Cambridge University Press, 1944.

Saldanha, Indra Munshi, "The Political Ecology of Traditional Farming Practices in Thana District, Maharashtra (India)," *Journal of Peasant Studies*, Vol. 17, No. 3, 2008, pp. 433-443.

"Sanitary Reform in the Army," *The British Medical Journal*, Vol. 1, No. 165, 1860, pp. 149-150.

Sarkar, Aditya, "The Tie That Snapped: Bubonic Plague and Mill Labour in Bombay, 1896-1898," *International Review of Social History*, Vol. 59, Issue 2, 2014, pp. 181-214.

Second Report of the Delhi Town Planning Committee Regarding the North Site with

Medical Report and Two Maps, London: H. M. Stationery Office, 1913.

Second Report of the Royal Sanitary Commission, Vol. 1, The Report, London: George Edward Eyre and Willian Spottiswoode, 1871.

Selections from the Records of the Governmentof India Home Department No. CCCXXXVII, Home Department Serial No. 19, Papers Relating to Village Sanitation in India, 1888-1895, Calcutta: Superintendent Government Printing, 1896.

Selections from the Records of the Government of India Home Department No. CCCXXXVII, Home Department serial No. 19, Papers Relating to Village Sanitation in India, 1885-1895, Calcutta: Superintendent Government Printing, 1896.

Shah, K. T., ed., *National Planning Committee Series (Report of Sub-Committee), National Health*, Bombay: Vora & Co., 1948.

Sharma, Shiv, *The System of Ayurveda*, Bombay: Shri Venkateshwar Steam Press, 1929.

Shaw, Annapurna, "The Planning and Development of New Bombay," *Modern Asian Studies*, Vol. 33, Issue 4, 1999, pp. 951-988.

Shelly, C. E., ed., *Transactions of the Seventh International Congress of Hygiene and Demography, London, August 10th-17th, 1891. Vol. XII Municipal Hygiene and Demography*, London: Eyre and Spottiswoode, 1892.

Simpson, William John Ritchie, "Sanitation in the Tropics," *The Journal of Tropical Medicine and Hygiene*, Vol. 25, 1922, Amsterdam: Swets & Zeitlinger N. V, 1967 (Reprint), p. 384.

Simpson, William John Ritchie, "Tropical Hygiene," *The Journal of Tropical Medicine*, Vol. 6, 1903, London: John Bale, Sons & Danielsson, Ltd., 1904, p. 104.

Sohal, Sukhdev Singh, "Revisiting Smallpox Epidemic in Punjab (c. 1850 - c. 1901)," *Social Scientist*, Vol. 43, No. 1/2, 2015, pp. 61-76.

Sternberg, Geo. M., "The International Sanitary Conference at Rome," *Science*, Vol. 6, No. 131, 1885, pp. 101-103.

Stitt, E. R., *The Diagnostics and Treatment of Tropical Diseases (Third Edition)*, Philadelphia: P. Blakiston's Sons & Co., 1919.

The Administration Report of the Poona City Municipality for 1893–1994, Poona: Poona Municipal Corporation, 1894.

The Bombay Code Vol. IV The Unrepeated Acts of the Government of Bombay in council in Force in Bombay, from *1898 to 1908*, Calcutta: Superintendent Government Printing, 1909.

"The Dublin Meeting of The Sanitary Institute," *The British Medical Journal*, Vol. 2, No. 1240, 1884, pp. 679–680.

The Final Report of the Delhi Town Planning Committee on the Town Planning of the New Imperial Capital: Map of the Layout of Avenues and Roads, London: H. M. Stationery Office, 1913.

The Indian Factories Act, 1911 (XII of 1911), Kanara: Official Kanarese Publication, 1922.

"The Institute of Public Health Dinner to Mr Chamberlain," *The Journal of Tropical Medicine*, Vol. 7, 1903, London: John Bale Sons & Danielsson, Ltd., 1904, p. 202.

The Mysore Gazette Extraordinary, Bangalore Saturday, June 23, 1917: The Mysore Local Boards and Village Panchayats Bill, Bangalore: Mysore Legislative Council, 1917.

The Proceedings of the First All India Sanitary Conference Held at Bombay from 13th to 14th November 1911, Calcutta: Superintendent Government Printing, 1912.

The Proposed Change in the Municipal Law of Calcutta, Part First: A Criticism on Sir Alexander Mackenzie's Speech Delivered at the Meeting of the Bengal Legislative Council Held on the 26th February 1898, Calcutta: Calcutta Corporation, 1898.

The Report of the Joint Committee on Indian Constitutional Reform (Session 1933–1934), Vol. 1 Part II, Proceedings, London: H. M. Stationery Office, 1934.

"The Sanitary Awakening of India," *The British Medical Journal*, Vol. 2, No. 2758, 1913, pp. 1243–1244.

"The War and Its Effects on Tropical Medicineand Hygiene," *The Journal of Tropical Medicine and Hygiene*, Vol. 22, 1919, Amsterdam: Swets &

Zeitlinger N. V, 1967 (Reprint), pp. 160-161.

"Tropical Alimentsand Their Prevention: A Courseof Institutionforthe Public," *The Journal of Tropical Medicine and Hygiene*, Vol. 22, 1919, Amsterdam: Swets & Zeitlinger N. V, 1967 (Reprint), p. 16.

Turner, J. A., *Report by J. A. Turner, Executive Health Officer, on History of Plague in Bombay from 1896-1907*, Bombay: The Times Press, 1907.

Watson, Malcolm, "The Effect of Drainage and Other Measures on the Malaria of Klang Federated Malay States," *The Journal of Tropical Medicine*, Vol. 6, 1903, London: John Bale Sons & Danielsson Ltd., 1904, p. 349.

Watts, Sheldon, "British Development Policies and Malaria in India 1897 - c. 1929," *Past & Present*, No. 165, 1999, pp. 141-181.

Watts, Sheldon, *Epidemics and History: Disease, Power and Imperialism*, New Haven: Yale University Press, 1997.

Whitcombe, Elizabeth, *Agrarian Conditions in Northern India. Vol. I. The United Provinces under British Rule, 1860-1900*, California: University of California Press, 1972.

Whitcombe, Elizabeth, "Indo-Gangetic River Systems, Monsoon and Malaria," *Philosophical Transactions of the Royal Society A*, Vol. 370, No. 1966, 2012, pp. 2216-2239.

Yip, Ka-che, *Disease, Colonialism, and the State: Malaria in Modern East Asian History*, Hong Kong: Hong Kong University Press, 2009.

Yip, L. S., *Proceedings of the Imperial Social Hygiene Congress at the British Empire Exhibition, Wembley, May 12th -16th, 1924*, London: The Botolph Printing Works, 1924.

Zeheter, Michael, *Epidemics, Empire, and Environments: Cholera in Madras and Quebec City, 1818-1910*, Pittsburgh, PA: University of Pittsburgh Press, 2015.

Zurbrigg, Sheila, *Epidemic Malaria and Hunger in Colonial Punjab: Weakened by Want*, London: Routledge India, 2018.

附录一　大事年表

1786 年

东印度公司在其军队中组建了殖民军队医疗部（Medical Department of the Army），但其仅是一个由 3 名作为主管的老资格医官及 10 名负责日常行政事务的外科医生（Superintending Surgeons）组成的医疗理事会（Medical Board），并不能解决殖民军队士兵高病死率问题。

1827 年

苏格兰医官罗伯特·杰克逊（Robert Jackson）在对牙买加热病进行深入研究后，得出了应在印度东印度公司军队中组建医疗部（Medical Department）以解决热带气候下军队健康不佳问题的结论。但其建议未被采纳。

1831 年

伦敦暴发霍乱疫情。此后数次疫情的暴发为英国本土公共卫生改革的兴起提供了重要契机。

1835 年

在东印度公司孟加拉管区军医詹姆斯·拉纳尔德·马丁（James Ranald Martin）的提议下，孟加拉总督查理斯·梅特卡夫（Charles Metcalfe）决定由军队医疗理事会指派三名军官组成军营选址医疗地形学委员会，由其负责在全印范围内调查环境与军队疾病之间关系。此举可以视作殖民统治时期印度公共卫生改革萌发的标志。

1845 年

印度殖民统治时期首个城市排水工程于孟买开工。这一自孟买南部克劳福德市场（Crawford Market）至福克兰路（Falkland Road）的地面排水工程主要负责处理台风季节降水导致的城市积水问题，对于公共卫生方面关注较少。该工程于1856年完工。

1848年

在埃德温·查德威克（Edwin Chadwick）的推动下，《1848年公共卫生法令》（The 1848 Public Health Act）颁布，这一法令对于欧洲乃至全世界范围内的公共卫生改革运动产生了深远影响。

1849年

约翰·斯诺出版了其论文《对于霍乱传播模式的研究》（*On the Mode of Communication of Cholera*）。他反驳了“瘴气说”，认为被污染的水才是霍乱的主要病因。这一“水媒”理论为主要关注城市供水、排水、垃圾及粪便清理的公共卫生改革运动奠定了理论基础。

1851年

第一届国际卫生会议（The International Sanitary Conference）于法国巴黎召开。自此之后，卫生与传染病事务开始逐步打破国界限制，并最终成为国际社会共同关心的主要议题。

1858年

路易斯·巴斯德在研究葡萄酒发酵过程中发现了微生物。这一发现奠定了细菌及微生物疾病学说的基础。

8月2日，《印度组织法》颁布，东印度公司作为印度统治者的时代就此宣告终结。英王直辖制度在印度得以确立。这一殖民政治制度的根本变革为殖民公共卫生改革的正式兴起奠定了基础。

1859年

旨在调查军队卫生状况与疾病关联性的印度军队卫生状况皇家委员会（Royal Commission on the Sanitary State of the Army in India）成立，这一事件一般被视为殖民统治时期印度公共卫生改革的正式开端。

1860 年

首个按照英格兰模式建立的城市供水工程——孟买维哈尔湖（Vihar Lake）供水工程完工。

1864 年

马德拉斯、孟买及加尔各答各个管区都陆续建立了卫生委员会并设置了卫生专员（Sanitary Commissioner）及助理卫生督查长一职（Assistant Sanitary Inspector General），依托殖民军队组织框架的印度卫生勤务（Indian Sanitary Service）就此成立。

1875 年

英国 1875 年《公共卫生法》（Public Health Act，1875）颁布，该法令不仅是英国本土公共卫生改革的重要成果，其对于包括印度在内的英帝国各殖民地亦有着重要示范意义。

1876 年

罗伯特·科赫（Robert Koch）首次分离出炭疽杆菌（Bacillus of Anthrax）。

1878 年

出于公共卫生考虑，孟买开始大规模修建城市排水工程。

1880 年

夏尔·路易·阿方斯·拉韦朗（Charles Louis Alphonse Laveran）发现疟疾原虫。

1882 年

罗伯特·科赫发现结核杆菌。

1883 年

埃德温·克莱博（Edwin Klebs）发现白喉杆菌。

罗伯特·科赫分离出霍乱弧菌。

1884 年

马德拉斯开始效仿孟买修建乔治城地表排水（George Town Surface Drain）工程。

1885 年

英国议会通过《工人阶级住宅法令》（Housing of the Working Classes Act）以关注城市贫民窟改造等城市公共卫生问题。这一法令同样为孟买、德里等殖民城市的城市规划、贫民窟改造进程提供了重要借鉴。

路易·巴斯德确定了狂犬病与动物咬伤之间的病因联系。

1888 年

7 月 27 日，印度总督达费林伯爵（Lord Dufferin）颁布《印度政府公共卫生改革决议》（No. 3-212-225，1888），提议在印度各省设立卫生理事会（Sanitary Board）“以控制和监督城市及农村的公共卫生事务”。决议提议各省建立卫生理事会，由其负责控制和监督各地方自治单位的公共卫生事务。在此基础上，各地纷纷出台行政区与地方理事会法令（District and Local Board Act）。上述法令为印度公共卫生权力基层化提供了法律依据。

1894 年

北里柴三郎发现鼠疫杆菌。

1895 年

印度医疗大会（Indian Medical Congress）于加尔各答召开，会议决定重组印度卫生勤务，提议于各省之上设立中央卫生官员组成的“帝国卫生部”（Imperial Sanitary Department），将之作为中央一级公共卫生事务主管部门。

1896 年

8 月，孟买首先出现首例鼠疫病例。这一鼠疫疫情很快经孟买扩散至印度各地。1896年鼠疫疫情及此后成立的孟买鼠疫委员会成为殖民公共卫生部门改革的重要契机。

1897年

罗纳德·罗斯（Ronald Ross）确立了按蚊在疟疾传播中的媒介作用。

针对印度鼠疫疫情的1897年《传染病法》（The Epidemic Diseases Act，1897）颁布。

1898年

志贺洁发现痢疾杆菌。

印度殖民统治时期首个城市规划治理专门机构——孟买改良委员会（Bombay Improvement Trust）成立。

1904年

在几经妥协之后，孟买鼠疫委员会向印度政府提出了印度卫生部门重组方案：设立由中央政府直接管理的医疗研究部（Medical Research Department）及印度政府卫生专员（Sanitary Commissioner）一职。这一提议意味着殖民公共卫生部门最终放弃了设立中央行政管理部门的计划，转而谋求在公共卫生事务技术指导及科学研究层面发挥其影响力。

1905年

印度事务大臣批准了在印度卫生勤务中择选医师单独培养细菌学研究骨干的计划。按照习惯，这些骨干医师组成的班子被称为“细菌学部门”（Bacteriological Department）。“细菌学部门”不仅仅是印度各研究机构主事者的技术成果交流平台，更实际扮演着管理全印医疗卫生科研技术机构及人员的管理委员会的角色。

1908年

自此年开始，印度中央政府每年向地方政府提供300万卢比（20万英镑），以用于扶植各省进行医学卫生研究工作。一系列由殖民政府出资兴建的巴斯德细菌实验室及其他各类科研机构因此陆续成立。

1911 年

11 月 13 日至 14 日，第一届全印卫生大会（All India Sanitary Conference）于孟买召开，会议广泛讨论了城市卫生、城市规划、水源供给、城市排水、卫生管理，农村地区卫生、流行病防治及食品供应等议题。

《印度工厂法令》（Indian Factories Act，1911）颁布，该法令对于工人工作场所的公共卫生标准做出了具体规定。

印度研究基金协会（Indian Research Fund Association）设立。借助科研资助金制度，中央一级的印度研究基金协会可以充分实现对于各地研究项目的引导干预。

1912 年

1 月 17 日，《巴黎国际卫生公约》（International Sanitary Convention of Paris）颁布（1926 年 6 月 22 日修正）。公约一方面体现了传染病及公共卫生事务的全球化趋势，另一方面有着强烈的殖民主义及强权政治色彩。它是西方列强将确保本国公共卫生之责任强加给殖民地、半殖民地国家的重要途径。

马德拉斯唐迪尔派特排水工程（Tondiarpet Drainage）开工。

12 月 12 日，布拉德福·莱斯利（Bradford Leslie）在伦敦皇家艺术协会（Royal Society of Arts in London）发表演说，指出应在印度北部建设新城，并以亚穆纳河（Jumma River）供应该城的城市用水，以使之成为英属印度殖民地的新首都。此后德里城市规划委员会（Delhi Town Planning Committee）成立，开始按照英国公共卫生标准规划德里新城。

1914 年

《印度卫生政策》（Indian Sanitary Policy，1914）颁布，这是殖民统治时期关于公共卫生事务的首个全国性纲领文件。

1918 年

《蒙太古-蔡姆斯福方案》确立了在印度逐步建立自治政府的政治改革基本路线。这对于印度殖民公共卫生改革影响深远。

1919 年

1919 年《印度政府法令》（The Government of India Act）确立了下放殖民中央政府权力的改革路线，在改革过程中，公共卫生及医疗作为“移交事务”（Transferred Subject）被交由各省省督任命的部长（Ministers）管理。殖民公共卫生管理体系自此遭到严重破坏。

1925 年

新加坡流行病学情报局（Epidemiological Intelligence Bureau of Singapore）成立。殖民地印度在这一组织的建立过程中发挥了重要作用。

1927 年

由国联出面，英帝国邀请比利时、中国、德国、意大利、瑞典、波兰、罗马尼亚、塞尔维亚等 12 国代表前往英国本土及印度考察其公共卫生成就。

1935 年

《1935 年印度政府法》颁布，殖民中央政府进一步下放包括公共卫生在内的各项职权。这一措施最终致使仅存的中央科研管理权亦丧失殆尽。由殖民政府主导的公共卫生改革开始衰落。

1937 年

在印度代表的多次建议下，主要关注远东地区农村公共卫生事务的远东国家农村卫生政府间会议（Inter-Governmental Conference of Far-Eastern Countries on Rural Hygiene）于 5 月 27 日召开。

1946 年

为了总结殖民统治时期医疗卫生经验以为即将成立的印度新政府服务，健康调查及发展委员会（即比哈尔委员会，Health Survey and Development Committee）得以组建。

1948年

印度国家规划委员会（National Planning Committee）在其报告中指出，控制疾病、处理环境以及强化饮食是新政府的主要职责。殖民印度公共卫生改革自此正式落幕。

附录二　专属译名对照表

24 Parganas	24 区
A. Buchanan	A. 布坎南
Acacia Dealbata	银荆
Acacia/Kikar	阿拉伯金合欢
Acacia Melanoxylon	黑木相思
Adyar	阿达亚
Agra	阿格拉
Ahmedabad	艾哈迈达巴德
Air Currents	“气流（传播）”说
Albuminates	白蛋白化合物
Alexander Mackenzie	亚历山大·麦肯齐
Albizzia/Siris	合欢
Allopathic Therapy	对抗疗法
All India Sanitary Conference	全印卫生大会
Allahabad	阿拉哈巴德
Alkaloids	生物碱
Álu	印度土豆
Ajmer-Merwara	阿兹梅尔-梅尔华拉省
A. Maculatus	多斑按蚊

Amraoti District	阿姆拉沃蒂区
Amritsar	阿姆利则
An Essay of Health and Long Life	《关于健康及长寿的一篇论文》
Anti-Tuberculosis League	对抗肺结核联盟
Anopheles Costalis	按蚊
Army Medical Corps	（美国）陆军医疗队
Asian Relations Conference	亚洲关系会议
Asiatic Chorera	“东方霍乱”
A. Sinensis	中华疟蚊
Assistant Director General	助理卫生署长
Assistant Health Officer	助理医官
Assistant Sanitary Commissioner	助理卫生专员
Assistant Sanitary Inspector	助理督查
Assistant Sanitary Inspector General	助理卫生总监
Assistant Surgeons	助理外科医生
Ayurveda	阿育吠陀医学
Bacillus of Anthrax	炭疽杆菌
Bacteriological Department	细菌学部门
Baldwin Lathan	鲍德温·莱瑟
Baliagot	巴里亚哥特
Ballygunj	巴利古杰
Baluchistan	俾路支省
Bauhinea	羊蹄甲
Banyan	榕亚
Bara Pula Bridge	巴拉普拉桥

Bareilly	巴雷利
Bradford Leslie	布拉德福·莱斯利
Behala	贝哈拉
Benares	贝纳勒斯
Bhandarwada Resevoir	巴哈达瓦达水库
Bhayas/Caretakers of Chawls	出租宿舍管理者
Bhangor Canal	班戈运河
Bibiachi Wadi	比比阿奇谷
Bidyadhari River	比德亚得哈里河
Bidyadhari Special Committee	比德亚得哈里河特别委员会
Biggary	苦力
B. N. Surma	B. N. 苏尔玛
Bombay Act No. Ⅲ of 1901：An Act for the Better Management of Municipal Affairs in Mofussil Towns and Cities	《1901年孟买农村城镇市政事务改良法》
Bombay Act No. Ⅳ of 1898：An Act for the Improvement of the City of Bombay and to Provide Space for its Future Expansion	1898年《改良孟买城市及提供其未来扩展空间法令》
Bombay Improvement Trust	孟买改良委员会
Bombay District Police Act，1890	《1890年孟买区警察法令》
Bombay Island	孟买岛
Bombay Municipal Corporation	孟买市政委员会
Bombay Plague Committee	孟买鼠疫委员会
Bombay Sanitary Association	孟买卫生协会
British North America Act，1867	1867年《不列颠北美法案》

Calcutta Improvement Trust	加尔各答改良委员会
Canadian Public Health Act，1882	1882年《加拿大公共卫生法》
Cancer Houses	“癌症屋”
Carriage Factory	四轮马车工厂
Cart Driver	（运输垃圾及粪便的）运货马车司机
Catchment Area	排水区
Centrally Administered Areas	中央管辖区域
Central Advisory Board of Health	中央健康顾问理事会
Central Board of Health	（澳大利亚）中央卫生理事会
Central Co-operative Anti-Malaria Society of Calcutta	加尔各答对抗疟疾中央合作协会
Central Committee of the Pasteur Institute of India	印度巴斯德研究机构中央委员会
Central Lake Channel	中央湖水渠
Central Research Institute	中央研究机构
Certifying Surgeon	认证外科医生
Cesspools	化粪池
Chalk Mixture	白垩合剂
Charles. A. Bentley	查理斯·A. 本特利
Charles-Edward Amory Winslow	查尔斯-爱德华·阿莫里·温斯洛
Charles Louis Alphonse Laveran	夏尔·路易·阿方斯·拉韦朗
Charles Metcalfe	查理斯·梅特卡夫
Chawls	分间出租宿舍
Chief Consultant Officer of the District	区首席顾问官

Chief Sanitary Inspector	首席卫生督查
Chief Presidency Commissioner	管区首席专员
Cholera	霍乱
Cholera Drops	霍乱滴剂
Chowkidar	村庄看守
Circular Letter	通函
City Improvement Trust	城市改良委员会
Civil Surgeon	民间医生
Coimbatore	哥印拜陀
Colaba/Kolaba	克拉巴
Colaba Causeway	克拉巴堤道
Collector	殖民税务官
Commission of Public Health	公共卫生委员会
Committee on the Organization of Medical Research under the Government of India	印度政府医学研究组织
Concurrent Subjects	并存事务
Conservancy Lane	管理小道
Consult and Confer	“商议及商谈”（权）
Coonoor	库努尔
Cooum River	古沃姆河
Cossipore Lock	科西西普尔水闸
Councillor	政务委员会委员
Cow Grass	牛草
Crawford Market	克劳福德市场
Cresol	甲酚

C. Trevelyan	C. 特里维廉
Cumballa Hills	库姆巴拉山
Currey Road	柯里路
Cuttack	克塔克
Dadar	达德拉
Dead Earth	“死掉的土壤”
Death Trap	“死亡陷阱”
Debris	碎屑
Defence Department	国防部
Dehra Dun	台拉登
Delhi Town Planning Committee	德里城市规划委员会
Deonar	迪奥拿
Department of Education，Health and lands	教育、健康和土地部
Department of The Interior	（南非）内政部
Deputy Assistant Director General	助理卫生副署长
Deputy Collector	副税务官
Deputy Director General	副卫生署长
Deputy Health Officer	副医官
Deputy Inspectors-General of Hospitals	医院副总监
Deputy Sanitary Commissioner	副卫生专员
Derris Eliptica/Tuba Root	毛鱼藤
Development Tax	开发税
Dhappa Lock	达阿帕水闸
Dhobis	洗衣人
Director General	（卫生）署长

Director of Medical Research	医学研究主任
District	行政区
District Board Chairman	区理事会主席
District Magistrate	区治安官
Doles	地方政府救济金
Doshas	三种能量体液
D. P. Sarvadhikary	D. P. 萨瓦达卡利
Durbar	杜巴
Dustbin	垃圾箱
Dysentery	痢疾
Edwin Chadwick	埃德温·查德威克
Edwin Klebs	埃德温·克莱博
Emmet Densmore	埃米特·登斯莫尔
Encalyptus Globulus	蓝桉
(English) Public Health Act, 1875	1875年英国《公共卫生法》
Epidemiological Intelligence Bureau of Singapore	新加坡流行病学情报局
Esplanade	滨海区
Executive Health Officer	主管医官
Falkland Road	福克兰路
Federal Health Minister	（加拿大）联邦卫生大臣
Federal Department of Health	（澳大利亚）联邦卫生部
F. E. Fremantle	F. E. 弗里曼特尔
Feroz Shah Kotla Fort	费罗斯·沙·克特拉城堡
Finance Department	财政部
Financial Relations Committee	财政关系委员会

Filth	污秽
Filth Diseases	污秽病
Filth Water	“不洁之水”
Flood Irrigation	洪水漫灌
Foreman	工头
Fort Area	要塞区
Foul Air Disease	污浊空气病
Frederick Hoffman	弗兰德里克·霍夫曼
Front Room	前室
Gambier's Garden	甘比尔花园
Gambusia Affinis/Mosquitofish	食蚊鱼
Ganlick's Incinerator	甘力克焚烧炉
Gavialis Gangeticus	恒河鳄
G. B. Williams	G. B. 威廉姆斯
Genneviliers	热讷维耶
General Medical Council	英国医学总会
General Sanitary Cess	综合卫生税
George Cheyne	乔治·切恩
George Fleet	乔治·弗利特
George Town Surface Drain	乔治城地表排水（工程）
George Vivian Poore	乔治·维维安·普尔
G. M. Giles	G. M. 吉尔斯
Golden Fish	鲫鱼
Grant	补助拨款
Grit Chamber	分流沉淀池

Guide To Health	《健康指南》
Guindy	钦奈
Guinea Grass/Megathyrsus Maximus	大黍
Guppy/Poecilia Reticulate /Millions	孔雀鱼/百万鱼
Haemoglobinuria	血红蛋白尿症
Haffkine Bio-Pharmaceutical Corporation	哈夫金生化制药公司
Haffkine Vaccine	哈夫金霍乱疫苗
Halalkhore Inspector	穆斯林贱民督查
Haffkine Institute	哈夫金机构
Haines	海恩斯
Halakor	（负责清扫街道、清理粪便的）穆斯林贱民
Haridwar Festival	哈德瓦节
Harlot	妓女
Health Department	卫生部
Health Officer	卫生主任
Health Organization of The League of Nations	国际联盟卫生组织
Heavy Soil	重黏土
Hill Station	山地驻地
Hilsa	云鲥
Holdings	地块
Home Department	内政部
Homeopathy	顺势疗法
Hooghly River	胡格利河
Hopper Barges	储料驳船

Horsefall Incinerator	霍斯福尔焚烧炉
House Drain Inspector	房屋排水督查
Housing of Working Class Act, 1885	1885 年（英格兰）《工人阶级住宅法令》
Housing of Working Class Act, 1890	1890 年（英格兰）《工人阶级住宅法令》
Housing and Town Planning Act, 1909	1909 年（英格兰）《房屋及城市规划法令》
Hurrialie Grass	霍瑞尔利草
Hut	小屋
Hygiene	卫生
Hygienic Physician	卫生医师
Imperial Council	帝国议会
Imperial/Central Health Board	帝国/中央健康委员会
Imperial Diseases	“帝国疾病”
Imperial Sanitary Department	帝国卫生部
Imperial Sanitary Officer	帝国卫生官员
Indarpat	因德拉帕特
Indian Constitutional Problems	《印度宪法问题》
Indian Corn	玉蜀黍
Indian Factories Act, 1911	1911 年《印度工厂法令》
Indian Laburnum/Amaltash	阿勃勒
Indian Legislative Assembly	印度立法议会
Indian Medical Congress	印度医学大会
Indian Medical Service	印度医疗勤务

Indian Mines Act, 1923	1923 年《印度矿井法》
Indian Port Act, 1908	1908 年《印度港口法》
Indian Red Cross Society	印度红十字会
Indian Research Fund Association	印度研究基金协会
Indian Retrenchment Committee	印度节支委员会
Indian Sanitary Policy, 1914	1914 年《印度卫生政策》
Indian Sanitary Service	印度卫生勤务
Indian Young men's Christian Association	印度青年基督教徒协会
International Congress on Tropical Medicine and Malaria	热带医学与疟疾国际大会
International Sanitary Convention for Aerial Navigation, 1933	1933 年《国际航空卫生公约》
Insanitary Environment	"不卫生" 环境
Insanitary Areas	"不卫生" 地区
Inspector General of Civil Hospitals	民事医院总监
Inspector of Nuisances	(香港) 公害问题督查
Institutes of Health	《健康的规则》
International Sanitary Conference	国际卫生会议
International Sanitary Convention of Paris, 1926	1926 年《巴黎国际卫生公约》
Inter-Governmental Conference of Far-Eastern Countries on Rural Hygiene	远东国家农村卫生政府间会议
Isaac Shone	艾萨克·肖恩
James Mackenzie	詹姆斯·麦肯齐
James Ranald Martin	詹姆斯·拉纳尔德·马丁
Jamsetjee Jejeebhoy	杰姆塞特依·吉基荷
Jangli	丛林原住民

J. A. Turner	J. A. 特纳
J. A. Sinton	J. A. 辛顿
J. C. Macdonald	J. C. 麦克唐纳
Jehangir. J. Cursezji	贾汉吉 · J. 库赛季
Jivanlal Desai	吉瓦兰 · 迪赛
J. Mullens	J. 马伦斯
J. Smyth	J. 史密斯
John Armstrong	约翰 · 阿姆斯特朗
John Pringle	约翰 · 普林格
John Snow	约翰 · 斯诺
John Strachey	约翰 · 斯特雷奇
Joseph Chamberlain	约瑟夫 · 张伯伦
J. P. Orr	J. P. 奥尔
J. W. Stephens	J. W. 斯蒂芬斯
Jumma River	亚穆纳河
Kala-azar	黑热病
Kamaing	加迈
Kamatipura District	卡马提普拉区
Kasauli	卡绍利
Khajura Fish	尖吻鲈鱼
Kilokri	柯里科瑞
Koba	水泥地面
Knol Khol	苤蓝
Kristopur Canal	克里斯特普尔运河
Labour Department	劳工部

Labour Class Dwellings	劳动阶层住房
Land Acquisition Act, 1894	1894 年《土地收购法令》
Land Manager	土地经理
La Touche Road	拉图什路
Larvicidal Fish	杀蚴鱼
Latrine	公共厕所
Lex Adikes/Land Rejustment	土地调整
Lee Commission	李委员会
Legal Remembrancer	法律记录官
Leguminous	豆科植物
Leucomaines	蛋白毒碱
Light Soil	砂质土
Linlithgow India Royal Commission	林利思哥委员会报告
Loading Siding Inspector	装卸货物用铁路线路督查
Loamy Soil	壤质土
Lord Dufferin	达费林伯爵
Louis Pasteur	路易斯・巴斯德
Love Grove	洛夫格罗夫
Madras Local Boards Act, 1884	马德拉斯《1884 年地方理事会法令》
Mahalaxmi	马哈拉克米
Mahim	玛海姆
Malabar Hill	马拉巴尔山
Malaria	疟疾
Malaria Commission of the League of Nations	国际联盟疟疾委员会

Mansonry Dam	砌石坝
Manure	粪便
Major Tulloch	梅杰·塔洛克
Matunga	玛吞噶
Matheran	马泰兰
M. B. Cama	M. B. 卡马
Meean Meer	迈纽梅尔
Medical and Sanitary Police	医疗与卫生内务执勤兵
Medical Board	医疗理事会
Medical Department of the Army	军队医疗部
Medical Practitioner	医师
Medical Research Department	医疗研究部
Medical Statist	医疗统计官
Medical Treatment	医疗
Medical Topography Committee	医疗地形学委员会
Meerut	密拉特
Miasma	瘴气
Miasmatic Diseases	瘴气疾病
Minister of Health	卫生大臣
Ministry of Health and Family Welfare	卫生和家庭福利部
Model House	“模范房屋”
Motor Service	汽车勤务
Muccadum	工头/百户区贤前官
Municipal Board	市政理事会
Municipal Commissioner	市政专员

Municipal Health Department	（新加坡）市政卫生部
(Bombay) Municipal Retrenchment and Reform Report, 1925	1925年（孟买）市政节支及改革报告
Municipal Sanitary Commissioner	市政卫生专员
Mutha Canal	穆沙运河
Nadia Fever Commission	纳迪亚区热病委员会
Nagendra Nath Gangulee	纳甘德拉·纳特·甘库雷
National Institute of Nutrition (NIN)	国家营养机构（海得拉巴）
National Planning	国家规划
National Planning Committee Report	《印度国家规划委员会报告》
Nature Therapy	自然疗法
Night Branch Inspector	夜间铁路支线督查
Non-Commissioned Officer	士官
Non-Specified Officer	未规定职位医官
Nowroj Hill Estate	诺罗杰山地块
Nuisances	“公害”
Nutrition Research Laboratories, Coonoor	库努尔营养研究实验室
Observations on the Diseases of the Army in Camp and Garrison	《军营及驻地之军队疾病观察》
Ootacamund	乌塔卡蒙德
Open Soil	地表土
Osbert Chadwick	奥斯伯特·查德威克
Paddy Bird	印度池鹭
Pail Closet	桶厕
Pail System	恭桶（运输）系统

Panchayat	潘查亚特制度/村庄长老会自治制度
Pandemic Waves	流行病波
Pardy Lukis	帕蒂·卢基斯
Parel	帕勒尔
Pasteur and Medical Research Institute	巴斯德及医学研究机构
Pasteur Institute of Burma	缅甸巴斯德机构
Pasteur Institute of India	印度巴斯德机构
Pasteur Institute of South India	南部印度巴斯德机构
Patel	村庄头人
Patterson's Cholera Pills	帕特森霍乱丸
Peaceful Domination	和平统治
Peepul	菩提
Peons' Quarter	苦力营房
Pikoo Fish	巴基斯坦鰕鯆
Pit System	深坑方式
Plague	鼠疫
Poona Seva Sadan Society	浦那赛瓦萨丹协会
Poor White	“可怜的白人”
Poudrette	混合肥料
Prickly Pear	梨果仙人掌
Privy Basket	恭篮
Privy Seat	恭椅
Privy Well	粪井
Problems of Rural India	《印度农村问题》

Progressivist	进步主义
Prong's Lighthouse	尖齿灯塔
Ptomaines	肉毒胺
P. S. Sivaswamy Aiyer	P. S. 西瓦萨瓦美·艾耶
Public Health	公共卫生
Public Health and Buildings Ordinance of 1903	香港《1903 年公共卫生与建筑条令》
Public Health Bill, 1888	1888 年澳大利亚《公共卫生法令》
Public Health Society	公共卫生协会
Purdah	深闺制度
Putrid Fevers	腐败热
Pyrethrum/Dalmatian Chrysanthemum	除虫菊
Quarantine Board	(埃及) 检疫委员会
Quarantine Act, 1825	1825 年《检疫法》
Quininism	奎宁中毒
Rai Ganga	拉伊·甘加
Railway Board	铁道理事会
Refuse	废弃物
Registrar	专科住院医生
Regular Port Medical Service	常规港口医疗勤务
Report of the Health Survey and Development Committee	《健康调查及发展委员会报告》(比哈尔委员会报告)
Report of the Mysore Retrenchment Committee, 1931	《1931 年迈索尔节支委员会报告》

Report on Indian Constitutional Reforms, 1918	1918年《印度宪法改革报告》
Represented Area	“模范街区”
Reserved Forest	保留林
Richard Grove	理查德·格罗夫
Robert Jackson	罗伯特·杰克逊
Robert Koch	罗伯特·科赫
Robert McCarrison	罗伯特·麦卡里森
Robert Rawlinson	罗伯特·罗林森
Ronald Ross	罗纳德·罗斯
Rootless Duckweed/ Wolffia Arrhiza	无根萍
Royal Botanic Garden	（墨尔本）皇家植物园
Royal Commission on the Sanitary State of the Army in India	印度军队卫生状况皇家委员会
Royal Sanitary Commission, 1868	1868年（英国）皇家卫生委员会
Royal Society of Arts in London	伦敦皇家艺术协会
Rubbish	垃圾
Rules for Village Sanitation in Burma No. XXXIII of 1895	《1895年缅甸农村卫生条例》
Rural Board	农村理事会
Rural Malaria Control Project	农村疟疾防控计划
Rural Reconstruction	农村重建
Rural Water Supply Fund	农村供水基金
Rush Brook Williams	拉什·布鲁克·威廉姆斯
Sal	婆罗双树

Salt Lake	盐湖
Salsette	撒尔塞特
Sanitation	卫生
Sanitary Board	卫生理事会
Sanitary Committee	卫生委员会
Sanitary Commissioner	卫生专员
Sanitary Commissioner of Province	省级卫生专员
Sanitary Engineer	卫生工程师
Sanitary Engineering and Architecture	卫生工程与建筑专业
Sanitary Inspector	卫生督查
Sanitary Offense	卫生犯罪
Sanitary Police of Hazaars	集市卫生警察
Santo Crimp	桑托・科力普
School of Tropical Medicine	（加尔各答）热带医学院
Schuhart	舒哈特
Scientific Advisory Board	科学建议理事会
Screeners	网筛
Senior Surgeon	资深外科医生
Septic Tank	化粪池
Sewage Farm/Sullage Farm	污水农场
Sewri	塞韦里
Sheds	棚屋
Shillong	西隆
Shisham	印度黄檀
Shone Ejector System	肖恩抽气泵系统

Side Passage	侧廊
Sleeping Sickness	昏睡病
Sludge	污水烂泥
Sonkhat	“黄金肥料”
South African Public Health Act, 1883	1883 年《南非公共卫生法》
South African Public Health Act, 1919	1919 年《南非公共卫生法》
Staff Assistant Surgeon	助理顾问外科医生
Staff Surgeon	顾问外科医生
Stagnant Water	“停滞的水”
Standish Lee	斯坦迪什·李
Standing Committee	市政常务委员会
Stinkibar	“恶心巴尔”
Stipendiary	受薪治安法官
Street Side Drain	街边地表排水
Strychnia	士的宁/番木鳖碱
Ston	斯通
Store-Godown	商店仓库
Storm Water	暴雨雨水
Sub-Sanitary Inspector	次级卫生督查
Sub-Registrar	次级专科住院医生
Superintending Surgeons	（负责日常行政事务的）外科医生
Superintendent	警官
Sweeper	清洁工

Swaraj	斯瓦拉吉
Tamil Nadu Medical Registration Act, 1914	《1914 年马德拉斯医疗注册法》
Tansa Lake	坦萨湖
Tap Water	自来水
Tarai District	塔拉伊区
Teak	柚木
Teddington	特丁顿
Tahsildar	本地税务官
Tennessee Valley Authority	（美国）田纳西河流域管理局
T. G. Hewlett	T. G. 休利特
The American Journal of Tropical Medicine and Hygiene	《美国热带医学及卫生学杂志》
The Art of Preserving Health: A Poem	《保持健康的艺术：一首长诗》
The British Empire Leprosy Relief Association	英帝国麻风病救济协会
The British Medical Journal	《不列颠医学杂志》
The Bombay Village Sanitation Act of 1889	《1889 年孟买农村卫生法令》
The Bomaby Village Sanitation Act of 1895	《1895 年孟买农村卫生法令》
The Cantonment Act, 1924	1924 年《（军队）营房法》
The Central Provinces Village Sanitation Act No. XIX of 1889	《1889 年中部省农村卫生法令》
The City of Bombay Municipal Act, 1888	《1888 年孟买城市市政法令》
The Code of Criminal Procedure	《印度刑事诉讼法》
The Countess of Dufferin Fund/ The National Association for Supplying Medical Aid to the Women of India	达弗林伯爵夫人基金/印度女性医疗援助国家协会

The Oeconomy of Health	《健康之道》
The Epidemic Diseases Act, 1897	1897 年《传染病法》
The Glanders and Farcy Act, 1917	1917 年《（牲畜）鼻疽法》
The Governing Body of the School of Tropical Medicine, Calcutta	加尔各答热带医学学院理事会
The Government Forest Act, No. Ⅶ of 1865	《1865 年政府林业法令》
The Government of India Act, 1919	《1919 年印度政府法令》
The History of Health and The Art of Preserving It	《健康的历史及保持健康的艺术》
The Indian Council of the St. John Ambulance Association	印度圣约翰急救协会总会
The Indian Forest Act, No. Ⅶ of 1878	《1878 年印度林业法令》
The Indian Merchants'Shipping Act, 1859	1859 年《印度商船运输法》
The Indian Penal Code	《印度刑法典》
The Indian Railways Act, 1890	1890 年《印度铁道法》
The Indian Red Cross Act, 1922	1922 年《印度红十字法》
The Journal of Tropical Medicine and Hygiene	《热带医学及卫生学杂志》
The King George V Thanksgiving Antituberculosis Fund	国王乔治五世肺结核防治感恩基金
The King Institute of Preventive Medicine	预防医学国王机构
The Living Earth Theory	“活着的土壤”理论
The Medical Act, 1886	1886 年《印度医疗法》
The Natural Method of Curing the Diseases of the Body, and the Disorders of the Mind Depending on the Body	《治疗身体疾病及依托于身体的精神紊乱的自然方法》

The North-western Provinces and Oudh Village Sanitation Act No. Ⅲ of 1894	《1894年西北省及奥德农村卫生法令》
The Tuberculosis Association of India	印度结核病协会
The Vaccination Act，1880	《1880年疫苗法》
Thomas. C. Hodson	托马斯·C. 霍德森
Tiger Lily	卷丹
Tondiarpet Drainage	唐迪尔派特排水工程
T. P. Macdonald	T. P. 麦克唐纳
Trained Visiting Nurse/Public Health Nurse	访视护士/公共卫生护士
Transferred Subject	“移交事务”
Travelling Agents	中央巡视官员
Trench Latrine	沟厕
Tripmaker	动物陷阱制作者
Tropical Diseases	“热带病”
Tropical Hygiene	热带卫生学
Tropical Medicine	热带医学
Tulsi Lake	图尔西湖
Turmeric	姜黄
Under Ground Pipe	地底管道
Unearned Increment	地价自然增值
Unfit for Human Habitation/U. H. H	“不适合人类居住”房屋
Unit Building	建筑单元
University of Mumbai	孟买大学
Upper Burma	上缅甸
Urban Conservancy	城市卫生管理

Vaccination Department	疫苗部门
Vaccinator	疫苗接种员
Valve Tower	浮阀塔
V. Devasikhamani Pillai	蒂亚斯卡玛尼·皮莱
Veterinary Commissioner	兽医专员
Viceroy's Executive Council	总督理事会
Victoria Gardens	维多利亚花园
Vienna Hygienic Congress, 1887	1887 年维也纳卫生会议
Vihar	维哈尔
Vihar Lake	维哈尔湖
Violence of Rain	“雨的暴行”
Waggon Factory	货运马车工厂
Waldemar Mordechai Wolff Haffkine	瓦尔德马尔·莫德查·沃尔夫·哈夫金
Ward	选区
Waterborne Disease	水媒疾病
Water-Carriage System	污水马车系统
Water Chestnut	荸荠
Water Closet	抽水马桶
Water Hyacinth	凤眼兰/水葫芦
Water Theory	水媒理论
West African Medical Service	英属西非医疗勤务
West Bengal University of Health Sciences	西孟加拉邦健康科学大学
Weston P. Chamberlain	温斯顿·P. 张伯伦
Wilderness Preserve	荒野保持林

William Henry Sleeman	威廉·亨利·斯利曼
William Thomas Dension	威廉·托马斯·登申
Winter Cabbage	冬甘蓝
W. J. Simpson	W. J. 辛普森
Wolverhampton	伍尔弗汉普顿
Worli	沃里岛
Yam	番薯
Zymosis	发酵病

图书在版编目(CIP)数据

殖民统治时期印度公共卫生史：1835～1935 / 刘旭著．--北京：社会科学文献出版社，2025．1．--ISBN 978-7-5228-4227-1

Ⅰ．R126．4-093．51

中国国家版本馆 CIP 数据核字第 2024H67F56 号

殖民统治时期印度公共卫生史（1835～1935）

著　　者 / 刘　旭

出 版 人 / 冀祥德
责任编辑 / 郭白歌
文稿编辑 / 邹丹妮
责任印制 / 王京美

出　　版 / 社会科学文献出版社 · 区域国别学分社（010）59367078
地址：北京市北三环中路甲 29 号院华龙大厦　邮编：100029
网址：www．ssap．com．cn
发　　行 / 社会科学文献出版社（010）59367028
印　　装 / 三河市尚艺印装有限公司

规　　格 / 开　本：787mm×1092mm　1/16
印　张：16．25　字　数：268 千字
版　　次 / 2025 年 1 月第 1 版　2025 年 1 月第 1 次印刷
书　　号 / ISBN 978-7-5228-4227-1
定　　价 / 98．00 元

读者服务电话：4008918866